高次脳機能障害

―ひと目でわかる基礎知識と患者対応―

第2版

監修：稲川利光　元NTT東日本関東病院リハビリテーション科　部長
令和健康科学大学リハビリテーション学部　学部長
カマチグループ関東本部　リハビリテーション関東統括本部長

編集：新貝尚子　NTT東日本関東病院リハビリテーション医療部
森田将健　NTT東日本関東病院リハビリテーション医療部

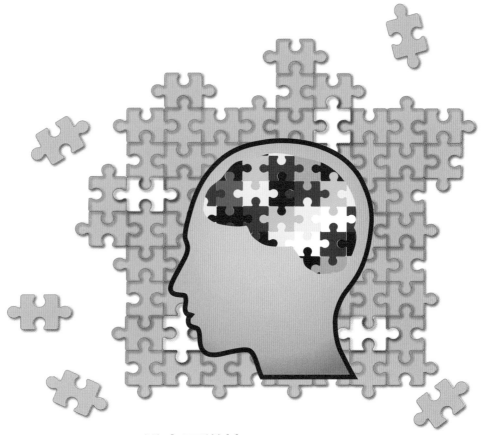

総合医学社

執筆者一覧

監修　**稲川利光**　元NTT東日本関東病院リハビリテーション科　部長/令和健康科学大学リハビリテーション学部　学部長/
カマチグループ関東本部　リハビリテーション関東総括本部長

編集　**新貝尚子**　NTT東日本関東病院リハビリテーション医療部
　　　森田将健　NTT東日本関東病院リハビリテーション医療部

執筆者（掲載順）

Q1, 2, 86, 88	稲川利光	前掲
Q3, 26, 27, 28, 29, 30	新貝尚子	前掲
Q4, 8	川合謙介	自治医科大学脳神経外科　教授
Q5	市川靖充	JCHO徳山中央病院脳神経センター
Q6	赤羽敦也	NTT東日本関東病院ガンマナイフセンター　センター長
Q7, 10	齋藤正明	東京共済病院脳神経内科　部長
Q9	木村俊運	日本赤十字社医療センター脳神経外科
Q11, 15, 76	神林洋平	元NTT東日本関東病院リハビリテーション医療部
Q12, 13, 14	宮入麻奈未	NTT東日本関東病院リハビリテーション医療部
Q16, 17, 18, 19, 20	菅原英介	NTT東日本関東病院リハビリテーション医療部
Q21, 25, 79	金場理恵	NTT東日本関東病院リハビリテーション医療部
Q22, 23, 24, 81	竹内奈緒子	NTT東日本関東病院リハビリテーション医療部
Q31, 33, 34	長嶺祥造	元NTT東日本関東病院リハビリテーション医療部
Q32, 35, 81	成田弥生	元NTT東日本関東病院リハビリテーション医療部
Q36, 37, 38, 39, 40, 80	村木　慈	NTT東日本関東病院リハビリテーション医療部
Q41, 42, 43, 44, 45	附田朋恵	元NTT東日本関東病院リハビリテーション医療部
Q46, 47, 48, 49, 50	津田龍夫	NTT東日本関東病院リハビリテーション医療部
Q51, 52, 53, 54, 55, 81, 82, コラム	森田将健	前掲
Q56, 57, 58, 59, 60	鵜村美津子	NTT東日本関東病院リハビリテーション医療部
Q61, 62, 63, 78	中村さやか	NTT東日本関東病院リハビリテーション医療部
Q64, 65, 66, 67	森田真理	元NTT東日本関東病院リハビリテーション医療部
Q68, 69, 70	鈴木千咲子	元NTT東日本関東病院リハビリテーション医療部
Q71, 72, 73, 74, 75	鈴江璃野	元NTT東日本関東病院リハビリテーション医療部
Q77	茂垣美加	NTT東日本関東病院リハビリテーション医療部
Q83	高山智行	NTT東日本関東病院薬剤部
Q84	宇賀神諭	NTT東日本関東病院薬剤部
Q85	大塚美澪	NTT東日本関東病院薬剤部
Q87	中山範子	NTT東日本関東病院総合相談室

はじめに

　以前より，脳卒中や頭部外傷などの脳病変をもつ患者さんの中に，一見正常に回復したと思われていても，社会復帰した後で，周囲との関係がうまく保てなくなったり，仕事が完結できなくなる方がいました．「人が変わった」「こんな人ではなかった」と思われる患者さんも見受けられました．家族も周囲もその対応に戸惑い，専門的な診察を受けて初めて，高次脳機能障害が判明することがあったようです．入院中では目立たない症状が，退院して社会生活を送るようになって表在化することがあります．しかし，それをどこに相談し，どのような治療やサービスを受ければよいかがわからず，患者さんや家族は医療と福祉の谷間で戸惑いながら苦しい生活を余儀なくされる，ということが多々ありました．

　このような世相のもと，高次脳機能障害をもつ患者さんが入院早期から社会生活を送るまで，一貫した診断と治療ができるシステムづくりが急務となり，厚生労働省は平成13年度から5か年計画で高次脳機能障害支援モデル事業を実施しました．そして，この事業で得られた，膨大なデーターをもとに，高次脳機能障害の診断基準を定め，いままで不備であった行政上の高次脳機能障害への対策指針を作成しました．

　厚生労働省の作成した高次脳機能障害の診断基準は，主要症状が「日常生活または社会生活に制約があり，その主たる原因が，記憶障害・注意障害・遂行機能障害・社会的行動障害などの認知障害である」としています．行政における障害保健福祉分野での，高次脳機能障害の診断基準は，疾患の有無を問う医学的な面の診断基準とは異なり，「高次脳機能障害があるがために，日常生活または社会生活に制約をきたしている患者に対して医療・福祉の適切なサービスを提供する」ということが目的で，上の4項目に整理され，その他の高次脳機能障害はここに含まれていません．例えば失語症については，以前より身体障害者手帳の対象となっており，失語症単独では本基準には該当しないということがその理由です．また，発達障害やアルツハイマー病などの進行性疾患は，それぞれ別の支援体制が必要であることなどから除外されています．

　高次脳機能障害に関しての解説書では，医学的な観点から，数多くの障害について解説する一方，行政的な診断（上記の4項目）を主に解説する場合があります．本書ではそれらをわかりやすく整理しつつ，私たちが遭遇するほぼすべての高次脳機能障害を網羅しました．各疾患から生じる高次脳機能障害についても，その臨床像を図と表を駆使して明確に解説しています．初版がたいへん好評であったため，修正，加筆し今回，この第2版を刊行することになりました．

　著者は臨床の第一線で患者さんに接し，診療と研究に取り組み，患者さんの生活を支えているエキスパートの先生方です．本書は，その先生方の熱い思いが込められた内容となっています．Q＆Aの形式ですので，どのページを開いてもその場で理解が得られ，知識を深めて正しく臨床に応用できるようにしました．急性期から在宅まで広く活用していただけると思います．

　本書が，一人でも多くの患者さんの生活を支えることにつながれば，と願っています．

元NTT東日本関東病院リハビリテーション科　部長
令和健康科学大学リハビリテーション学部　学部長
カマチグループ関東本部　リハビリテーション関東統括本部長

稲川利光

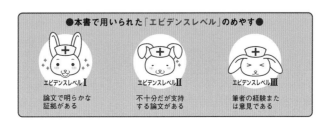

目　次

4章　高次脳機能障害と鑑別が必要な症状

5章　事例からみた高次脳機能障害へのアプローチ

6章　高次脳機能障害に用いる薬の知識

7章　知っておきたい社会福祉制度

表紙イラスト：vasara/Shutterstock.com

1章
高次脳機能障害とは

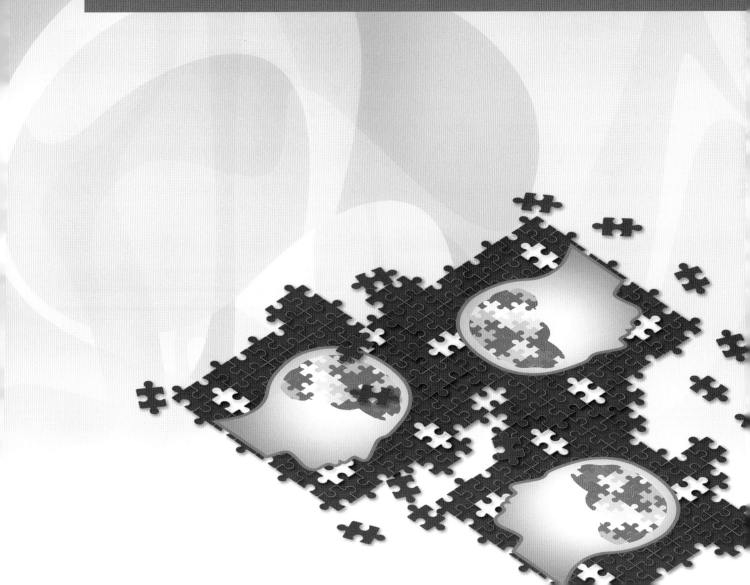

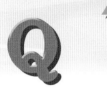

Q1 高次脳機能障害とは，どんな症状があるのでしょうか？　どんな状態をいうのでしょうか？

A　高次脳機能障害とは，より高次な能力が脳の器質的損傷によって障害された状態をいいます．高次脳機能の障害には，記憶障害，注意障害，遂行機能障害，地誌的障害，社会的行動障害，失語，失行，失認などがあり，それぞれ特有の症状がみられ，さまざまな生活障害が出現します．

エビデンスレベルI

回答者
稲川利光

1　高次脳機能障害とは

● 脳卒中などの疾患や交通事故などでの脳外傷によって脳がダメージを受けることで生じる，言語・記憶・行動・学習・注意などの認知機能や精神機能の障害を指します．高次脳機能障害はあくまでこのような障害の総称であり，診断にあたっては，これから述べる個々の症状や障害を示す名称で表現する必要があります．

● 高次脳機能の障害には，記憶障害，注意障害，遂行機能障害，地誌的障害，社会的行動障害，失語，失行，失認などがあります．現れる症状や障害の程度には個人差があり，複数の症状が同時に出現していることがほとんどです．

2　高次脳機能障害の特徴

● 高次脳機能障害は種々の障害が患者さん本人の意思に反して起こるということです．そして，患者さん自身はもちろん，その周囲の人が高次脳機能の障害であることを認知することが非常に難しいということです．入院中，気づかれず，何の対策も立てられずに過ごしてしまえば，患者さんは社会に出てから非常に不幸な状況を強いられることになります．入院中は問題がなく過ごせていた患者さんでも退院して自宅に帰ってから障害が見えてくることがあります．「怒りやすくなった」「やる気がない」「人が変わったようだ」などと家族が混乱してしまうケースです．特に復職においては「約束事が守れない」「ミスが多い」「周囲とのコミュニケーションがとれな

い」などの状況が生じ，孤立し，うつ的状態となり，退職を余儀なくされるケースもあります．入院中から高次脳機能障害を疑い，より正確な評価と対策を講じておくことが必要です．

3　医療者側の適切な診断とかかわりの重要性

● 医療者側の適切な診断やかかわりがなければ，患者さんや家族，同僚，上司などの理解は不可能であり，上で述べたように患者さんの障害は本人の性格の悪さ，やる気のなさ，怠慢などといったことで処理されてしまうことになります．なぜそうなるのかが理解されないまま仕事や生活を続けていると，職場や地域との良好な関係が保てなくなり，患者さんには適応障害などの二次的な障害が派生し，障害はより重く複雑なものとなります．

4　高次脳機能障害の主な症状

a) 記憶障害

● 記憶障害は，人の名前や場所，出来事，予定などの記憶ができない，といった障害です．人との約束を忘れる，仕事が覚えられない，昨日のことが思い出せないなどの症状がみられます．

● 私たちが朝起きて，1日の行動を開始するには，昨日までの生活で得られる膨大な記憶（日常記憶）があり，それをふまえて，今後どのような行動を起こすべきかという先を見越した記憶（展望記憶）が同時に働いています．日常記憶や展望記憶が障害されていれば，自分はこれから何をすればよいかの判断

がつかず，動作・行動が適切にできないことになります．自ら記憶障害に対する認識ができれば，忘れないようにメモをとるなどの対策が可能ですが，前に述べたように，高次脳機能障害の患者さんではその障害に気づくこと（自覚すること）が困難な場合が多く，その対策を立てることに苦慮します．

b) 注意障害

●注意障害は，対象への注意が向かない，注意の持続ができない，周囲が気になって1つのことに集中できない，同時に複数の作業ができない，などといった障害です．行動に混乱や中断，見落としや失敗などが生じます．

c) 遂行機能障害

●遂行機能障害は，行動を起こしてもそれを完結できないといった障害です．

●私たちの行動にはすべて目的があり，その目的に向けて，こうすればこうなる，といった予測する思考が働きます．行動を起こした後は，目的が違う方向に行かないよう，それを修正する思考も働きます．このような能力が障害されると，行動を起こしてもその先のゴールを予測できず，行き当たりばったりの衝動的な行動となり，その結果も成り行き任せの

ものとなります．動作を起こす前からそのゴールを設定できないことにより，自発性の低下や発動性の低下にもつながります．

d) 地誌的障害

●地誌的障害は，地理や場所，道順などがわからなくなる障害で，道順障害や街並失認がこれに含まれます．自分のいる場所がわからない，よく知っている場所で道に迷う，自宅の周囲の地図が描けない，地図が読めない，目的の場所に行けない，などといったことが起こります．

e) 社会的行動障害

●社会的行動障害は，依存性，退行，感情のコントロールの低下，固執性，反社会的行動などの障害です．依存性や退行は，子どもっぽく，自分でできることでもすぐに他人に頼んでしまう，といった状態です．感情のコントロールの低下では気持ちの抑えがきかず，急に大声で怒り出したり，大声をあげたり，促しを拒否したり，急に笑い出したりといった症状です．固執性は考えや思考の転換ができず，些細なことに執拗にこだわってしまう状態です．反社会的行動は，感情や行動のコントロールがきかず，暴言や暴力を振るうなどの障害です．場合によっては性的

表1 高次脳機能障害の種類と特徴

高次脳機能障害	障害の特徴
記憶障害	見当識障害，近時記憶や遠隔記憶の障害．作話や病識不良などを伴う場合あり．純粋には即時記憶は保たれ，意識障害や注意障害，認知症は伴わない．
注意障害	1つの刺激に注意を向けられず散漫になったり，持続できない．多くの刺激の中から1つあるいは複数を選択できない，転換できない状態．
遂行機能障害	主に前頭葉損傷で，自分で目標を設定し，そのために一連の行為を効率的に行う総合的な能力の障害．日常生活のさまざまな場面で臨機応変な対処ができない．
地誌的障害 道順障害 街並失認	建物や風景はわかるが，よく知った目的地までの道順や方向がわからなくなる状態．よく知っている街並（建物や風景）がわからなくなる状態．
社会的行動障害	脳の損傷により，欲求や感情を抑制したりコミュニケーションをとる能力・意欲が低下し，退行・依存，固執，意欲・発動性低下，抑うつなどの行動や状態になること．
失語症	主に左半球の言語野の損傷で，いったん獲得した「聴いて理解する」「話す」「読む」「書く」などの言語様式が障害された状態．道具としての言葉をうまく使えない．純粋には認知機能や記憶は保たれる．
失行症	麻痺や感覚障害が原因ではなく，行為や行動ができない状態．物品を誤って使う．指示された運動を間違って行う．
失認症	対象（物，顔，絵，音声，空間など）を正しく認識できない．視覚や聴覚などの個々の感覚には異常がなく，見えたり聞こえたりしているのに，それが何かわからない状態．
半側空間無視	脳の病巣とは反対側に提示された視覚，触覚，聴覚刺激に気づかず，注意や反応ができない状態．多くは脳の右半球の損傷で，右空間にばかり注意が向き，左側を無視する状態．
半側身体失認	自己の身体を認識できない状態．身体部位の空間的位置関係の障害と一側半身全体に及ぶ障害がある．
前頭葉障害	前頭葉の損傷により自発性や集中力，記憶障害，遂行能力などが障害された状態．（上記の遂行機能障害と同様の症状も生じるが，イコールではない）

（稲川利光 編：ナースの疑問に答えます！入院中のリハビリテーション．ナーシングケアQ&A 45：115，2013より引用）

な逸脱行為，社会的な危険行為にまで及ぶこともあります．

f）失語・失行・失認

●失語は，話して意思を伝える，聞いて理解する，書く，読む，などができない障害です．大脳皮質領域の障害（多くは左大脳半球の障害）で，障害の部位によって運動性失語（ブローカ失語）・感覚性失語（ウェルニッケ失語）・伝導失語・全失語などに分類されています．

●失行は，運動障害や認知障害などが原因ではなく，動作への意欲はありながら，はさみやフォーク，歯ブラシ，櫛などの使い方がわからない，服が着られない，洗濯機が使えない，などといった障害で，目的をもった一連の行為が困難な状態です．観念運動失行・運動失行・構成失行などがあります．

●失認は，視力や聴力などが正常でありながらも見ているものや触っているもの，聞こえているものが何なのかを認識できない障害です．よく知っている人の顔が認識できず，声を聴いて誰だかわかる，といった相貌失認．自分の体の麻痺側への注意が払われない半側身体失認．麻痺側の空間に意識が払われない半側視空間失認，があります．左頭頂葉の障害では，手指失認（自分の指の名前が言えない）・左右失認（左右がわからない）・失算（計算ができない）・失書（字が書けない）という障害が同時に生じることがあり，ゲルストマン症候群とよばれています．

●高次脳機能障害とその特徴を**表1**に，観察される症状から疑われる高次脳機能障害を**表2**に示します．

表2　観察される症状から疑われる高次脳機能障害

観察される症状	疑われる高次脳機能障害の種類
何度も同じ質問をする 事実と違う話をする	記憶障害
不必要に動き回る・ぼんやりして指示が入らない 集中できずきょろきょろしている	注意障害
1日のスケジュールを立てられない 献立を考えて段取りよく料理できない	遂行機能障害
道に迷う・右にしか曲がれない トイレから部屋に戻れない	半側空間無視 道順障害・街並失認
子どもっぽい言動，怒りっぽい 1つのことにこだわる	社会的行動障害
言ったことが理解できない 言い間違いが多い・字が読めない	失語症
箸の使い方がおかしい 洋服をうまく着られない	失行症 着衣障害
視力はあるのに目の前にあるものが何かわからない 家族の顔がわからないが声を聴くとわかる	視覚失認 相貌失認
顔がいつも右向き 左側のものを食べ残す	半側空間無視
患側の手を忘れる・体の下に敷いている 患側の手を誰かの手という	半側身体失認
時間に合わせた行動がとれない 自分から行動できない	前頭葉障害

（稲川利光 編：ナースの疑問に答えます！入院中のリハビリテーション．ナーシングケアQ&A 45：115，2013より引用）

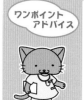

ワンポイントアドバイス

目の前の患者さんにどのような高次脳機能障害があるかを正しく診断し，適切な治療，支援につなげなくてはなりません．過小評価や誤診はその後の患者さんの日常生活，就労，さらには患者さんや家族の人生そのものを大きく左右することになります．かかわるスタッフが患者さんの生活場面を注意深く観察し，相互に正確な情報を交換し合うことが重要で，正確な評価とその情報の集積が高次脳機能障害の診断の要となります．

参 考 文 献

1）稲川利光 編：ナースの疑問に答えます！入院中のリハビリテーション．ナーシングケアQ&A 45：115，2013
2）東京都心身障害者福祉センター：高次脳機能障害者地域支援ハンドブック（改訂第五版）．2021

Q2 高次脳機能障害の診断基準について教えてください

学術的には脳損傷が原因の失語・失行・失認や記憶障害などの各種の障害を高次脳機能障害と定義しています．一方，厚生労働省の診断基準では，高次脳機能障害は「記憶障害，注意障害，遂行機能障害，社会的行動障害」の4つを指しています．

エビデンスレベルⅡ　　回答者　稲川利光

1 高次脳機能障害の診断基準

a) 厚生労働省の診断基準—その時代的背景

●厚生労働省は平成13〜17年度までの5か年計画で高次脳機能障害支援モデル事業を実施しました．厚生労働省はこの事業で得られたデーターをもとに，高次脳機能障害の診断基準を定め，それまで不備であった行政上の高次脳機能障害への対策指針を作成しました．

●このモデル事業が行われる背景には，当時，身体障害を伴わない高次脳機能障害者への支援は，失語症に対する身体障害者手帳の交付があるのみで，その他，多くの高次脳機能障害に対しての支援はないに等しい状況でした．社会生活を送るうえで明らかな障害があっても，それをどこに相談し，どのような治療やサービスを受ければよいかがわからず，患者さんや家族は医療と福祉の谷間で戸惑いながら苦しい生活を余儀なくさせられていたようです．このような状況から，行政上の整備が急務とされ，上記のモデル事業が全国的に行われました．

b) 行政面からの診断基準（4項目）

●以上のような経緯で，厚生労働省の作成した高次脳機能障害の診断基準は，「主要症状が日常生活または社会生活に制約があり，その主たる原因が，記憶障害・注意障害・遂行機能障害・社会的行動障害などの認知障害である」としています．行政における障害保健福祉分野での，高次脳機能障害の診断基準は，疾患の有無を問う医学的な診断基準とは異なり，「高次脳機能障害があるがために，日常生活または社会生活に制約をきたしている患者さんに対して医療・

福祉の適切なサービスを提供する」ということが目的で，上の4項目に整理されました．

●その他の高次脳機能障害はここに含まれていません．例えば，失語症については，以前より身体障害者手帳の対象となっており，失語症単独では本基準には該当しません．また，発達障害やアルツハイマー病などの進行性疾患は，それぞれ別の支援体制が必要であることなどから除外され，18〜45歳までの若年の障害者への対策を含めて，平成18年度からの障害者自立支援法に組み込まれていくようになりました．

c) 医学的な面からの高次脳機能障害

●行政側が高次脳機能障害の診断基準を定めた背景にはこのような歴史的経過があることを理解しておく必要があります．

●医学的な面での高次脳機能障害といえば，行政の定める4項目以外に，失語，失行，失認，知能低下，前頭葉機能障害などがあり，脳の損傷部位によって特徴のある高次脳機能障害が出現します（Q1の**表1**を参照）．

●個々の障害と　それを呈する代表的な疾患に関しての詳細は他項を参照してください．

d) 厚生労働省（行政面から）の診断基準

●本項では上で述べた厚生労働省の診断基準ついて解説します（**表1**）．この診断基準により，「高次脳機能障害」を診断し，その障害をもつ者を高次脳機能障害者とよびます．

●以下に，**表1**に示した高次脳機能障害の診断基準の判断について概説します．

Ⅰ　主要症状について

　Ⅰ-1：器質的な病変[註1]を生じた疾患名と，それが生

じた日時が特定できるものであること.

Ⅰ-2：記憶障害，注意障害，遂行機能障害・社会的行動障害などの認知機能の障害により生活上で困難な状況を引き起こしているか，が診断のポイントとなります.

Ⅱ　検査所見について

高次脳機能障害の原因となった器質的な病変がこれらの機器によって確認されること. ただし，びまん性軸索損傷は時期が経つと画像から病変が消えていくことがあります. この場合は過去の発症時点の検査で器質的病変が存在したという診断書があれば，器質的病変が確認できたとすることができます.

Ⅲ　除外項目について

Ⅲ-1：失語症を例にとると理解しやすいと思います. 失語症は以前より身体障害者手帳の対象となっていることから，失語症のみであれば，ここでは高次脳機能障害から除外するということです. もちろん失語症があっても，生活上で困難な原因がⅠ-2の認知機能の障害であれば高次脳機能障害者として診断されることには問題はありません.

Ⅳ　診断について

Ⅳ-1：診断基準のⅠとⅢを満たす一方で，Ⅱの検査所見にて脳の明らかな器質的な病変を認めない場合，慎重に評価して高次脳機能障害者とみなすことがありえます.

Ⅳ-2：急性期や亜急性期には，意識障害や通過症候群註2が出現することがあり，このような症状を脱した後に残る高次脳機能障害を診断すべきであるとしています.

Ⅳ-3：高次脳機能障害をもつ者の中には知能検査や神経心理検査ではまったく正常であっても社会的行動障害のみが生活を困難なものにしている場合があるため，これらの検査所見のみでの判断ではなく，慎重な観察と判断が必要です.

註1：器質的病変とは，病気や外傷によって生じる脳の"傷"のことです.
註2：通過症候群とは，急性期の意識障害が改善した後に出現する亜急性期の精神症状の症状群をいいます. 躁状態・うつ状態，記憶障害，幻覚・妄想状態，自発性低下などがみられることがあります.

2　高次脳機能障害の主な原因疾患

●原因疾患は脳血管障害，頭部外傷，脳腫瘍，低酸素脳症，脳炎などの感染症，などがあります. 先天性疾患や周産期における脳損傷，発達障害，進行性疾患（アルツハイマー型認知症，パーキンソン病など）

表1	厚生労働省の高次脳機能障害診断基準	
Ⅰ　主要症状等	1	脳の器質的病変の原因となる事故による受傷や疾病の発症の事実が確認されている.
	2	現在，日常生活または社会生活に制約があり，その主たる原因が記憶障害，注意障害，遂行機能障害，社会的行動障害などの認知障害である.
Ⅱ　検査所見		MRI，CT，脳波などにより認知障害の原因と考えられる脳の器質的病変の存在が確認されているか，あるいは診断書により脳の器質的病変が存在したと確認できる.
Ⅲ　除外項目	1	脳の器質的病変に基づく認知障害のうち，身体障害として認定可能である症状を有するが上記主要症状（Ⅰ-2）を欠く者は除外する.
	2	診断にあたり，受傷または発症以前から有する症状と検査所見は除外する.
	3	先天性疾患，周産期における脳損傷，発達障害，進行性疾患を原因とする者は除外する.
Ⅳ　診　　断	1	Ⅰ～Ⅲをすべて満たした場合に高次脳機能障害と診断する.
	2	高次脳機能障害の診断は脳の器質的病変の原因となった外傷や疾病の急性期症状を脱した後において行う.
	3	神経心理学的検査の所見を参考にすることができる.

〔東京都心身障害者福祉センター：高次脳機能障害者地域支援ハンドブック（改訂第五版）. p16，2021 より引用〕

は含まれません.

●2021年に国立障害者リハビリテーションセンターが行った全国調査では，高次脳機能障害の原因疾患は，脳卒中26.7％，頭部外傷51.9％，脳炎・脳症6.7％，脳腫瘍4.7％，不明3.0％，その他（低酸素脳症・髄膜炎など）7.0％となっています.

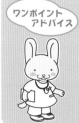

ワンポイントアドバイス

厚生労働省の高次脳機能障害の診断基準は記憶障害，注意障害，遂行機能障害，社会的行動障害の4つを指し，失語症は身体障害者手帳が出るので，ここでは含まれていません. 原因疾患は主に脳卒中，脳外傷，低酸素脳症，脳腫瘍，脳炎などの後天的疾患です.

参考文献

1）東京都心身障害者福祉センター：高次脳機能障害者地域支援ハンドブック（改訂第五版）. 2021
2）厚生労働省社会・援護局障害保健福祉部，国立障害者リハビリテーションセンター 編：高次脳機能障害者支援の手引き（改訂第2版）. 2008. http://www.rehab.go.jp/ri/brain_fukyu/data
3）国立障害者リハビリテーションセンター：令和3年度高次脳機能障害及びその関連疾患に対する支援普及事業資料. 2021

Q3 高次脳機能障害の検査法にはどんなものがありますか？

A 神経心理学的検査として，失語症，失認症，失行症，知能低下，記憶障害，注意障害，前頭葉機能障害などについて標準化された検査があります．CT，MRIなどの画像検査や初回スクリーニング検査から推測される高次脳機能障害について精査します．

エビデンスレベルⅠ

回答者
新貝尚子

- ●高次脳機能障害の評価の手順としては，画像検査から得られた所見，患者さん本人の主訴，家族からの情報，患者さんの身体所見・表情・言動，刺激に対する反応などから推測される症状に関して，まずスクリーニング検査を行います．
- ●スクリーニング検査の結果から，予測される障害の有無や重症度あるいは機序を知り，治療方針を立てるために，より詳しい神経心理学的検査を行います．

1 画像検査

- ●CT，MRIで確認できる損傷部位から起こりうる巣症状としての高次脳機能障害を推測することができます（**表1**）．

2 初回スクリーニング検査

- ●まずは意識レベルをみます．自発開眼があるか，声をかけると開眼するのか，開眼していてもぼんやりしているのであれば軽い意識障害を疑います．
- ●話しかけて会話が可能なのであれば，どんな症状が何時ごろから出始めたか，いつ来たか，ここはどこか，今は何月か，などの質問から時間や場所の見当識や近時記憶をみます．
- ●併わせて声の質や話し方，発話速度，明瞭度，構音の正確さなど発話面の特徴を観察して構音障害の有無を評価します．言葉の出にくさや錯語，会話の理解の悪さがうかがわれたら失語症の可能性を考え，話す，聴いて理解する，読む，書くといった言語機能について詳しくみていきます．
- ●視線や顔が一方の空間ばかり向くなどの観察からは

半側空間無視などが疑われますので，線分抹消や線分二等分課題，横書き文の音読などで一方の空間の無視があるかどうか確認します．
- ●立方体の透視図の模写は，構成能力や空間認知能力をみるのに有用です．鉛筆操作からは行為の問題から失行の有無もうかがうことができます．

3 神経心理学的検査

- ●スクリーニング検査により大まかな障害像が捉えられたら，それぞれの領域に関する神経心理学的な検査（**表2**）を症状に合わせて行っていきます．
- ●目的としては，保たれている能力と障害されている能力，障害の重症度を把握し，問題点や障害のメカニズムを浮き彫りにすること，それをふまえて行うべきリハビリテーションの方法や順序をはっきりさせることです．リハビリテーションの効果をみるのにも有効です．

表1	画像所見から推測できる高次脳機能障害			
	前頭葉	側頭葉	頭頂葉	後頭葉
左半球	前頭葉症状 非流暢性失語	流暢性失語 語聾 漢字に強い失読 記憶障害	失書 構成障害 観念失行 観念運動失行 触覚失認	純粋失読 画像失認 色彩失認
右半球	前頭葉症状	聴覚失認	左半側空間無視 構成障害 着衣障害 触覚失認 道順障害	相貌失認 街並失認

●重要なことは，検査の点数は1つの数値にすぎず，成績を低下させる要因や背景がそれぞれの患者さんで異なっていることです．

●例えば，Kohs立方体組み合わせテストは積み木を使った構成課題ですが，これができなくなる背景としては，構成障害以外にも知能低下，半側空間無視，視覚失認，軽度意識障害，注意障害，前頭葉機能障害，失語症，失行症，意欲低下などが考えられます．何によって失敗したのかを知るには，どのように誤ったのかを観察し分析することが重要です．

●これらの検査には覚醒度や集中力の低下があると疲労しやすく検査の結果が変動しやすいので，ある程度落ち着いて，一定の時間集中できるようになったら行う配慮が必要です．

表2　高次脳機能検査

高次脳機能	検査の名称	略語	みることのできる脳機能	低下により疑われる症状
知能	改訂長谷川式簡易知能評価スケール	HDS-R	知能，見当識，記銘力，注意機能など	認知症，記憶障害，注意障害，言語機能など
	ミニメンタルステート	MMSE	知能，見当識，記銘力，注意機能など	認知症，記憶障害，注意障害，言語機能など
	レーヴン色彩マトリシス検査	RCPM	知能（非言語性）	認知症，半側空間無視
	Kohs立方体組み合わせテスト	Kohs	知能（非言語性），構成能力	構成障害，認知症，半側空間無視，失認など
	ウェクスラー成人知能検査	WAIS-Ⅲ, Ⅳ	知能（言語性，動作性）	認知症，発達障害，失語症，空間無視など
注意	Trail Making Test（日本版）	TMT-J	注意機能，前頭葉機能	注意障害，半側空間無視，前頭葉機能障害
	標準注意検査法	CAT	注意機能	注意障害，半側空間無視，前頭葉機能障害など
記憶	ウェクスラー記憶検査	WMS-R	記憶（言語性・視覚性）	記憶障害，認知症
	日本版リバーミード行動記憶検査	RBMT	記憶全般	記憶障害，認知症
	標準言語性対連合学習検査	S-PA	言語性記銘力	言語性記銘力障害，失語症
	ベントン視覚記銘検査	Benton	視覚記銘力	視覚性記銘力障害，半側空間無視
	レイ複雑図形検査	ROCFT	視覚記銘力	視覚性記銘力障害，半側空間無視，構成障害
認知	標準視知覚検査	VPTA	視覚・視空間・相貌・地誌的認知機能	視覚失認，半側空間無視，地誌的障害，相貌失認
	BIT行動性無視検査	BIT	空間認知機能	半側空間無視
言語	標準失語症検査	SLTA	言語機能全般	失語症，失読症，失書症
	WAB失語症検査	WAB	言語機能全般，空間認知機能，行為	失語症，失読症，失書症，失行症
	標準失語症検査補助テスト	SLTA-ST	発話・理解能力	失語症
	標準抽象語理解力検査	SCTAW	抽象語の理解力（聴覚的理解・読解）	失語症，失読症
	新日本版トークンテスト		言語理解能力（聴覚的理解・読解）	失語症，失読症
	失語症構文検査	STA	文レベルの理解・表出能力	失語症，失読症
	失語症語彙検査	TLPA	言語理解・表出能力	失語症，失読症
	SALA失語症検査	SALA	言語理解・表出能力	失語症，失読症，失書症
行為遂行機能	標準高次動作性検査	SPTA	行為・構成など	観念運動失行，観念失行，構成障害など
	前頭葉機能検査	FAB	前頭葉機能	前頭葉機能障害
	ウィスコンシンカード分類テスト	WCST	前頭葉機能	前頭葉機能障害
	遂行機能障害症候群の行動評価	BADS	遂行機能，前頭葉機能	遂行機能障害，前頭葉機能障害
意欲	標準意欲検査法	CAS	意欲	意欲・発動性低下，アパシー，社会的行動障害
運転	脳卒中ドライバーのスクリーニング評価日本版	J-SDSA	運転技能予測	注意障害，空間認知障害，前頭葉機能障害，遂行機能障害

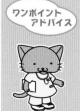
ワンポイントアドバイス

検査を行ったら，得点だけを記載するのではなく，どんな課題が可能で，どんな課題でどのように誤ったかという誤反応を観察し，分析することで，治療の方向性や具体的な介入方法につなげていくことが可能になります．

参考文献

1）新貝尚子：脳卒中の急性期看護・リハビリテーションC．言語聴覚士の立場から．"急性期リハビリテーションのプロをめざして"紙屋克子 他監修，稲川利光 編．医学と看護社，pp63-67，2013

2章
高次脳機能障害を
引き起こす疾患と関連

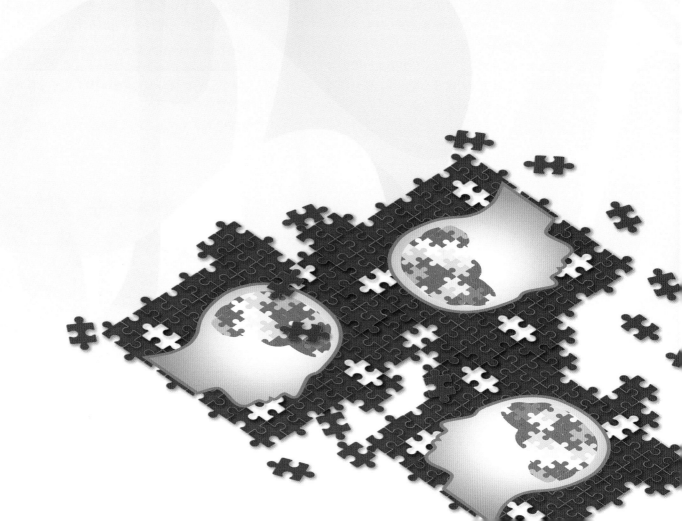

Q4 高次脳機能障害と脳の部位との関連について教えてください

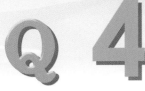

A　さまざまな脳機能の障害は，その機能を担当する限られた脳部位の障害によって出現しますが（脳機能局在），高次脳機能障害は単一の小さな脳部位よりも広範囲の障害や多発性の障害で出現する傾向があります．ただし，左前頭葉や左側頭葉の障害では高次脳機能障害が出現しやすく，特に記憶障害は辺縁系の限られた部位の障害で出現する可能性があります．

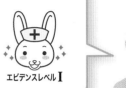
エビデンスレベルⅠ

回答者
川合謙介

1　記憶障害と脳の部位

●いわゆるパペッツの回路を構成する部位の障害，特に両側性の障害で全般性の記憶障害が出現します．この回路には，海馬・海馬傍回・扁桃体などの側頭葉内側部，脳弓，乳頭体，視床（乳頭体視床束）が含まれます（図1）．また，前脳基底部の障害でも高度の記憶障害が出現します．

●対象特異的な記憶障害としては，左側頭葉の障害で言語性記憶が，右側頭葉の障害で視覚性記憶（空間記憶）が出現する可能性があります．

2　注意障害と脳の部位

●注意は意識や覚醒度と密接に関連しています．そのため，中脳網様体や視床の障害により注意障害が出現します（図2）．また，大脳全体をモニターするような領域，すなわち前頭葉連合野や頭頂後頭葉連合野が広汎に障害を受けると注意障害が出現します．

3　遂行機能障害と脳の部位

●主に左側（言語優位側）の前頭葉の大きな障害や両側前頭葉の障害で出現します．ウィスコンシンカード分類テストで検出される機能障害は，前頭葉の中

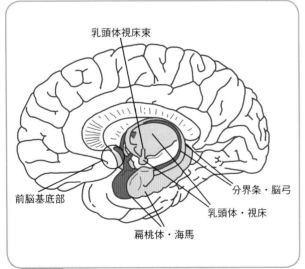

図1　記憶障害に関連する脳の部位

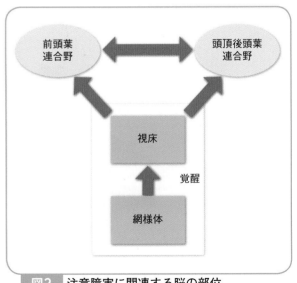

図2　注意障害に関連する脳の部位

でも広範囲を占める「背外側部」の障害に関連しているようです（図3）．これに対して，集中力や注意は，前頭葉内側障害に関連しているようです．しかし，前頭前野内での機能局在は明確ではありません．なお，前頭葉眼窩部の選択的障害では遂行機能障害は出現しません．

4 社会的行動障害と脳の部位

●脱抑制やコミュニケーション障害は，広範囲の前頭葉障害によって出現することがあります．特に辺縁系前頭葉とよばれる前頭葉眼窩部の障害によって，脱抑制，反社会行動が出現する可能性があります．

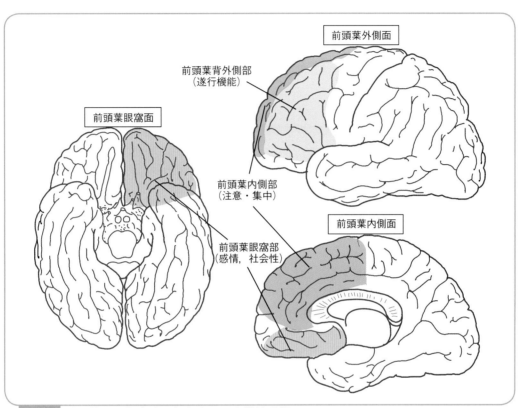

前頭葉外側面

前頭葉背外側部
（遂行機能）

前頭葉眼窩面

前頭葉内側部
（注意・集中）

前頭葉眼窩部
（感情，社会性）

前頭葉内側面

図3 前頭葉の解剖学的分類と大まかな機能分担

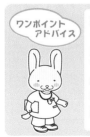

ワンポイント
アドバイス

脳の障害部位の局在診断には，MRIが用いられます．MRIで異常が認められない部位でも，脳血流SPECTやFDG-PETで，局所脳血流の低下や局所糖代謝の低下が認められる場合には，機能障害を反映していることがあります．一方，神経心理テストで検出される異常所見によって，脳の障害部位をある程度推定することができます．

参考文献

1）McCarthy RA et al："Cognitive Neuropsychology：A Clinical Introduction". Academic Press, San Diego, 1990

Q5 脳血管障害に伴う高次脳機能障害について教えてください

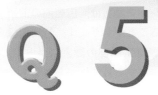

A 脳のそれぞれの解剖学的機能とそこに供給しているのは何という血管か，の2つを理解しましょう．

エビデンスレベルⅢ

回答者
市川靖充

1 脳血管障害とは

●脳卒中（脳血管障害）は，脳に突然生じる病気の総称で主に脳梗塞，脳出血，くも膜下出血の3つに分類されます．脳梗塞は血管がつまり，脳出血とくも膜下出血は出血性の疾患です．

●脳血管障害に伴う高次脳機能障害で理解することは，脳のそれぞれの解剖学的機能とそこに供給しているのは何という血管か，の2つを理解する必要があります．

2 脳の解剖学的機能とそこに供給する血管の働き

●解剖学的機能とは，**図1**にあるように前頭葉や側頭葉，頭頂葉，後頭葉といった葉での区別をいい，これらは，左右でも表出する症状が異なります．

●それぞれの脳葉に供給するのは何という血管か，の意味するところは，**図2**にあるように前大脳動脈，中大脳動脈，後大脳動脈とそれらを供給する内頸動脈，椎骨動脈，脳底動脈を理解することです．

●例えば，左内頸動脈閉塞により，左前大脳動脈と左中大脳動脈に障害が出た場合，葉としては前頭葉と側頭葉や頭頂葉に及ぶこともあります．つまり中大脳動脈梗塞でも障害される脳葉は複数あり，表出する症状は多岐にわたります．症例ごとにMRIなどの画像を見て，どの葉が障害されているかを把握しましょう．

●前頭葉：前頭葉障害では高次実行機能障害です．高次実行機能障害とは，物事に集中して取り組んだり，

自発性をもったり，計画し行動することができなくなります．運動機能としては反対側の下肢筋力低下，上肢筋力低下はわずかです．

●側頭葉：側頭葉障害として聴覚，記憶，失語（言語理解），情動障害を認めます．また，記憶や情動も側頭葉が司っており，障害により新たな記憶ができなくなったり，行動異常を生じたりすることがあります．

●頭頂葉：頭頂葉障害としては，反対側の感覚障害と身体や空間の認識障害を生じ，頭頂葉の高次脳機能障害については，左右で症状が異なります（優位，非優位半球）．

・左（優位）半球の頭頂葉障害では左右失認，手指失認，失算，失書を認めます．

・右（非優位）半球障害では身体失認，着衣失行，構成失行，地理的見当識障害を認めます．

●後頭葉：後大脳高次機能障害としては，左側頭葉と

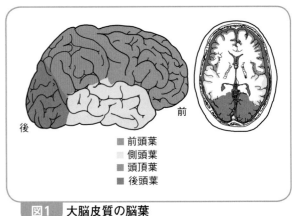
後　前
■ 前頭葉
□ 側頭葉
■ 頭頂葉
■ 後頭葉

図1 大脳皮質の脳葉

の脳梁ネットワークが障害された際に，患者さんは書くことはできるが読むことができなくなります．また，病巣と反対側の同名半盲を呈します．
●失語については主に左大脳半球の言語野の障害で生じます．前頭葉のブローカ野障害で発語が，側頭葉のウェルニッケ野の障害で言語理解が認められます．また，ブローカ失語については，前頭葉領域ではありますが，中大脳動脈領域であるため，混同しないようにしましょう．

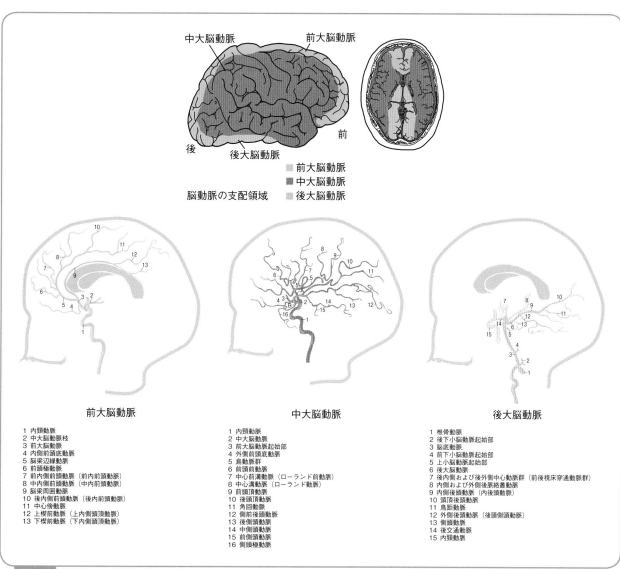

中大脳動脈　前大脳動脈

後　後大脳動脈　前

脳動脈の支配領域
- 前大脳動脈
- 中大脳動脈
- 後大脳動脈

前大脳動脈
1 内頸動脈
2 中大脳動脈枝
3 前大脳動脈
4 内側前頭底動脈
5 脳梁辺縁動脈
6 前頭極動脈
7 前内側前頭動脈（前内前頭動脈）
8 中内側前頭動脈（中内前頭動脈）
9 脳梁周囲動脈
10 後内側前頭動脈（後内前頭動脈）
11 中心傍動脈
12 上楔前動脈（上内側頭頂動脈）
13 下楔前動脈（下内側頭頂動脈）

中大脳動脈
1 内頸動脈
2 中大脳動脈
3 前大脳動脈起始部
4 外側前頭底動脈
5 島動脈枝
6 前頭動脈
7 中心前溝動脈（ローランド前動脈）
8 中心溝動脈（ローランド動脈）
9 前頭頂動脈
10 後頭頂動脈
11 角回動脈
12 側前後頭動脈
13 後側頭動脈
14 中側頭動脈
15 前側頭動脈
16 側頭極動脈

後大脳動脈
1 椎骨動脈
2 後下小脳動脈起始部
3 脳底動脈
4 前下小脳動脈起始部
5 上小脳動脈起始部
6 後大脳動脈
7 後内側および後外側中心動脈群（前後視床穿通動脈群）
8 内側および外側後脈絡叢動脈
9 内側後頭動脈（内後頭動脈）
10 頭頂後頭動脈
11 鳥距動脈
12 外側後頭動脈（後頭側頭動脈）
13 側頭動脈
14 後交通動脈
15 内頸動脈

図2 脳動脈の支配領域と解剖

ワンポイントアドバイス
脳血管障害に伴う高次機能障害は，どの脳葉が障害され，どの血管が原因血管かを考えましょう．疾患ごとに毎回，解剖の教科書と照らし合せましょう．ちなみに，外傷による高次脳機能障害は，血管障害ではないため，障害された脳葉で表されます．

参考文献

1）久留 裕 他訳："画像診断のための脳解剖と機能系"．医学書院，1995

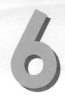

脳腫瘍に伴う高次脳機能障害について教えてください

　脳腫瘍によって引き起こされる高次脳機能障害は多彩であり，病変の局在に大きく左右されます．さらに，腫瘍の性質（悪性か良性か，原発性か転移性か）によっても，症状が進行する速度や治療後に改善する見込みが異なります．

エビデンスレベルⅠ

回答者
赤羽敦也

1　脳腫瘍の分類

● 脳腫瘍は，その由来（原発性，転移性）や病理学的な所見（良性，悪性）などの観点から分類されます（表1）.

● 原発性脳腫瘍は，頭蓋内の組織から生じたものです．このうち脳組織に起因するものとしては，神経細胞を支持する神経膠細胞（グリア細胞）から生じる神経膠腫（図1）や，神経細胞から発生する中枢性神経細胞腫などがあります．一方，脳組織以外に起因するものとして，脳を包む硬膜や大脳鎌（正確にはくも膜の細胞）から生じる髄膜腫（図2）や，神経のシュワン細胞が発生母地である神経鞘腫などがあります.

● 転移性脳腫瘍（図3）は，頭蓋外の悪性腫瘍（がん）が血行性に転移したものです．肺がんからの転移が多く，大脳皮質と髄質の境界部分（皮髄境界）に好発します.

● 腫瘍の悪性度は，組織の構造や細胞核の異型度，分裂像を呈する細胞の割合を主な指標として病理学的に診断されます．一般的に悪性腫瘍では腫瘍が増大

する速度が速く，また周囲に脳浮腫を伴いながら増大していきます．WHO（世界保健機関）が定めた悪性度分類により，グレードⅠ～Ⅳに分類されます.

2　脳腫瘍に伴う高次脳機能障害

● 腫瘍の局在に応じて多彩な障害が出現します．局在と症状との関連については，Q4を参照してください.

● 障害のメカニズムとしては，①脳組織の圧排，②腫

表1　脳腫瘍の分類

	良性	悪性
原発性	髄膜腫 神経鞘腫 など	膠芽腫 など
転移性	—	転移性脳腫瘍

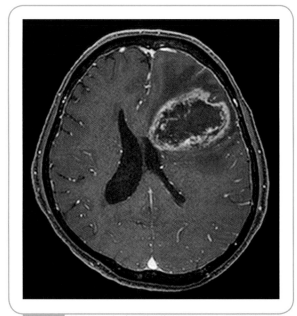

図1　神経膠腫（膠芽腫）

瘍の浸潤，③脳浮腫，があります．

●腫瘍による脳組織の圧排は，良性，悪性のいずれでも生じ，腫瘍体積が増大するにつれて影響が大きくなります．

●腫瘍の浸潤は，膠芽腫などの悪性神経膠腫で顕著にみられます．腫瘍の境界は不明瞭で，周囲の脳組織に染みこむように腫瘍が広がっていきます（**図1**）．

●転移性脳腫瘍や悪性神経膠腫などの悪性脳腫瘍や，良性であっても大きい腫瘍の場合には，周囲の脳組織に広範な脳浮腫を伴います．

●腫瘍による高次脳機能障害は，腫瘍の部位，体積や性質などの要素によって，引き起こされる症状やその程度が異なってきます．

3 高次脳機能障害の改善

●良性脳腫瘍であっても，高次脳機能障害を引き起こしている場合には，摘出術の対象になります．また転移性脳腫瘍に対しては，全身状態に応じて摘出術やガンマナイフ治療などの定位放射線治療が検討されます．脳浮腫に対しては，ステロイド剤などによる薬物療法も有効です．多くの場合，圧排や脳浮腫に起因する神経症状は可逆的であり，治療に伴って障害の改善が期待できます．

●悪性神経膠腫に対しては，摘出術に放射線化学療法が加えられますが，腫瘍を完全に制御することは困難です．残念ながら数週間〜数ヵ月の経過で障害の悪化をみる場合が多いのが現状です．

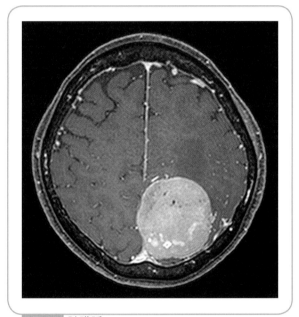

図2 髄膜腫

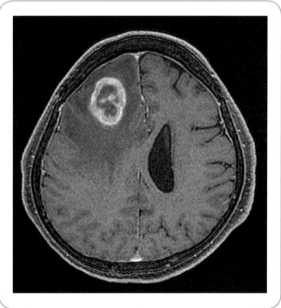

図3 転移性脳腫瘍

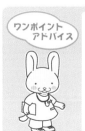

ワンポイント
アドバイス

脳腫瘍に伴う高次脳機能障害は，その原因となっている腫瘍の種類によって障害のメカニズムが異なります．また腫瘍に対する治療後の回復についても，腫瘍の性質によって大きな差がある点を念頭におくことが重要です．

参 考 文 献

1）Report of Brain Tumor Registry of Japan（2001-2004）13th ed. Neurol Med Chiir（Tokyo）54 Suppl：1-102, 2014

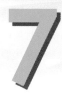

Q7 変性疾患に伴う高次脳機能障害について教えてください

A 多くの神経変性疾患では，神経細胞やグリア細胞内の異常な蛋白質の蓄積が細胞障害や細胞死を誘導することが知られています．障害される細胞群は疾患ごとに選択的・系統的であり，発現する高次脳機能障害もその障害領域を念頭に理解することが重要です．

エビデンスレベルⅠ

回答者
齋藤正明

● 高次脳機能を司る大脳には機能局在が知られています．前頭葉は自発性，注意，判断，行動抑制，言語などを，頭頂葉は視空間認知などを，側頭葉は記憶，聴覚情報の認知などを，後頭葉は視覚情報の認知などをそれぞれ司っています．**図1**はこうした大脳の高次機能局在を単純化したものです．高次脳機能障害の存在は，患者さんのADL/QOLの低下や，介護者負担の増加を意味しており，高次脳機能障害の存在に留意し適切に対処することが重要です．

1　アルツハイマー型認知症

● アルツハイマー型認知症は，記憶・記銘力障害のみの疾患ではなく，進行とともに視空間認知機能や言語機能，遂行機能などの障害を呈します．脳萎縮も海馬にとどまらず，経過とともに側頭・頭頂葉，さらに前頭葉へと拡大します．
● 臨床的には早期は記憶・記銘力障害が目立ちますが，その後の進行の過程で，着衣失行，構成失行，視空間認知障害，さらに人格変化や無動無言などの症状をきたします（**図2**）．

2　レビー小体型認知症

● レビー小体型認知症は，アルツハイマー型認知症に比して記憶障害の程度は軽い一方で，注意障害，遂行機能障害，視空間認知機能障害が目立ちます．
● 臨床的には，注意と覚醒レベルの変動による認知機能の浮動性，具体的で生々しい幻視や体系化された妄想，抑うつ，運動症状としてのパーキンソニズムの存在が特徴です（**図2**）．

3　皮質基底核変性症

● 皮質基底核変性症は，大脳皮質および皮質下の神経核が障害されるため，皮質症状である発話失行や非流暢性失語，肢節運動失行，観念運動失行，強制把握反応，他人の手徴候などとともに，皮質下症状であるパーキンソニズムをそれぞれ呈します．
● 症状には顕著な左右差を認めることが特徴的で，前頭弁蓋部〜中心領域〜頭頂葉にかけての脳萎縮の左右差と対応しています．

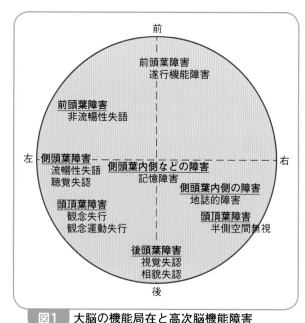

図1　大脳の機能局在と高次脳機能障害
（東京都医師会：高次脳機能障害について．かかりつけ医機能ハンドブック2009．p358より引用）

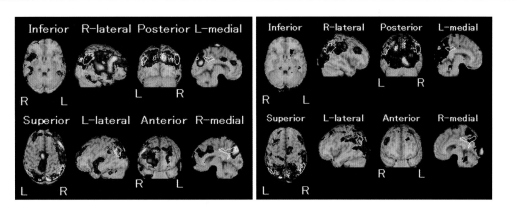

図2 アルツハイマー型認知症とレビー小体型認知症の Tc-ECD 脳血流 SPECT e-ZIS 検定画像

左：アルツハイマー型認知症80代女性，右優位の両側頭頂葉皮質の血流低下を認める．
右：レビー小体型認知症80代男性，両側頭頂から後頭にかけての血流低下を認める．
それぞれの病変部位の違いから，血流低下（機能低下）部位も異なっている．

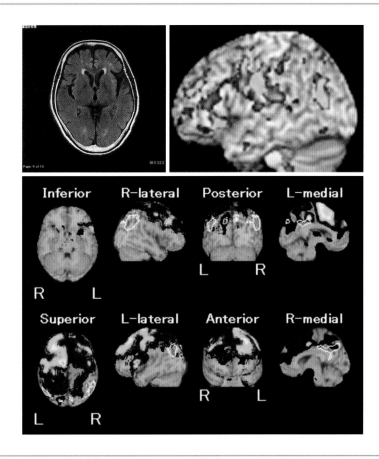

図3 進行性非流暢性失語症例の脳 MRI FLAIR 画像と Tc-ECD 脳血流 SPECT 画像

左：脳MRI FLAIR画像．進行性非流暢性失語（70代女性，右利き），左優位にシルビウス裂周囲の軽度萎縮を認める．
右：脳MRI VSRAD脳表表示．進行性非流暢性失語（70代女性，右利き），左中心前回，中・下前頭回，角回に萎縮を認める．
下：Tc-ECD 脳血流SPECT．進行性非流暢性失語（70代女性，右利き），左優位に前頭葉，シルビウス裂前方の血流低下あり．

4 前頭側頭葉変性症

●前頭側頭葉変性症は，前頭葉や側頭葉を中心に障害を認め，人格変化や行動障害，失語症，認知機能障害，運動障害などを呈します．臨床的および病理学的にも均一の疾患ではなく，脳萎縮部位とその機能局在を背景とした症状の特徴から臨床的に以下の3病型に分類されています．

a) 前頭側頭型認知症

●前頭側頭型認知症では，前頭および側頭に認められる萎縮を背景に，人格変化と社会機能障害が前景に立ちます．

●臨床的には，前頭葉機能低下を反映して人格変化と行動障害が目立ち，他人の感情の理解障害，感情コントロール障害，病識欠如，精神的柔軟性・融通性の欠如，自発性低下，注意持続困難，保続的常同行動，食行動異常，強迫的発話亢進，脱抑制，抽象化概念の障害，考え無精，立ち去り行動など多彩な症状を呈し，時に反社会的な行動につながることもあります．

b) 進行性非流暢性失語症

●進行性非流暢性失語症では，優位半球のシルビウス裂周囲の萎縮を背景に，表出言語の障害が目立ちます．

●臨床的には，アナルトリー（発語しにくいという質的な異常で，構音の歪みと音のつながりの異常からなる努力性発話の中核的症状である．左中心前回中下方，後壁の皮質・皮質下障害で出現するとされる），喚語困難（呼称や語列挙にかかわる発語の量的異常で，前方は左下前頭回，後方は左角回，下方は左側頭葉後下部の障害で出現するとされる），音韻性錯語（音韻の選択や配列の障害で，左縁上回を中心に，前方は中心溝，後方は上側頭回に至る領域の障害で出現するとされる）が特徴です（図3）．

c) 意味性認知症

●意味性認知症では，側頭葉前方の萎縮を背景に，言葉や物の意味や語義の喪失による意味記憶障害を呈します．話していることがちぐはぐになり会話がうまくできなくなります．進行すると，前頭側頭型認知症と同じような精神行動障害（無為や常同行動，脱抑制など）が目立つようになり，日常生活をするうえで支障をきたすようになります．

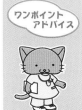

ワンポイントアドバイス
神経変性疾患は症状の発現や経過が緩徐かつ進行性であり，また認知機能障害やパーキンソニズムなどの症状を伴うことも多く，高次脳機能障害の正確な評価が難しいことも少なくありません．脳画像検査などと組み合わせて，障害部位の広がりを意識して評価することが重要です．

参 考 文 献

1）齋藤正明 他：進行性非流暢性失語3症例における臨床経過および統計画像解析による比較検討．臨床放射線60：663-674, 2015

Q8 てんかんに伴う高次脳機能障害について教えてください

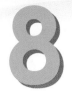

A てんかんに伴う高次脳機能障害には，①てんかん発作の症状として出現するもの，②非発作時のてんかん性脳異常活動によって出現するもの，③てんかん発作の原因となっている脳疾患によるもの，④抗てんかん薬の副作用によるもの，などがあります．

エビデンスレベルⅠ

回答者
川合謙介

1 てんかんに伴う高次脳機能障害の原因

a）てんかん発作の症状として出現するもの

●てんかん発作の症状はけいれんだけでなく，一過性の意識障害や失語もあります．非けいれん性てんかん重積（NCSE）では，意識障害や失語が数時間以上持続します．また，けいれん重積の後には数日〜数ヵ月以上持続する高次脳機能障害が後遺します．

b）非発作時のてんかん性脳異常活動によって出現するもの

●てんかんでは，発作がないときにも脳波異常が出現しています（図1）．瞬間的な異常活動でも，頻繁に出現することで正常な脳活動が妨げられ高次脳機能障害が出現します．

c）てんかん発作の原因となっている脳疾患によるもの

●前頭葉や側頭葉を広汎に冒す脳炎後や広汎な脳外傷後のてんかんでは，これらの原因疾患自体が高次脳機能障害をもたらします．

d）抗てんかん薬の副作用によるもの

●ほとんどの抗てんかん薬は用量依存性に中枢神経の機能を抑制します．ただし，薬剤によって副作用としての高次脳機能障害の出現しやすさは異なり，フェノバルビタールでは出現リスクが高く，新規抗てんかん薬では一般にリスクが低いです．

2 高次脳機能障害を伴いやすいてんかん

●高次脳機能障害の伴いやすさは，てんかんの分類，発症年齢，てんかん焦点の部位によってさまざまです．小児期に発症する特発性てんかんは高次脳機能障害を伴うことはまれか，あってもごく軽度です．一方，小児期発症でも症候性（または潜因性）全般てんかんでは重篤な高次脳機能障害を伴います．認知機能に直接関与する前頭葉や側頭葉がてんかん焦点に含まれ，頻繁な発作や発作間欠期のてんかん性活動によってその働きが障害されることにより高次脳機能障害が出現します．

3 てんかんに伴う高次脳機能障害の症状

●記憶障害，言語障害，遂行機能障害，注意障害などが出現します．これらの症状は発作とは関係なく出現しますが，側頭葉てんかんの発作として一過性の記憶障害を繰り返す場合は一過性てんかん性健忘とよばれます．また，高齢者に多くみられる側頭葉てんかんは認知症との鑑別が問題となります．

4 てんかん診療における高次脳機能検査の意義

●高次脳機能障害の症状によって，てんかん焦点を推定することができます．例えば，記憶障害や言語障害は左側頭葉に焦点がある可能性を示唆し，遂行機能障害や注意障害は広汎な前頭葉焦点の可能性を示唆します．

●また，薬剤抵抗性てんかん（難治性てんかん）に対して手術治療の適応を判断したり手術方法を選択したりする際に，高次脳機能検査は重要な判断材料となります．

●側頭葉切除術はきわめて有効な治療法ですが，術後の記憶障害に注意が必要です．右側（非優位側）の切除では記憶障害は出現せず，むしろ軽度の改善が得られます．左側（優位側）の切除では，特に術前の記憶機能が良好な場合に高度の記憶障害が出現してしまうので，障害を最小限にとどめる手術（海馬多切術）が提唱されています．術前から記憶障害がある場合は低下の程度が小さいので自覚症状としてはあまり問題になりません（**図2**）．

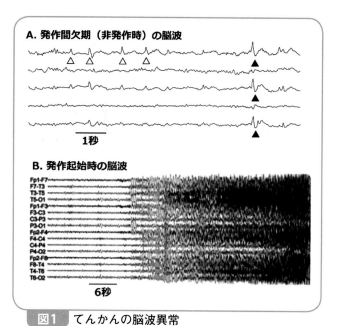

図1 **てんかんの脳波異常**
てんかんでは発作間欠期(A)にも瞬間的な異常活動(棘波△，棘徐波▲)が出現している．棘波や棘徐波が頻繁に出現すると正常な脳活動が妨げられる．てんかん発作では激しく持続的な異常活動によって正常な脳活動が停止する(B)．

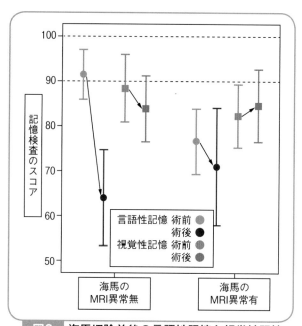

図2 **海馬切除前後の言語性記憶と視覚性記憶**
MRI異常のない左海馬の切除を行うと術後に強い言語性記憶障害が出現する．MRI異常（海馬硬化症など）がある場合は術前から言語性記憶障害を呈しており，切除による機能低下の程度が小さい．

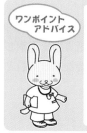

ワンポイントアドバイス
てんかんの高次脳機能検査には，ウェクスラー成人知能検査(WAIS)，ウェクスラー児童用知能検査(WISC)などの知能検査，ウェクスラー記憶検査(WMS)，三宅式記銘力検査などの記憶検査，ウィスコンシンカード分類テスト(WCST)やストループテストなどの前頭葉機能検査が用いられます．

参考文献

1）Helmstaedter C et al：The cognitive consequence of resecting nonlesional tissues in epilepsy surgery-results from MRI- and histopathology-negative patients with temporal lobe epilepsy. Epilepsia 52：1402-1408, 2011

脳外傷に伴う高次脳機能障害について教えてください

交通事故や転落などで，脳が直接影響を受ける他，重症外傷による全身の血圧低下，低酸素の影響を受けることもあります．巣症状としての高次脳機能障害の他に，画像所見とは必ずしも一致しない，多彩な症状を呈することがあります．

エビデンスレベルⅡ

回答者
木村俊運

1　脳外傷に伴う高次脳機能障害

●脳は頭蓋骨や脳脊髄液によって，外部の衝撃から守られています．しかし，交通事故や転落などの高エネルギー外傷の場合には，頭蓋内での脳の偏位・変形が大きくなって，頭蓋骨（と硬膜）にぶつかることで脳挫傷をきたしたり，表面の血管が傷んで，外傷性くも膜下出血を起こしたりすることもあります．

●また，交通事故などで，体幹など他部位にも外傷を伴う場合には，血圧低下や低酸素状態などにより，脳の灌流低下をきたし，後遺障害としての高次脳機能障害に影響を及ぼすことがあります（表1）．

●脳の損傷が比較的限局している場合には，その部位が担っていた機能が障害されて起こる失語（言語野）や失行（頭頂葉）など，比較的病状が説明しやすい症状（巣症状，図1）が主体となる場合があります．一方，脳の変形などによりびまん性軸索損傷とよばれる，広範囲の軸索にダメージを受けるような病態がしばしばみられます．実際には，脳外傷では巣症状に加えて，この広範囲損傷の要素が含まれる場合が多いと考えられ，それによって責任病変の説明が難しい記憶障害，注意障害，遂行機能障害，脱抑制

表1　厚生労働省の高次脳機能障害診断基準

Ⅰ 主要症状等	1　脳の器質的病変の原因となる事故による受傷や疾病の発症の事実が確認されている． 2　現在，日常生活または社会生活に制約があり，その主たる原因が記憶障害，注意障害，遂行機能障害，社会的行動障害などの認知障害である．
Ⅱ 検査所見	MRI，CT，脳波などにより認知障害の原因と考えられる脳の器質的病変の存在が確認されているか，あるいは診断書により脳の器質的病変が存在したと確認できる．
Ⅲ 除外項目	1　脳の器質的病変に基づく認知障害のうち，身体障害として認定可能である症状を有するが上記主要症状（Ⅰ-2）を欠く者は除外する． 2　診断にあたり，受傷または発症以前から有する症状と検査所見は除外する． 3　先天性疾患，周産期における脳損傷，発達障害，進行性疾患を原因とする者は除外する．
Ⅳ 診　断	1　Ⅰ～Ⅲをすべて満たした場合に高次脳機能障害と診断する． 2　高次脳機能障害の診断は脳の器質的病変の原因となった外傷や疾病の急性期症状を脱した後において行う． 3　神経心理学的検査の所見を参考にすることができる．

*器質的病変とは，病気や外傷によって生じる脳の"傷"のことです．
*なお，診断基準のⅠとⅢを満たす一方で，Ⅱの検査所見で脳の器質的病変の存在を明らかにできない症例については，慎重な評価により高次脳機能障害者として診断されることがあり得ます．

〔東京都心身障害者福祉センター：高次脳機能障害者地域支援ハンドブック（改訂第五版），p16，2021より引用〕

症状などの症状が起こります．脳血管障害と比べると，脳の障害が広範囲にわたったり，複数の場所に及んだりすることが特徴といえます．またMRIで見られる器質的な病変と，高次脳機能障害の存在・症状との間に明確な因果関係がない場合が多いです[1]．

●ただし，画像上明らかな異常所見を認めない軽症頭部外傷であるにもかかわらず，1年以上回復せずに遷延する症状については，社会心理学的な因子が影響しているという考え方が有力です（重症頭部外傷治療・管理のガイドライン）．

2 頭部外傷で認められやすい高次脳機能障害の症状

●頭部外傷で認められやすい高次脳機能障害の症状として以下のものがあげられます．覚醒度の低下，脱抑制，自発性の低下，注意障害，記憶障害，遂行機能障害，病識の欠除などです．

●脱抑制とは，気分や感情のコントロールが難しい状態であり，些細なことで興奮しやすくなったり，暴言を吐いたり，場合によっては暴力を振るうことがあります．また，笑いが止まらないとか，急に泣き出すなど感情失禁のような症状を呈することもあります．

●遂行機能障害とは，何らかの目的をもって行動しようとするときに，準備やその行動への集中が必要になりますが，準備がうまくできない，目的を達成す

る前に行動を止めてしまう，状況の変化に対応できないなどの症状として現れます．

●脱抑制や遂行機能障害は，他者からは異常行動と認識されることがあるため，社会生活に影響を及ぼすことがあり，患者さん本人だけでなく，周囲の理解・受容を促していく必要があります[2]．

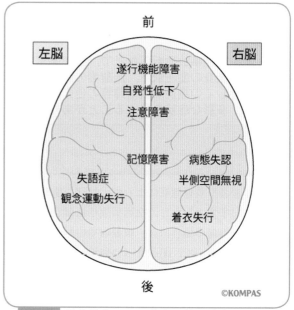

図1 巣症状としての高次脳機能障害を起こしやすい部位

（KOMPAS慶應義塾大学病院医療・健康情報サイト：高次脳機能障害のリハビリテーションより許可を得て転載．http://kompas.hosp.keio.ac.jp/contents/000269.html）

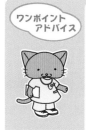

ワンポイントアドバイス

若年者では特に外傷による高次脳機能障害の割合が多いため，職場復帰や復学の問題が重要になります．外傷による高次脳機能障害は，受傷機転によって脳損傷・症状が非常に多彩であり，個別的なアプローチが重要です．

参考文献

1）Naoe Y et al：elationship between radiological findings and higher brain disorder in head trauma patients. Journal of Japanese Society for Emergency Medicine16（6）：785-789, 2013
2）KOMPAS慶應義塾大学病院医療・健康情報サイト：高次脳機能障害のリハビリテーション. http://kompas.hosp.keio.ac.jp/contents/000269.html
3）日本脳神経外科学会 他監修：外傷に伴う高次脳機能障害. "重症頭部外傷治療・管理のガイドライン 第3版". 医学書院, pp172-175, 2013

Q10 脳炎に伴う高次脳機能障害について教えてください

脳炎は種々の病原体による脳実質の炎症により，頭痛や発熱，意識障害，けいれんなどの症状をきたす疾患群の総称です．病変の部位や広がりによって時に深刻な高次脳機能障害をきたします．脳炎は早期から適切な治療を行うことでその予後を改善しうるものもあり，早期発見，早期治療介入が重要です．

エビデンスレベルⅠ

回答者
齋藤正明

●脳炎に伴う高次脳機能障害は，原因となる病原体や病態により好発部位や出現する症状も異なっています．以下にあげた疾患は，臨床の場面において少なからず遭遇する代表的な疾患です．

1 ヘルペス脳炎

●ヘルペス脳炎は，単純ヘルペスウイルス1型の再活性化で起こると推定されています．ウイルスは神経行性に中枢へ侵入し，側頭葉下内側部，前頭葉眼窩回，島回，帯状回，海馬，扁桃体，被殻などの好発部位に炎症を引き起こし，発熱や頭痛などの非特異的症状に続き，覚醒度の低下，幻覚・妄想，錯乱などの意識変容，失語，聴覚失認や幻聴などの聴覚障害，記銘力障害，片麻痺，視野障害などの局所症状，けいれんやミオクローヌスなどの不随意運動といった多彩な症状をきたします．一方，免疫不全状態の患者さんでは炎症症状に乏しく，記銘力障害などの高次脳機能障害が前景に立つこともあり注意が必要です．

●抗ウイルス剤による積極的な治療により，致命率は10%程度に低下したものの，いまだ1/3の症例では，

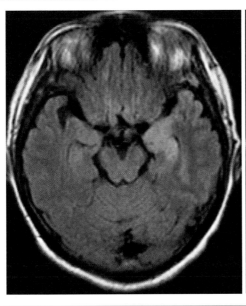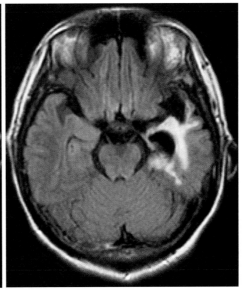

図1　単純ヘルペス脳炎（脳 MRI FLAIR 画像）
発症時（左）：左側頭葉内側部は浮腫性で高信号変化を認める．
慢性期（右）：同部位は萎縮性で側脳室下角の開大を認める．
本例では記憶障害が後遺した．

記憶障害や行動異常，症候性てんかん発作などの重度の後遺障害を認めます（図1）.

2 抗NMDA受容体抗体関連脳炎

●抗NMDA受容体抗体関連脳炎は，若年女性に多く，頭痛や発熱などの非特異的症状に続き，統合失調症の初発を疑わせる活発な精神症状とともに，口・顔面の不随意運動，言語障害，逆行性健忘，意識障害やけいれん，中枢性低換気，自律神経症状など，多彩で重篤な身体症状を呈する脳炎です.

●病初期には統合失調症と診断される症例もあり，初期の感染徴候やその後出現する多彩な神経症状の出現の有無に留意する必要があります. 本症を呈する若年女性では卵巣奇形腫の合併例が多く，腫瘍随伴症候群の1つと考えられています. こうした症例では，腫瘍の摘出が根本的な治療となることから，積極的な腫瘍検索が重要です（図2）.

3 クロイツフェルト・ヤコブ病

●クロイツフェルト・ヤコブ病は，世界中で人口100万人当たり年間で約1人が罹患する致死的な神経変性疾患で，プリオン病とよばれる伝播性疾患の1つです. したがって，本稿で扱うウイルスや細菌などによる脳炎とは異なる概念の疾患です.

●その病態はプリオン蛋白質の立体構造の変化と関連しており，構造変化した異常な型のプリオン蛋白質の凝集塊が脳内に蓄積し神経細胞死を引き起こすと考えられています. 後頭葉，頭頂葉を好発部位とすることから，初期症状として同部位の局所性皮質欠落症状，すなわち，視空間認知障害，構成障害，着衣失行，Bálint（バリント）症候群，半側空間無視，同名性半盲，失語，失行などを呈します（図3）.

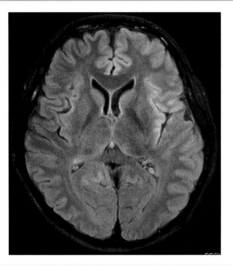

図2 抗NMDA受容体抗体関連脳炎（脳 MRI FLAIR 画像）

抗NMDA受容体抗体関連脳炎(30代男性)，左側頭葉および島皮質，前頭葉皮質を中心に高信号域を認める.
急性期には統合失調症様の精神症状，脱抑制，口部のミオクローヌス様不随意運動，言語障害，書字障害，健忘，意識障害，けいれんを認めたが，ステロイドパルス治療，γグロブリン大量療法，免疫抑制剤などの治療により軽快した.

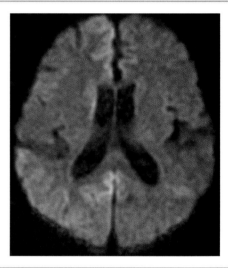

図3 クロイツフェルト・ヤコブ病（脳 MRI 拡散強調画像）

クロイツフェルト・ヤコブ病(70代男性)，右後頭，側頭，前頭葉皮質にリボン状に連続する高信号域を認める.

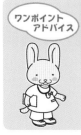

ワンポイントアドバイス

脳炎では意識障害を認めることも多く，正確な高次脳機能障害の評価が困難なことがしばしばありますが，早期診断と早期の適切な治療が生命および機能予後を左右する疾患です. 基礎疾患の有無，好発年齢，好発部位などの情報とともに，特徴的な高次脳機能障害の有無が診断の手がかりになることも少なくありません.

3章
症状からみた高次脳機能障害へのアプローチ

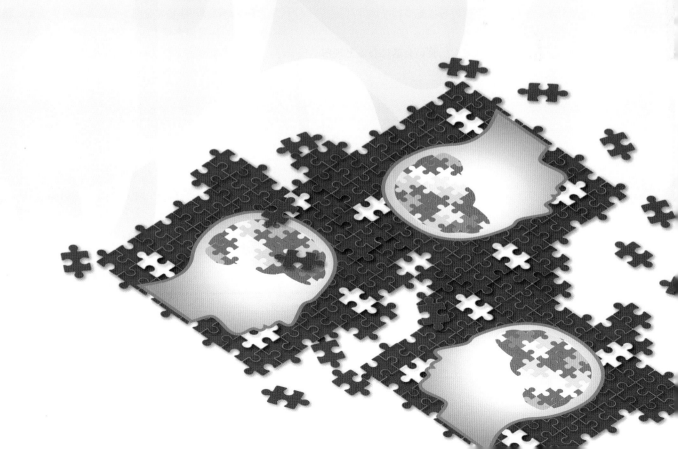

Q11 注意障害では生活のうえでどんなことが困難なのでしょうか？どんな症状があるのでしょうか？

A 注意機能が障害されると認知機能全般に影響を受けることがあり，早期に障害の有無を確認する必要があります．具体的には，ボーッとしていて指示が入らない，集中力が続かないということがみられます．注意障害の症状は全般性注意障害，方向性注意障害または一側性注意に分けられます．

エビデンスレベルⅡ

回答者
神林洋平

●注意障害は生活のうえで，
　①ボーッとしていて指示が入らない
　②本を読んでいてすぐに疲れる，検査をしていても続けられない
　③人ごみの中で知人を見つけられない，並んでいる商品から希望の物を見つけられない，洗面台の上にある歯ブラシを見つけられない
　④車の運転をしながら同時に音楽を聞けない，料理を同時に何品も作れない
　⑤テレビを見ていて他人から話しかけられても対応できない，鳴った電話の音に気づけない
　⑥仕事の作業速度が遅い
　⑦短い会話は理解できても，長い会話になると理解できない

ということがみられます．注意障害は他の高次脳機能障害の検出や鑑別を妨げる要因となるため，日常生活を観察し，どの部分で失敗し，どのような症状が生じているのかを最初に確認する必要があります．

1 注意障害の症状の分類

●車の運転をしながら音楽を聞き，目的地の書いてある看板を確認する．同時に助手席の人と世間話をすることなど，注意機能は複数の能力が組み合わさって1つの行動をしています（**図1**）．注意機能はいくつかの機能・症状に分別することができます（**図2**）．

●まず，注意障害は大きく分けて全般性注意障害，方向性注意障害または一側性注意に分けられます．ここでは前者の全般性注意障害について記載します〔方

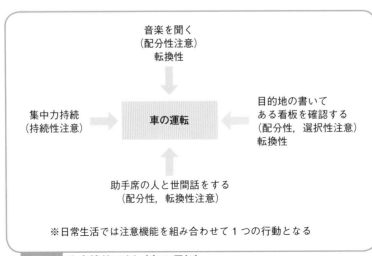

図1 注意機能の例（車の運転）

音楽を聞く
（配分性注意）
転換性

集中力持続
（持続性注意）

車の運転

目的地の書いて
ある看板を確認する
（配分性，選択性注意）
転換性

助手席の人と世間話をする
（配分性，転換性注意）

※日常生活では注意機能を組み合わせて1つの行動となる

向性（方向性注意障害または一側性注意）については ワンポイントアドバイスを参照〕.

●最初に記した①（ボーッとしていて指示が入らない）が下記の①，②は下記の②と，番号それぞれに生活上の問題と症状があてはまります.

①意識障害〔意識（覚醒度）の障害〕
・眠いときや睡眠時間以外にも意識が朦朧（もうろう）としている状態
・他の高次脳機能障害の検出や鑑別を妨げる要因となる.

②持続性注意障害
・長時間にわたり集中し続けることが困難になる.

③選択性注意障害
・関係のない刺激に注意を奪われてしまう.

④配分性注意障害
・複数の課題を同時に行うことが困難になる.

⑤転換性障害
・異なった刺激や情報に注意を転換させることが困難になる.

⑥処理速度の障害
・取り入れた情報の処理を遅延させる.

⑦容量障害
・一度に処理し操作できる情報量が低下する.

●健常人であっても注意機能が低下する場面はあります．健常人と患者さんとの違いは，注意機能の低下を自覚していることであり，患者さんは自分の失敗に気づけません.

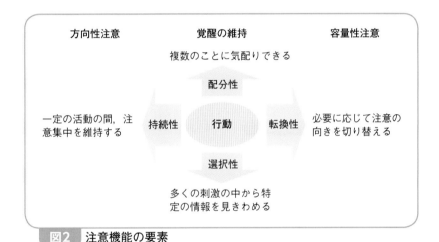

図2 注意機能の要素

方向性注意　　　覚醒の維持　　　容量性注意
複数のことに気配りできる

配分性

一定の活動の間，注
意集中を維持する　持続性　行動　転換性　必要に応じて注意の
向きを切り替える

選択性

多くの刺激の中から特
定の情報を見きわめる

ワンポイント アドバイス

方向性注意障害の症状の1つとして半側空間無視があります．具体的な症状としては左右どちらかの事象の認識ができなくなり，例をあげると食事の際に左側の物には手をつけず，右側の物にしか気づけなくなります.

参考文献

1）鈴木孝治 編："高次脳機能障害Ｑ＆Ａ 70（リハビリナース 2012年秋季増刊）"．メディカ出版，pp171-179，2012
2）落合慈之 監修："リハビリテーションビジュアルブック（第2版）"．学研メディカル秀潤社，pp381-385，2016

Q12 注意障害の診断にはどんな検査がありますか？

A 注意障害の診断には，臨床症状の観察による評価と机上で行う神経心理学的検査があり，これらを総合して診断されることが多いです．

エビデンスレベルⅡ

回答者
宮入麻奈未

1 臨床上の観察

●日常生活観察による注意の評価スケール（**表1**）や，MARS（Moss Attention Rating Scale）など，日常の観察を行い評価します．

2 机上の検査

●代表的な検査の一部をご紹介します．

a) 視覚性検査

●抹消検査：ランダムに並んだ数字や記号から，ターゲットを指定して抹消する検査です．持続性注意と選択性注意の検査が可能です．

●持続的注意集中力検査（Continuous Performance Test：CPT）：ディスプレイ上に無作為に配列されたアルファベットの中から，文字Aに続いて提示される文字Xに反応することが求められる検査です．持続性注意と選択性注意の両特性を検査しています．

●Trail Making Test 日本版（TMT-J）：Part Aでは1枚の紙にランダムに配置された数字を順に結び，Part Bではランダムに並んだ数字と文字を交互に順番に結んでいく検査です．Part Aは主として選択性注意を，Part Bは分配的注意を検査しています（**図1**）．

表1 Attention Rating Scale（Ponsford and Kinsella ら）：日常生活観察による注意の評価スケール

1) 眠そうで，活力（エネルギー）に欠けて見える
2) すぐに疲れる
3) 動作がのろい
4) 言葉での反応が遅い
5) 頭脳的ないしは心理的な作業（例えば，計算など）が遅い
6) 言われないと何事も続けられない
7) 長時間（約15秒以上）宙をじっとみつめている
8) 1つのことに注意を集中するのが困難である
9) すぐに注意散漫になる
10) 一度に2つ以上のことに注意を向けることができない
11) 注意をうまく向けられないために，間違いをおかす
12) なにかする際に細かいことが抜けてしまう
13) 落ち着きがない
14) 1つのことに長く（5分間以上）集中して取り組めない

まったく認められない＝0点，時として認められる＝1点，時々認められる＝2点，ほとんどいつも認められる＝3点，絶えず認められる＝4点
＊14項目の観察項目で5段階評価します．

表2 CATの7種類の下位検査から検討される機能

下位検査	検討される機能
①Span	単純な注意の範囲や強度を検討するもの．これは短期記憶の代表的な検査でもある．
②Cancellation and Detection Test（抹消・検出検査）	視覚性と聴覚性の選択性注意を検討することができる．
③Symbol Digit Modalities Test（SDMT）	注意の分配能力や変換能力，また注意の制御能力が大きく関与．認知心理学的にはワーキングメモリーの中央実行系の機能が反映されると考えられる．⑥の検査では，葛藤条件の監視機能が検討される．
④Memory Updating Test（記憶更新検査）	
⑤Paced Auditory Serial Addition Test（PASAT）	
⑥Position Stroop Test（上中下検査）	
⑦Continuous Performance Test（CPT）	持続性注意に関する能力を検討することができる．

＊2022年1月より，③SDMTと⑥上中下検査はCATの下位テストとしての採用が取りやめとなっている．

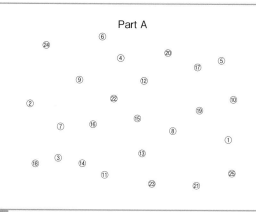

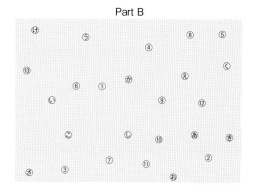

図1 TMT-J（イメージ）

A(左)は数字を結ぶ．B(右)は数字と仮名文字を交互に結ぶ．

● 高・中・低テスト：「高・中・低」の文字を位置的に高い，中間，低い高さに配列し，書かれている文字を位置とは関係なく音読する課題と，文字の位置が高，中，低のどれにあたるか述べる課題が交互に繰り返される検査です．転換的注意の訓練およびその評価が可能です．

b) 聴覚性検査

● 聴覚性検出検査（Auditory Detection Test：ADT）：テープレコーダーから流れる「ト・ド・ポ・コ・ゴ」を1音/秒の速度で提示し，1個の目標音にのみ反応することを求める検査です．持続性注意と選択性注意の両特性の検査が可能です．

● Paced Auditory Serial Addition Task（PASAT）：1桁の数字が1秒間隔または2秒間隔で録音されているテープを聞きながら，それぞれ前と後の数字の足し算を行う検査です．分配性注意の検査に用いられます（**図2**）．

c) 標準注意検査法（Clinical Assessment for Attention：CAT）

● わが国において作成された，代表的な注意障害の検査バッテリーです（**表2**）．

教示：これから，1から9までの数字を2(1)秒ごとにランダムに言っていきます．前後の数字を足し合わせて答えていって下さい．例えば，2，5と言ったら7と答えて下さい．その次に4と言ったら，前の数字の7と足して11と答えて下さい．

```
1    2    6    2    6    5    4    1    8    1    1
( 3 )( 8 )( 8 )( 8 )(11)( 9 )( 5 )( 9 )( 9 )( 2 )
(  )(  )(  )(  )(  )(  )(  )(  )(  )(  )

2    5    6    2    1    4    1    8    8    2    3
( 8 )(11)( 8 )( 3 )( 5 )( 5 )( 9 )(16)(10)( 5 )
(  )(  )(  )(  )(  )(  )(  )(  )(  )(  )

9    2    7    5    6    6    9    1    4    4    1
(10)( 9 )(12)(11)(12)(15)(10)( 5 )( 8 )( 5 )
(  )(  )(  )(  )(  )(  )(  )(  )(  )(  )

4    2    1    7    1    1    2    8    8    9    4
( 6 )( 3 )( 9 )( 8 )( 2 )( 3 )(10)(16)(17)(13)
(  )(  )(  )(  )(  )(  )(  )(  )(  )(  )

6    3    2    2    8    5    3    1    2    2    9
( 9 )( 5 )( 4 )(10)(13)( 8 )( 4 )( 3 )( 4 )(11)
(  )(  )(  )(  )(  )(  )(  )(  )(  )(  )

5    9    8    1    2    3    3    7    5    3    6
(14)(17)( 9 )( 3 )( 5 )( 6 )(11)(12)( 8 )( 9 )
(  )(  )(  )(  )(  )(  )(  )(  )(  )(  )
```

図2 PASAT

聴覚的にランダムに提示される数字の前後を足していく，例えば，2，5と言ったら7と答える．その次に4と言ったら，前の数字の7と足して答える．

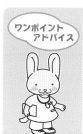

ワンポイントアドバイス

検査を受ける患者さんは視力や聴力，知的障害や記憶障害，失語症など他の高次脳機能障害を伴っている方も多いです．障害の影響がより少ない検査を選び，結果の判定も慎重に行うようにしましょう．

参考文献

1) 鹿島晴雄 他編："よくわかる失語症と高次脳機能障害"．永井書店，2007
2) 日本高次脳機能障害学会 教育・研修委員会 編："注意と意欲の神経機構"．新興医学出版社，pp223-235，2014
3) 先崎 章 他："高次脳機能障害のリハビリテーションVer.2"江藤文夫 他編．医歯薬出版，pp21-25，2004
4) 加藤元一郎 他：標準注意検査法（CAT）と標準意欲評価法（CAS）の開発とその経過．高次脳機能研究 26(3)：310-319，2006

Q13 注意障害の脳の損傷（障害）部位について教えてください．どうして症状が現れるのでしょうか？

A 注意障害には前頭葉や前頭葉内側面，脳内ネットワークが広くかかわっていますが，それらは脳血管障害や頭部外傷などの脳損傷，時には術後のせん妄・薬物障害などさまざまな原因によって生じます．

エビデンスレベルII

回答者
宮入麻奈未

●一般に，注意は全般性注意と方向性注意に分けられます．前者の障害が全般性注意障害であり，後者の障害は半側空間無視とよばれます．本稿では全般性注意について取り上げます（図1）．

1 注意機能の構成要素

●注意機能とは，覚醒状態を維持（Alertness・覚度）し，状況に応じて脳の機能をどこに優先的に振り分けて（選択性注意），効率的に処理を進めるか調整します．それらを一定期間持続し（持続性注意），同時に多方向をモニター（分配性注意）しながら必要なら対象へ注意を転導（転導性注意）させます．

●注意には，①注意の選択機能，②注意の維持機能，③注意による制御機能の少なくとも3つの構成要素があると考えられています．

a) 注意の選択機能

●選択性注意は，ある刺激にスポットライト（焦点）をあてる機能であり，最も重要な注意の構成要素です．選択性注意が低下すると，妨害・干渉刺激に注意が転導してしまい，行動の一貫性が損なわれます．

b) 注意の維持機能

●覚醒状態の維持（Alertness・覚度）には脳幹網様体から視床・前頭頭頂葉がかかわっています．これらが障害されると，全般性注意障害が出現し，反応が遅れたり，話題があちこちにとんでしまったり，選択したものに対する処理を続けることが難しい状態となります．また，右半球の広範な障害でせん妄が出現します．

●持続性注意はAlertnessや覚度と強い関連をもつ機能であり，障害されると注意がそれやすくなり，作業が中断・停滞してしまいます．

c) 注意の制御機能

●ある認知活動を一時的に中断し，他のより重要な情報に反応したり，2つ以上の刺激に同時に注意を向けたりするような注意の認知機能を制御する機能があります．前者は転導性注意，後者は分配性注意とよばれます．この機能には，前頭前野が極めて重要な役割を果たすことが示唆されています．障害されると，仕事の効率が低下したり，マルチタスクが困難になったりします．

2 デフォルトモードネットワーク（図2）

●注意機能の異常な変動や注意力の一時的中断は，トップダウンの制御の異常とみなされてきました．しかし，近年ではデフォルトモードネットワーク活動の異常という観点から説明しようとする仮説が提出されています．デフォルトモードネットワークとは，機能的MRIにより明らかにされた，主に大脳内側正中部に存在する脳システムで，前頭葉内側部，帯状回後部・脳梁膨大部近傍，頭頂葉内側部（楔前部）などを含んでいます．何も課題を行っていない，休息時に大きな賦活を示すため，"内界に向けられた"意識とされています．このデフォルトモードネットワークの活動を抑制することができないことにより注意の一時的中断が生じるとされています．

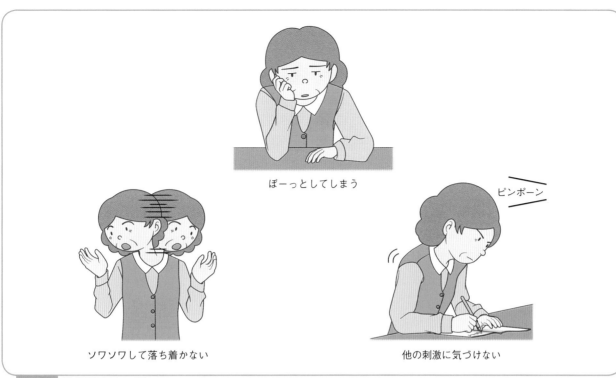

図1 注意障害の一例

ぼーっとしてしまう

ソワソワして落ち着かない

ピンポーン

他の刺激に気づけない

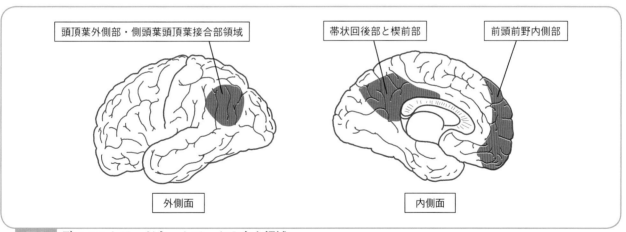

頭頂葉外側部・側頭葉頭頂葉接合部領域

帯状回後部と楔前部

前頭前野内側部

外側面

内側面

図2 デフォルトモードネットワークの中心領域
内的な思考活動に際して，その活動・代謝活性が高まる．

ワンポイントアドバイス

注意障害は生活上でどのような問題が起きているか観察し，どうしたら日常生活に困らずに過ごしていけるかを考えてリハビリを行っていくことが必要です．

参 考 文 献

1）鈴木匡子：注意障害の不思議．神経心理学 35：70-76，2019
2）日本高次脳機能障害学会 教育・研修委員会 編："注意と意欲の神経機構"．新興医学出版社，2014
3）河村 満 編："急性期から取り組む高次脳機能障害リハビリテーション"．メディカ出版，pp70-78，2010
4）江藤文夫 他編："高次脳機能障害のリハビリテーション Ver.2"．医歯薬出版，pp21-25，2004

Q14 注意障害の患者さんのリハビリテーションについて教えてください

注意障害のリハビリテーションは，大きく分けて，机上を中心としたボトムアップ型のAttention Process Training（以下APT）と臨床に即して行うトップダウン型の目標思考型のリハビリテーションに大別されます．

エビデンスレベルⅡ

回答者
宮入麻奈未

1 直接刺激法

●注意機能にかかわる脳領域を反復訓練によって直接的に刺激する方法です．

●代表的な方法としては，APTやAPT-Ⅱとよばれるプログラムがあります．APTは注意の各コンポーネントに対応した，内容や難易度の異なるいくつかの課題を提示し，注意力自体を強化するといった机上訓練課題です．具体的には「抹消課題」「迷路課題」

「新聞記事の読み書き・要約」などがあります（表1，図1～3）．

●その他にも，抹消課題時にターゲットを行ごとに変更する注意の転換練習や，新聞記事や物語の内容を

表1　APT-Ⅱ

（1）持続性注意

・Mental Math Activity
　4つの数字（2桁まで）を聞かせ，その2倍の数字を答える

（2）選択性注意

・Sustained Attention Activities with Distractor Noise（Movement）
　持続性注意の課題を妨害因子に惑わされずに実施
　妨害因子：テレビ・ラジオをつける．会話，検者が歩き回る，など

（3）転換性注意

・Alternating Alphabet Exercise
　一連のアルファベット列を見て「前」または「後」に位置する文字を記入する
　検者は一定時間ごとまたはランダムに「前」「後」を変える

（4）分配性注意

・Read and Span Task
　記事を読みながら標的文字を抹消する課題
　記事の内容を理解しながら読む（後で質問される）

APTはSohlbergらの注意モデル（持続性注意，選択性注意，転換性注意，分配性注意）に準拠しています．各構成要素に対応した内容や難易度の異なるいくつかの課題が用意されており，これらを繰り返し行うことによって特異的に注意機能の改善を目指すものです．APT-Ⅱは軽症注意障害例に対する課題です．注意に対する訓練効果を社会生活に般化させることの意義が協調されています．

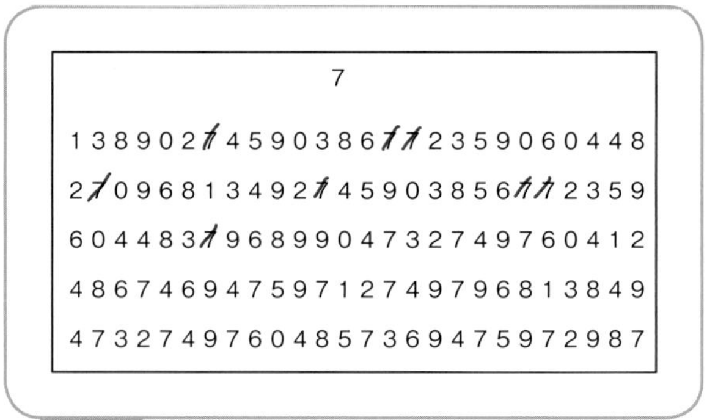

図1　抹消課題

```
                    7
138902｜45903867／2359060448
2／0968134927／45903856／／2359
604483／9689904732749760412
4867469475971274979681384 9
47327497604857369475972987
```

ターゲットの数字を1つ選んで消していく．

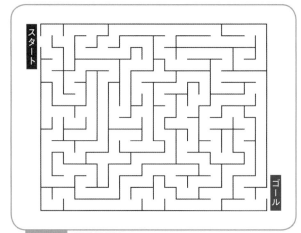

図2　迷路課題

読みながら抹消課題を行う二重課題など，同時に複数に注意を向ける練習などもあります．

2 行動条件づけ法

●患者の日常生活向上に般化が期待できるアプローチ方法です．

●見落とし，やり忘れ，危険認識の不十分さなどの不注意に対し，「○○したときは△△する」といった行動条件を反復的に，エラーレスで行うことによって行動を定着させ，日常生活上のミスを減らすものです．この方法には外部刺激などの影響を受けにくいように環境を調整すること，手がかりを使用しそれを漸減していくなど，徐々に一人でもミスなく行えるように行動を形作っていきます．

3 戦略置換法

●行動を成功パターンに条件づけしやすくするために，行動の成功パターンを理解・言語化し取り組む方法です．

●行動の成功パターン手順を文字にしたものを読みながら実行する，または声かけをしながら実行していきます．

4 全般的運動刺激による注意・覚醒の向上

●注意・覚醒レベルが低下している場合に離床時間や活動量を上げることによって脳の全体的活性化をはかり，注意覚醒状態を賦活していく方法です．

●ラジオ体操や，非日常で注意を持続しなければできにくい運動などを工夫していきます．

むかし，むかし，ある村で，おじいさんは山にしばかりに，おばあさんが川で洗濯していたときのことです．大きな桃が，おばあさんの前を流れてきました．おばあさんは，おじいさんと桃をおなかいっぱいたべられると思い，その桃を家にもって帰りました．

おばあさんが桃を包丁で切ると，中から小さな男の子が飛び出してきました．子どもがほしかったおじいさんとおばあさんは大喜びしました．

桃から生まれたので，「桃太郎」と名づけ，大切に育てました．

桃太郎

図3　二重課題
物語を読みながら「あ」に○をつける．

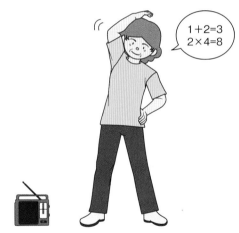

1+2=3
2×4=8

運動しながら認知課題を行うこともある

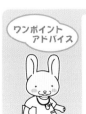

ワンポイントアドバイス

注意訓練を効果的に行うためには，正確な評価が必要です．注意障害そのものを改善する直接的介入が効果的なのか，代償が必要なのか，環境を整えることが先決なのかを見きわめ，検査やリハビリテーションを選択します．

参 考 文 献

1）原 寛美 他編："高次脳機能障害ポケットマニュアル"．医歯薬出版，pp119-123，2008

2）豊倉 穣：注意障害の臨床．高次脳機能研究　28（3）：320-328，2008

3）日本高次脳機能障害学会 教育・研修委員会 編："注意と意欲の神経機構"．新興医学出版社，pp223-235，2014

4）江藤文夫 他編："高次脳機能障害のリハビリテーションVer.2"．医歯薬出版，pp21-25，206-210，2004

Q15 注意障害の患者さんへの対応について教えてください

A かかわる前に，対象者の日常生活を観察し，症状を確認する必要があります．集中力がないか，刺激に対してすぐに反応をしてしまうのか…その後，環境づくりをしたり，導入している課題を変えたり，かかわり方を工夫する必要があります．

エビデンスレベルⅡ

回答者
神林洋平

●運動を遂行するためには個体，環境，課題の3つの因子の相互作用が必要です（図1）．対象者に生じている問題は対象者本人だけでなく，周囲環境，導入する課題によって大きく影響するため，配慮が必要です．

●以下に対象者の症状と，かかわり方について，環境調整，課題調整，周囲のかかわり方の工夫に分けて述べていきます．

1 集中力がない人（図2）

●環境調整：静かな場所
●課題調整：時間を決める，興味のあること・簡単な作業から行う．
●周囲のかかわり方の工夫：集中する時間を少しずつ延ばす．

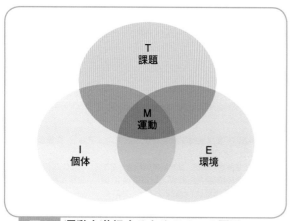

図1 運動を遂行するための3つの因子

（図中）
T
課題

M
運動

I
個体

E
環境

2 関係のない刺激に注意を奪われてしまう人，複数の課題を同時に行うことが困難な人

●環境調整：静かな場所，整理整頓された場所
●課題調整：作業を一つひとつ行うようにする．
●周囲のかかわり方の工夫：一度に多くの指示を与えない，認識したことを確認して次の指示を出す．

3 食事中に他人の物を食べてしまう人

●環境調整：個人の机を使用する，整理整頓された場所で食べる．
●課題調整：自分の食器を用意してもらい，自分の物とわかるようにしてもらう．
●周囲のかかわり方の工夫：視線が他人の食事にいった場合に注意を促す．

4 車いすからベッドへの移乗動作をするときに注意がそれてしまう人，車いすのフットレストを上げないまま移乗動作をしようとする人

●環境調整：カーテンで仕切る，整理整頓する，手に届く所に関係のない物は置かない．
●課題調整：一つひとつの動作を確認しながら行ってもらう．
●周囲のかかわり方の工夫：注意がそれてしまっても元に戻るまで待つ．
●その他，対応方法
　・注意事項を紙に書いて貼る．

・動線に目印をつける.
・手順を声に出す.

注意を向けやすい写真や目立つ色などを利用

●環境刺激の調整

集中すべきセルフケア課題の練習中に，カーテンやパーテーションで仕切る，壁に向かわせるなど

5 行動条件づけ法での効果的な配慮

●手がかり刺激の設置

●刺激音，刺激物品の撤去

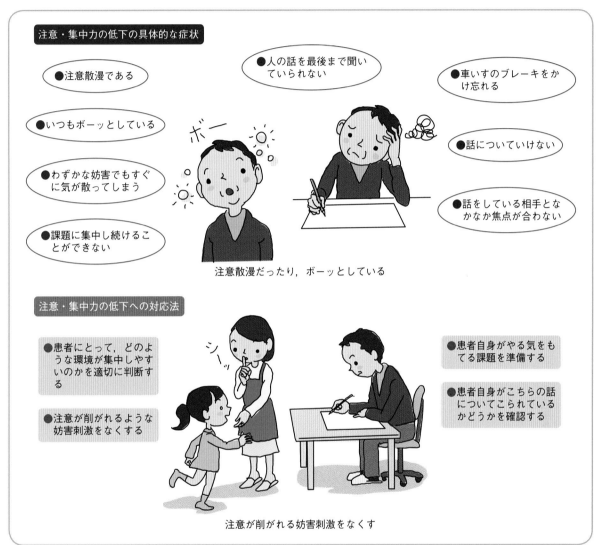

注意・集中力の低下の具体的な症状

●注意散漫である

●人の話を最後まで聞いていられない

●車いすのブレーキをかけ忘れる

●いつもボーッとしている

●話についていけない

●わずかな妨害でもすぐに気が散ってしまう

●話をしている相手となかなか焦点が合わない

●課題に集中し続けることができない

注意散漫だったり，ボーッとしている

注意・集中力の低下への対応法

●患者にとって，どのような環境が集中しやすいのかを適切に判断する

●患者自身がやる気をもてる課題を準備する

●注意が削がれるような妨害刺激をなくす

●患者自身がこちらの話についてこられているかどうかを確認する

注意が削がれる妨害刺激をなくす

図2 注意・集中力の低下の症状と対応

（石川ふみよ 他編："ナーシング・プロフェッショナル・シリーズ 高次脳機能障害をもつ人へのナーシングアプローチ"．医歯薬出版，p16，2013 より引用）

ワンポイントアドバイス

注意障害に限らず，高次脳機能障害の人は病識がない人が多く，なんとなく上手くいかない，自分では上手くやっているつもりなのに周囲の人からは怒られる，と感じているときもあります．指導をする場合，本人の尊厳を守るためにも精神的なフォローをすることも必要です．

参考文献

1）田中 繁 他監訳："モーターコントロール 原著第4版"．医歯薬出版，p5，2013

2）鈴木孝治 編："高次脳機能障害Q＆A 70（リハビリナース 2012年秋季増刊）"．メディカ出版，pp171-179，2012

3）落合慈之 監修："リハビリテーションビジュアルブック（第2版）"．学研メディカル秀潤社，pp381-385，2016

Q16 記憶障害では生活のうえでどんなことが困難なのでしょうか？どんな症状があるのでしょうか？

記憶障害には，見当識障害，前向健忘，逆向健忘，作話，記憶錯誤，病識欠如などさまざまな症状があります．そのため，最近覚えたことなどを忘れる，日付や出来事を忘れる，同じことを何度も聞いてしまうなど，日常生活で必要なことが困難になります．

エビデンスレベルⅡ

回答者
菅原英介

1 症 状

● 見当識障害：自分のいる場所，現在の日時を忘れてしまう状態

● 前向健忘：近時記憶の障害で，健忘症状発症以降，新しい事柄の学習や記憶ができない記銘力の障害

● 逆向健忘：遠隔記憶の障害で，健忘症状発症以前の記憶が想起できない障害．より近い過去よりも遠い過去の記憶が保たれるという時間的傾斜がある．

● 作話：実際にはなかったことが，誤って追想され言語化される状態．周囲の人や環境などの外的な情報に影響され，自分の記憶の断片を修正して話が作り出される．

● 記憶錯誤：過去の経験や出来事が誤った文脈の中で想起される．

● 病識欠如：記憶障害があることをうまく認識できないため，自分に障害がないかのように話したり行動したりする．

2 日常生活上の困難

● 日常生活で問題となるのは，時間や場所がわからない，少し前のことを覚えていないといったことです．例えば，施設や病院でお昼ご飯を食べていても，皆は食べてるのに私はまだ食べていないと文句を言うなどが考えられます．

● 家庭では，薬の飲み忘れや飲みすぎ，大切なものをどこにしまったかわからなくなります．台所のコンロの火のつけ放し，水道の蛇口の閉め忘れ，戸締り忘れが起こりやすく，道に迷いやすくなるなどといっ

たことが問題になります．

● 鍵，財布，身分証明書，保険証など，本人が常に携帯する必要があるような重要な物の置き場所を忘れたり，なくしてしまったりします．

● 自発性や意欲の低下を伴うこともあり，一人で生活している人は何もすることができず寝たきりになってしまう可能性もあります．

● 記憶障害の場合，過去に転倒した状況や環境を忘れてしまって転倒を繰り返してしまう可能性があるので，転倒防止にも配慮する必要があります．

● 記憶障害による日常生活の障害は，地域・環境によって多少異なってくるように思われます．例えば，食事や排泄，着替え，入浴などができなくなると誰でも困りますが，買い物や交通手段などによる困難は都会のほうが早めに生じてきます．例えば，都会の生活では周りの人々の動きがより早かったり，路線が複雑なためバスや電車の乗り換えがわかりにくかったりします．

3 社会生活の困難

● 言ったことを忘れて何度も同じことを繰り返し言ってしまうなど，自分のしたことを忘れる，話し合いの経過を忘れてしまうため会議などでの会話がちぐはぐになる，仕事を含め次の予定が思い出せないために適切な行動をとることができない，約束が守れないといったような問題があります．

● 記憶障害の人は，言語能力や知的機能が比較的保たれているため，障害に気づかれにくく周囲の人に誤解されやすいのです．その原因が記憶障害というこ

とが相手に理解されないと，本人の性格の問題や，やる気の問題と思われたりして，トラブルに発展し社会生活に支障をきたしてしまいます．

● 上記以外にもさまざまな問題が生じる可能性があり

ますが，記憶障害は当事者や家族，周囲の人々に大きなストレスとなり，日常生活に大きい影響を及ぼします．

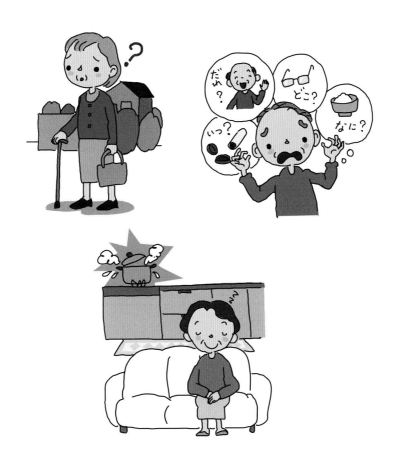

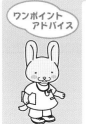
ワンポイント
アドバイス

生活のうえで何が困難になるのかは，主婦や学生，会社員など生活スタイルによって変わります．どういったリハビリや援助が必要なのか，それぞれの生活スタイルに応じたアドバイスができるよう心がけることが大切です．

参 考 文 献

1）新貝尚子：記憶障害（健忘症候群）．"リハビリテーションビジュアルブック"落合慈之 監修. 学研メディカル秀潤社, pp335-338, 2011
2）綿森淑子 他：記憶障害のリハビリテーション―その具体的方法. リハビリテーション医学 42：313-319, 2005
3）鈴木孝治 編："高次脳機能障害 Q & A70(リハビリナース2012年秋季増刊)". メディカ出版, pp213-224, 2012

Q17 記憶障害の診断にはどんな検査がありますか？

リハビリテーションでの記憶障害の検査には，面接や神経心理学的検査，日常生活での状況を把握するための行動観察，障害認識の評価などがあります．スクリーニング検査を行った後，その結果に基づいて詳しい記憶検査を行います．

エビデンスレベルⅠ

回答者
菅原英介

1 記憶障害の検査

● 短時間でできるスクリーニング検査として代表的なものに，改訂長谷川式簡易知能評価スケール（HDS-R）やミニメンタルステート（MMSE）があります．

● HDS-Rは，見当職，短期記憶，計算，記銘力などを評価し，20点（満点30点）以下で認知症疑いとなります．

● MMSEは，見当識，記憶，計算，注意，言語機能，構成能力などを評価し，23点（満点30点）以下を認知症の疑いとします．

● 記憶の評価をする際，集中力，注意，失語症，失認などとの鑑別をすることも大切です．

● 記憶の前評価として，意識，注意機能，知的機能面の評価が必要です．

● より詳しい記憶の検査法としては，表1の神経心理学的検査があります．

● 標準化された記憶の検査には，ウェクスラー記憶検査（WMS-R），リバーミード行動記憶検査（RBMT），標準言語性対連合学習検査（S-PA）といったものがあり，標準化されているため年齢ごとに検査結果の比較や解釈がしやすいといった利点があります．

2 神経心理学的検査（表1）

● WMS-Rは，言語性記憶，視覚性記憶，一般的記憶，注意/集中，遅延再生を検査し，それぞれの側面について指数を算出します．記憶の各側面の能力を分けてみることができる点と，記憶障害の重症度を数値で表せる点が特徴です．検査に約1時間かかるため，ある程度集中力を維持できる患者さんが対象となります．

● RBMTは，実際の生活場面に近い状況をシミュレーションして，日常記憶を総合的に評価する検査です．所要時間は30分程度と比較的短く，日常生活での機能レベルとの関連が確認されていることなどの特徴があります．人の名前を覚える，約束を覚えるなど，実際の生活場面に近い課題が含まれており，実生活で起こりうる障害を予測するうえで有効です．

● S-PAは，有関係対語（意味的に関連のある単語）10対と，無関係対語（意味的関連がない単語）10対より構成されています．その組み合わせを検査者が読んで聞かせて被検査者に記憶してもらった後に，単語対のはじめの単語を提示して，その語と対をなしていたもう一方の単語を答えてもらうものです．言

表1　神経心理学的検査

- ・ウェクスラー記憶検査（WMS-R）
- ・リバーミード行動記憶検査（RBMT）
- ・標準言語性対連合学習検査（S-PA）
- ・ベントン視覚記銘検査（BRVT）
- ・聴覚的言語学習テスト（AVLT）
- ・レイ複雑図形再生課題（ROCFT）

われた内容や約束を覚えている，また自らが予定したことを行うときなどに必要な言語を用いた記憶（言語性記憶）を把握するための検査です．

3 行動観察

●実際の生活場面での問題点を捉えるためには，行動観察を行うことが大切です．行動観察では，行動観察のチェックリストを使用して，実生活での問題を捉えることができます．なお，このチェックリストとRBMTの成績の間には関連が確認されています．外来患者さんの場合には家族に家で観察したことを記載してもらうこともあります．

4 障害認識のチェック

●障害認識の低さというのが，記憶障害に伴う問題の1つとされています．日本で標準化されたものとしては，日常記憶チェックリスト（EMC）があります．EMCでは日常生活で生じる可能性のある問題について0（全くない）〜3（常にある）の4段階で評価し，患者，家族，セラピストの三者の評価をつきあわせることで問題を明らかにすることができます．

ワンポイントアドバイス

神経心理学的検査をするにあたっては，検査環境を整える必要があり時間もかかるため，一般的にはHDS-RやMMSEを行ってその失点傾向をみます．

参 考 文 献

1）新貝尚子：記憶障害（健忘症候群）．“リハビリテーションビジュアルブック”落合慈之 監修．学研メディカル秀潤社，pp335-338，2011
2）綿森淑子 他：記憶障害のリハビリテーション　その具体的方法．リハビリテーション医学 42：313-319，2005
3）鈴木孝治 編：“高次脳機能障害Q＆A70（リハビリナース2012年秋季増刊）”．メディカ出版，pp213-224，2012

Q18 記憶障害の脳の損傷(障害)部位について教えてください．どうして症状が現れるのでしょうか？

A 頭部外傷，脳血管障害などの原因で記憶に関連の深い脳部位が損傷されたとき，記憶障害が引き起こされます．記憶には互いに複雑に絡み合った数多くの脳機能が関与しているため，脳の損傷はさまざまな部位で健忘が生じる可能性があり，損傷部位によって異なる症状が現れます．

エビデンスレベルⅠ

回答者
菅原英介

1 記憶とは

● 記憶とは，「新しい経験が保存され，その経験が意識や行為の中に再生されること」[2]です．

● 記憶には，①陳述記憶（エピソード記憶，意味記憶）と②非陳述記憶（手続き記憶）があります．

● 記憶の心理過程は，記銘，保持，想起に分けられます．

● 記銘から想起までの時間によって，認知心理学的には短期記憶，長期記憶に分けられ，神経心理学的には即時記憶（保持時間が数十秒以内）と近時記憶（数分〜数日），遠隔記憶に分けられます．

2 記憶障害（健忘症候群）とは

● 記憶の障害，つまり健忘症状を中核とする病態を健忘症候群といいます．

● 前向健忘（発病後の出来事に対する健忘）や逆向健忘（発症以前の出来事についての想起障害）があり，どのくらい前までの記憶が失われるかはさまざまです．

● 純粋には即時記憶や知的機能が保存されているものをいい，意識障害・注意障害・認知症などによるものを含みません．

● 典型的な健忘症候群をコルサコフ症候群といい，特徴は見当識障害，前向健忘，逆行健忘，作話，病識の欠如です．

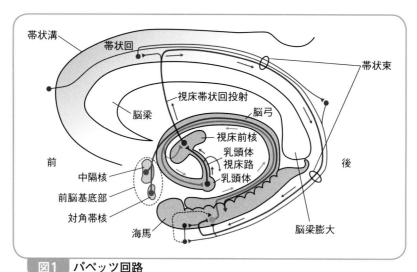

図1 パペッツ回路

（平山和美 他：記憶の解剖と生理．"高次脳機能障害の理解と診察"平山和美 編著．中外医学社，pp233, 2017より転載）

3　記憶に関する脳の部位

● 近似記憶，エピソード記憶には，海馬や海馬傍回（側頭葉内側），視床，乳頭体，脳弓，前脳基底部などが関連しているといわれています．これらの部位を含むパペッツ回路（海馬および周辺部→脳弓→乳頭体→乳頭体視床路→視床前核→視床皮質回投射→帯状回→帯状束→海馬および周辺部）は記憶にかかわる神経回路として知られています（**図1**）．また，この回路の傍には情動にかかわるヤコブレフの回路（扁桃体→視床背内側核→前頭葉眼窩皮質後方→側頭葉前方→偏桃体）もあり，両者が記憶にかかわるといわれています．

● 意味記憶には主に側頭葉前方部の関与が知られています．

● 手続き記憶（自転車の乗り方など，一度しっかり覚えればなかなか忘れない，体が覚えているような記憶）には大脳基底核（大まかな動きの記憶）や小脳（微調整された動きの記憶），およびこれらと大脳皮質前頭前野との系がかかわっているといわれています．

● 覚えた情報は海馬で一度ファイル（保存，保管）され，その後選択された必要なものだけが残り，大脳皮質に蓄積されていきます．つまり，新しい記憶は海馬に，古い記憶は大脳皮質にファイル（保存，保管）されています．そのため，海馬が正しく働かないと，昔のことは覚えていても，新しいことが覚えられなくなります．

● 上記のどの脳部位が損傷を受けても，それぞれの記憶にかかわる役割ができなくなってしまいます．記憶には多くの脳領域が関与しています．記憶の引き出しには主に前頭葉が担っており，記憶の保存および呼び出しには，大脳辺縁系で生じる感情が影響を及ぼしています．脳幹の覚醒と注意力を司る領域も記憶に関与しています．記憶には互いに複雑に絡み合った数多くの脳機能が関与しているため，脳組織の損傷は事実上あらゆるものが健忘症の原因となりえます（**表1**）．

表1　記憶障害の主な原因

● 頭部外傷
● 脳血管障害
　・くも膜下出血（前交通動脈瘤破裂やクリッピング術後）
　・後大脳動脈領域の虚血性病変（側頭葉内側梗塞，海馬・海馬傍回梗塞）
　・視床梗塞
　・脳梁病変
● アルコール・薬物障害
● 脳腫瘍
● 脳炎
● 重度の精神的ストレス　など

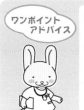

ワンポイントアドバイス

損傷の重症度によりますが，ほとんどの健忘症は数分〜数時間しか続かず，多くの人は特に治療を行わなくても自然に記憶が回復します．しかし，重度の脳損傷では，昔の記憶が永続的に失われることもあります．新しく覚えることがまったくできなくなる人も少数ながらいます．

参考文献

1）新貝尚子：記憶障害（健忘症候群）．"リハビリテーションビジュアルブック"落合慈之 監修．学研メディカル秀潤社，pp335-338，2011
2）山鳥 重："記憶の神経心理学"．医学書院，pp127-150，2002
3）藤井俊勝：記憶とその障害．高次脳機能研究 30(1)：18-24，2010
4）平山和美："高次脳機能障害の理解と診察"．中外医学社，p233，2017

Q19 記憶障害の患者さんのリハビリテーションについて教えてください

記憶障害のリハビリテーションは，日常生活や社会生活へ適応できるよう，患者さんが生活する環境が要求する記憶能力と患者さん自身の記憶能力の隔たりを調整することを目標として行います．

エビデンスレベルⅠ

回答者
菅原英介

1 記憶障害のリハビリテーション

●リハビリテーションの目的は低下した記憶力の改善ですが，それだけでなく，今後の生活において混乱なく生活環境に適応していく手段を獲得させることが重要です．アプローチには，環境調整，学習法，代償手段の利用といったものがあります．

2 環境調整

●周囲の環境を修正して生活や仕事をしやすくすることはすべての患者さんにとって必要な支援です．具体的には，物理的環境，生活全般，コミュニケーションの3側面において日常生活の記憶への負担が軽減するような環境をつくります．

a)物理的環境

●引き出しや戸棚などに内容ラベルにして貼りつける，やることを書いて見やすい場所に掲示する，行動の順序をチェックリストにして貼り，行動ができたらカレンダーにシールを貼ってフィードバックする，というように物理的に環境に手を加える方法です．

b)生活全般

●生活全般について記憶の負担を減らすために，生活パターンや日課を決めて規則正しい生活をし，予定の変更は最小限に抑えます．

c)コミュニケーション

●記憶障害の人に話しかけるときは，顔見知りであっても改めて自分の名前や役割を名乗り，折に触れて繰り返す必要があるということを，周囲の人に理解してもらうことが大切です．

3 学習法

a)エラーレスラーニング（誤りなし学習）

●記憶障害者は一度間違えると誤った反応が蓄積されてしまい，修正が難しいという特徴があります．そのため，回答を修正する学習方法は誤りを強化させてしまい，本人の自信を傷つけてしまうため，最初から正答を与えるというものです．

b)間隔伸長法

●覚えてもらいたいことや行動に関する情報を保持する時間間隔を徐々に伸ばしていき，繰り返し思い出させる練習方法です．この方法を行うときでも，誤りなし学習を基本に行うとより効果を上げることができます．

c)逆向健忘

●逆向健忘では，遠い過去の出来事のほうが思い出しやすいといわれています．そのため，古いほうの記憶から回復する傾向があります．身近な人と接する，写真を見る，さまざまな会話や状況の影響などが記憶を思い出す手がかりになります．

4 代償手段の利用(内的・外的補助手段)

●障害された機能の回復に限界がある場合，保たれている機能や外部の補助手段を導入する方法があります．ただし，代償手段を使うためには，実際に使う習慣が身につくまで，リハビリテーションで繰り返し練習する必要があります．

●内的補助手段とは，記憶や想起をしやすくするため

に，障害されていない能力を用いて頭の中でする方法です．人の名前を覚えるときに，視覚的イメージに置き換えるという方法（視覚イメージ法）や，覚える事柄を時間をかけて深く解釈することで記憶に残りやすくする方法（PQRST法）があります．内的補助手段は他にもありますが，どのような患者さんでも活用できるわけではなく，試みて使えそうであれば利用します．

●外的補助手段とは，記憶を代替する道具を使用することで，記憶の負担を減らす方法です．例えば，手帳やノート，日記，カレンダー，パソコン，携帯電話などを使ってそれに予定や日課を書き込み，チェックするという習慣をつけるという方法がありますが，なかなか見てくれないこともあるので，タイマーやアラーム機能を使うこともできます．

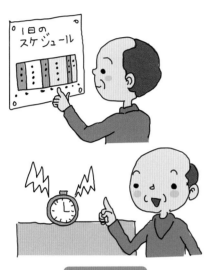

①外的補助手段

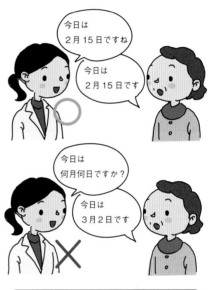

②エラーレスラーニング(誤りなし学習)

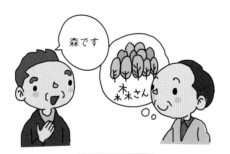

③内的補助手段

ワンポイントアドバイス

認知症で生じた記憶障害は進行性で時間とともに徐々に悪化していきますが，他の原因によって生じた記憶障害は非進行性でわずかながら改善がみられることもあります．

参考文献

1）新貝尚子：記憶障害（健忘症候群）．"リハビリテーションビジュアルブック"．落合慈之 監修．学研メディカル秀潤社，pp335-338，2011
2）綿森淑子 他：記憶障害のリハビリテーション─その具体的方法．リハビリテーション医学42：313-319，2005
3）鈴木孝治 編："高次脳機能障害Q & A70（リハビリナース2012年秋季増刊）"．メディカ出版，pp213-224，2012
4）種村留美：記憶障害のリハビリテーションの現在と将来．認知神経科学 11(1)：68-72，2009

Q20 記憶障害の患者さんへの対応について教えてください

A まず記憶評価をもとに障害の種類や状態，重症度を把握することが大切です．そして，その記憶障害についての情報を当事者，家族に提供し，今後起こりうることや日常生活上の対処の方法などを伝えます．

エビデンスレベルⅡ

回答者
菅原英介

1 生活全般

● 記憶への負担が少ない環境をつくり，生活や仕事をしやすくすることは，すべての患者さんにとって必要な支援です．

● 生活全般について記憶への負担を減らすためには，生活パターンや日課を決めて規則正しい生活をして，予定の変更は最小限に抑えることなどが有効です．

● 自発性や意欲の低下を伴うことがあり，促しや声かけなどが必要なことがあります．適切な声かけがあれば手続き記憶が保たれているので，家事や仕事の一部が可能なこともあります

● 過去に転倒した状況や環境を忘れてしまって転倒を繰り返してしまう可能性があるので，転倒防止にも配慮する必要があります．

2 コミュニケーション

● 記憶障害のある人とは，顔見知りであっても改めて名乗り，説明などを繰り返すことも必要です．

● 説明した内容のことが全く入っていないことがあるため，重要なことは紙に書いて目立つところに貼るなどの工夫が必要です．

3 生活環境の整え方

● 適切な情報が提示されるような環境づくりを形成します．引き出しにラベルをつける，重要なことは紙に書いて目立つところに貼るなどの工夫が必要です．

● 本人が常に持ったりする必要なもの（鍵，財布，身分証明書，保険証など）を最小限にし，置き場所を一定にします．

● できるだけ安全性に配慮した設備・機器・器具を利用して事故を予防する必要があります．例えば，高温になると自動的にスイッチの切れる電気コンロを使うなどです．

● 外的補助手段として手帳やノート，日記やカレンダー，レコーダーのタイマーやアラーム機能などを使ってそれに記録してチェックする習慣をつけるという方法があります．なかなか見てくれないこともあるので，根気よく習慣づけることが大事です．実際に使ってもらう訓練を，身につくまで丁寧にリハビリテーションを行わない限り活用に至らない例も少なくありません．

表1　記憶障害に関して提供すべき情報

	記憶障害に関して提供すべき情報のいくつか（患者・家族，職場などの関係者に対して）
1	生じている記憶障害とはどのようなものか
2	どのような脳損傷によって記憶障害が生じているのか
3	生じている記憶障害の重症度と今後の回復の見通しについて
4	記憶障害によって日常生活上では，どのような問題が生じるのか
5	記憶以外の認知機能はどのような状況であるのか
6	記憶障害を抱えながら，日常生活においてどのような対処方法を工夫すればよいのか ・環境調整　・外的補助具の利用　・日課の作成 ・代償的な記憶システムの作成 ・感情面の安定を保ち，リラックスした生活を送る
7	患者会情報
8	高次脳機能障害に対する社会福祉制度の現状と制約

（三村 將：記憶障害．"高次脳機能障害のリハビリテーション Ver.2" 江藤文夫 他編．医歯薬出版，pp38-44，2004より引用）

4　支援・家族への説明

●社会的に不利を被らないよう，**表1**のような情報を家族や介護者，職場関係者に提供して障害を理解してもらい，協力を求めることが大切です．

●記憶障害の人は，自分の記憶力の低下を自覚していないこともよくあり，家族の言うことを素直に受け入れられずに怒ることもありますが，根気よく接することが大切です．

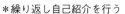

＊繰り返し自己紹介を行う
●1日目

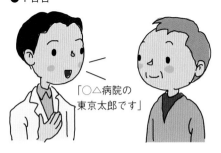

「○△病院の
東京太郎です」

●2日目，3日目……

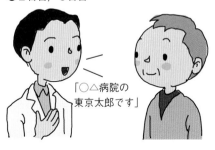

「○△病院の
東京太郎です」

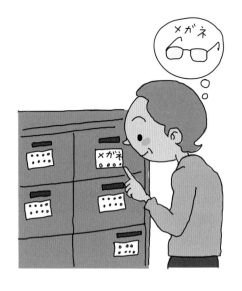

メガネ

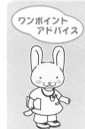

**ワンポイント
アドバイス**

記憶障害のある人は，それなりにできていても自分の状態について困惑して自信をなくし，不安にかられている人もいます．できていることもあるということを伝えて，安心させてあげることも大切です

参考文献

1）新貝尚子：記憶障害（健忘症候群）．"リハビリテーションビジュアルブック"落合慈之 監修．学研メディカル秀潤社，pp335-338，2011
2）綿森淑子 他：記憶障害のリハビリテーション─その具体的方法．リハビリテーション医学 42：313-319，2005
3）鈴木孝治 編："高次脳機能障害Q＆A70（リハビリナース2012年秋季増刊）"．メディカ出版，pp213-224，2012

Q21 失語症では生活のうえでどんなことが困難なのでしょうか？　どんな症状があるのでしょうか？

A 失語症は脳の言語中枢が損傷されることにより起こる言語の障害です．身体の障害と違って外見でわかる障害ではありません．言葉が障害されているため，援助が必要なときに自ら手助けを求めることも難しくなります．

エビデンスレベルⅡ

回答者
金場理恵

● 失語症は，言語の障害です．言葉が障害されるため，自ら支援を求めたり，つらさを訴えたりすることが難しくなります．失語症状により引き起こされる問題を知ることは，コミュニケーション弱者である失語症者を理解するうえでとても重要です．

1 失語症の症状について

● 失語症になると，聞く（聞いて理解する），話す（自分の言いたいことを言葉にして話す），読む（文字を読んで理解する），書く（自分の思っていることを文字に書く）の言語にかかわる4側面と計算（数字を扱うこと）が難しくなります．各側面がどの程度障害されるかは，脳の損傷の程度によって異なります．

2 入院生活において困ること

● 失語症はよく『言葉の知らない海外へ突然連れていかれた状態』と表現されます．言語にかかわるすべての能力が程度の差はあれ障害されるため，病状を伝える医師の説明を理解することが難しくなります．自身の状態を知ることができないため，多くの場合，強い不安を感じたりパニックになったり塞ぎ込んだりします．

● 自分の病状を伝えることが難しくなります．また不調を訴えることができても，その具体的な内容や程度を的確な言葉で表現することは困難です．

● 入院生活においては，限られた時間の中で医療者に自分の要求を明確に伝えることが難しくなるため，1日のスケジュールを医療者側に委ねざるをえなかったり，意思を行動で示した結果，問題のある患者さんと誤認識されたりすることがあります．

● 欲しい物，食べたい物を伝えることが難しくなるため，日常的に我慢することが増加する傾向にあります．

3 退院後の生活で困ること（図1）

● 数の理解や，思っている数を言うことは，軽度の失語症者でも難しいことが多く，日付や時間を間違えやすかったり，レジでの支払いに戸惑ったりします．友人との待ち合わせや受診日時の勘違いから，トラブルが起きることもあります．

● 役所でサービスの内容を理解し，自分で必要なサービスを選択し，書類の内容を理解して必要事項を記載することが難しくなります．

● 表情など理解の手がかりとなるものがない電話の対応に困ります．また急な訪問者への対応に困ります．

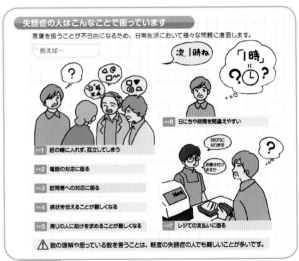

図1 失語症者が困ること
（NTT東日本関東病院広報誌もしもしvol.45より引用）

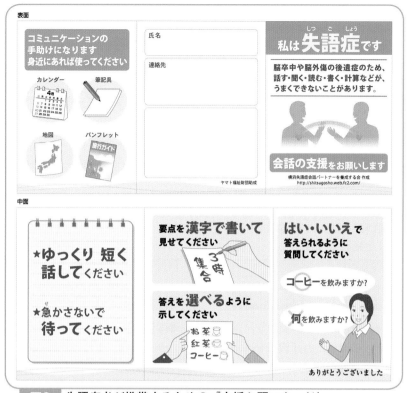

図2 失語症者が携帯するための『支援お願いカード』
(横浜失語症者のコミュニケーションを支援する会 企画・作成の支援お願いカードより引用)

●適切な援助がない状況においては，話の輪に入れず，孤立してしまいます．

●言葉が障害されるため，周りの人に助けを求めることが難しくなります．自身の症状について説明することも難しいため，不審者と勘違いをされて不愉快な思いをすることもあります．また，社会制度に対して自分たちの症状を訴え，車いす使用者に対するスロープのような，必要なサービスの整備を要求することも困難です．一般に交流機会の減少から閉じこもりがちになってしまいますが，自ら状況を説明し，周囲に対して啓発し，社会環境を整えていく努力は失語症者自身にも求められます（**図2**）．

●「失語症者向け意思疎通支援事業」は失語症者や家族が窮状を訴え続けた結果，国の施策として平成30年度から開始されました．全国で「失語症者向け意思

疎通支援者」の養成と派遣が始まってきています.

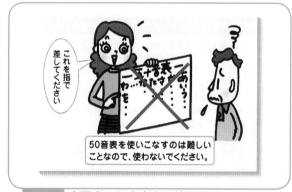

図3 失語症に五十音表は使えない
(横浜失語症者のコミュニケーションを支援する会 作成の啓蒙パンフレットより引用)

参考文献

1）加藤正弘 他監修："失語症のすべてがわかる本"．講談社，2006

2）毛束真知子："絵でわかる言語障害"．学研メディカル秀潤社，2002

3）渡邉 修 解説・監修："マンガ家が描いた失語症体験記―高次脳機能障害の世界"．医歯薬出版，2010

> **ワンポイント アドバイス**　失語症はイメージを言葉にすることが難しくなるので，五十音表は使えません．例えば，知人の名前が思い出せないとき，五十音表を渡されても伝えることができないのと同じです．五十音表は失語症に役立ちません（**図3**）．

Q22 失語症の診断にはどんな検査がありますか？

意識レベルや知的・注意機能，記銘力，視空間認知を把握したうえで，言語機能「聞く」「話す」「読む」「書く」をスクリーニングしたのち，総合的な言語評価として標準失語症検査（SLTA），WAB失語症検査（日本語版）を施行します．

エビデンスレベル I

回答者
竹内奈緒子

1　言語スクリーニングを実施する前に

- 認知機能の働き方は階層（図1）になっており，下の機能が上の機能に影響するため，言語機能を評価する前にまず基礎的な機能を評価する必要があります．
- 特に脳卒中で言葉の障害が出ている場合，覚醒の低下により言語の問題が生じていることもあるため，意識レベルの確認は必須です．

2　言葉が出ない原因を評価：言語スクリーニング

- 主訴が「言葉が出ない」の場合，頭の中に言葉が出てこない（イメージできない・思い出せない＝失語症）のか，言葉を喋りにくい（口がもつれる＝構音障害，発語失行）のか原因を確認する必要があります（症状によって対応が異なるため）．
- そのために言語スクリーニング（表1）を簡便に行い失語症（大まかなタイプ・重症度）・構音障害（麻痺の有無・プロソディ）を判断します．
- そこで失語症が疑われる場合は，標準失語症検査（SLTA），WAB失語症検査（日本語版）を施行します．
- 言語スクリーニングは各セラピストでオリジナルのものを使用していることが多いですが，STAD（Screening Test for Aphasia and Dysarthria）という言語障害スクリーニングも開発されており，短時間で簡易的に評価が可能とされています．

3　失語症者に使える非言語的な検査

- 知能検査としてレーヴン色彩マトリシス検査（RCPM）やKOHS立方体組み合わせテスト，記憶検査にはベントン視覚記銘検査，レイ複雑図形検査があります．これらは言語を介さず視覚的に判断する検査であることから言語障害があっても知的機能の評価が可能とされています．

4　総合的な失語症検査

- 総合的な失語症検査は失語症の鑑別診断・症状の継時的変化を測定・言語治療の指針を得ることができます．日本で広く使われているのは，標準失語症検査（SLTA）・WAB失語症検査（日本語版）です．

a）標準失語症検査（SLTA）

- 失語症の有無，重症度，失語タイプの鑑別を行うもので，「聴く」「話す」「読む」「書く」「計算する」の5大項目からなっています．言語モダリティ（言語様式）間の相対的な比較を行うことで，失語症の障害構造を推定し，言語治療の手がかりを得るのに優れています．検査に必要な時間も60～90分程度であり，再検査が容易でかつ臨床的にも実用性の高い検査です．また，SLTA総合評価尺度は10点満点で尺度化されており，失語症の重症度を数値で表現できるため客観的な評価が可能です（表2）．

b）WAB失語症検査（日本語版）

- 言語機能の総合的な検査を目的にしていて，言語症状の有無やタイプについて評価します．「自発話」「話し言葉の理解」「復唱」「呼称」「読み」「書字」「行

為」「構成」の8つの主項目の下に38の検査項目があり，失語のタイプ分類ができることと，失語症の重症度を表す失語指数が算定できることが特徴です．

また，知能・構成障害・失行・半側空間無視などの言語以外の高次脳機能課題が設けられており，ここから大脳皮質指数が算出されます（**表3**）．

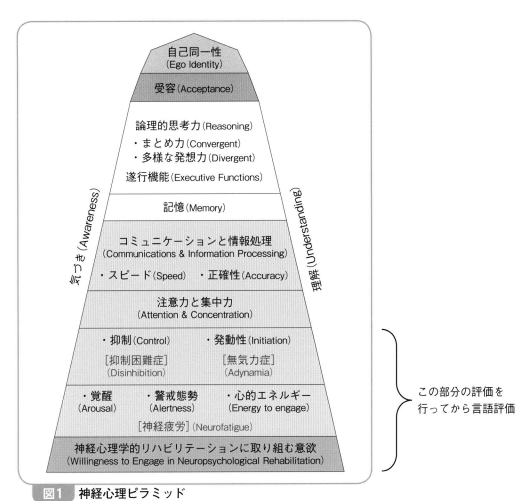

図1 神経心理ピラミッド
（立神粧子："前頭葉機能不全 その先の戦略" Ben-Yishay 他監修. 医学書院, p59, 2010 より転載）

表1 言語スクリーニング

項　目	方　法	確認する点
口腔器官運動	口唇・舌の粗大運動，交互反復運動	口腔器官の麻痺・口腔顔面失行の有無
自発話	自分や家族の名前，住所，入院までの経過説明．情景画などを用いて評価	発話量や情報量，プロソディ障害や錯語の有無，発語失行の有無
聴覚的理解力	「はい，いいえ」で答えられる質問，絵カードPointing，物品操作	聴覚的な理解力
読　解	絵カードPointing，物品操作	文字理解
音　読	単語（漢字・仮名），短文の音読	音読能力（音読可能でも理解していないこともあるため，音読と読解は分ける）
復　唱	単語・非語の復唱，短文の復唱	言語音の認知障害や反響言語の有無を評価
呼　称	身の回りの物品や絵カード（高低頻度語）の呼称	喚語障害の有無
書　字	名前や住所の書字，自発書字	書字障害の有無
その他	線分二等分，立方体模写，手指構成模倣	視空間認知・構成・行為面の障害の有無

c) 掘り下げ検査（Deep Test）

- 総合的な失語症検査のそれぞれの下位検査に対応して詳細な評価を行う検査を掘り下げ検査といいます．
- 主な掘り下げ検査に，失語症補助テスト（SLTA-ST）がありますが，すべてを網羅しているわけではないため，細かく分けて評価する場合には失語症語彙検査（TLPA），SALA失語症検査，トークンテストなどを用います．
- 総合的な失語症検査〜掘り下げ検査の結果から，どの言語能力がどのくらい障害されているかを把握したうえで訓練プログラムを立案します．

表2 SLTA の項目構成

大項目	項目	内容
I 聴く	1. 単語の理解	単語を聞いて対応する絵カードを指す
	2. 短文の理解	短い文を聞いてその状況を表す絵を指す
	3. 口頭命令に従う	口頭の指示に従って物品を移動する
	4. 仮名1文字の理科	音節を聞いて対応する仮名1文字を指す
II 話す	5. 呼称	絵を見て物品名を言う
	6. 単語の復唱	単語を聞いて復唱する
	7. 動作説明	状況を表す絵を見て口頭で説明する
	8. まんがの説明	4コマのまんがを見て，筋を口頭で説明する
	9. 文の復唱	2〜6文節からなる文を聞いて復唱する
	10. 語の列挙	指定された種類の語（動物の名前）を列挙する
	11. 漢字単語の音読	漢字で書かれた単語を音読する
	12. 仮名1文字の音読	仮名文字を1文字ずつ音読する
	13. 仮名単語の音読	仮名で書かれた単語を音読する
	14. 短文の音読	短い文章を音読する
III 読む	15. 漢字単語の理解	漢字単語を見て対応する絵を指す
	16. 仮名単語の理解	仮名漢字単語を見て対応する絵を指す
	17. 短文の理解	短い文章を読んで状況を表す絵を指す
	18. 書字命令に従う	文章を読んでその指示通り物品を移動する
IV 書く	19. 漢字単語の書字	絵を見て物品名を漢字で書く
	20. 仮名単語の書字	絵を見て物品名を仮名で書く
	21. まんがの説明	4コマのまんがを見て，筋を文章で書く
	22. 仮名1文字の書取り	音節を聞いて仮名文字で書取る
	23. 漢字単語の書取り	単語を聞いて漢字で書取る
	24. 仮名単語の書取り	単語を聞いて仮名で書取る
	25. 短文の書取り	短い文を聞いて書取る
V 計算	26. 計算	加減乗除の簡単な計算をする

表3 日本語版 WAB 失語症検査

下位検査	検査項目	配点
I 自発話	A. 情報の内容	10
	B. 流暢性	10
II 話し言葉の理解	A. "はい""いいえ"で答える問題	60
	B. 単語の聴覚的認知	60
	C. 経時的命令	80
III 復唱		100
IV 呼称	A. 物品呼称	60
	B. 語想起	20
	C. 文章完成	10
	D. 会話での応答	10
V 読み	A. 文章の理解	40
	B. 文字による命令文	20
	C. 漢字単語と物品の対応 仮名単語と物品の対応	3 3
	D. 漢字単語と絵の対応 仮名単語と絵の対応	3 3
	E. 絵と漢字単語の対応 絵と仮名単語の対応	3 3
	F. 話し言葉の単語と仮名単語の対応 話し言葉の単語と漢字単語の対応	2 2
	G. 文字の弁別	6
	H. 漢字の構造を聞いて語を認知する	6
	I. 漢字の構造を言う	6
VI 書字	A. 指示に従って書く	6
	B. 書字による表現	32
	C. 書取り	1
	D. 漢字単語の書取り 仮名単語の書取り	6 6
	E. 五十音 数	12.5 10
	F. 文字を聞いて書く 数を聞いて書く	2.5 5
	G. 写字	10
VII 行為		60
VIII 構成行為・視空間行為・計算	A. 描画	30
	B. 積木問題	9
	C. 計算	24
	D. レーヴン色彩マトリシス検査	37

ワンポイントアドバイス

検査結果と生活場面で乖離することがあります（生活場面のほうが状況判断も加わるため検査よりも理解されやすい）．検査結果から訓練プログラム立案しますが，同時に病棟でのコミュニケーション手段も提示できるよう環境調整も重要！

参考文献

1）鹿島晴雄 他編："よくわかる失語症と高次脳機能障害"．永井書店，pp173-185，2003
2）立神粧子："前頭葉機能不全その先の戦略"．医学書院，pp54-60，2011
3）長谷川恒雄 他：失語症評価尺度の研究；標準失語症検査（SLTA）の総合評価法．失語症研究4：638-646，1984

Q23 失語症の脳の損傷（障害）部位と症状について教えてください

A 古典的な失語症タイプ分類はありますが，いくつかの言語症状は機能局在が明らかになっているため，そこから失語症タイプを分類することができます．また，脳画像と症状を照らし合わせることで訓練プログラム立案に生かすこともできます．

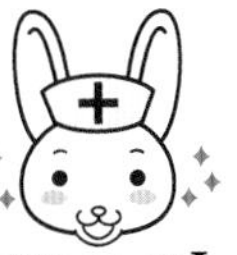

エビデンスレベルⅠ

回答者
竹内奈緒子

1 言語野（優位半球）

● 右利きの失語症者では約95％以上に，左利きの失語症者では約70％以上で左大脳半球に病変がみられます．右利き交叉性失語では2～3％にみられ，左利き者の言語について半球優位性は多様とされています．

● 言語中枢はブローカ野（左下前頭回）とウェルニッケ野（左上側頭回後部）がよく知られ，ブローカ野は言語を発する機能，ウェルニッケ野は言語を聞いて理解するための機能といわれています．

2 失語症候群のタイプ分類

a) 古典分類

● 古典的失語症タイプで，最も頻用されているのがボストン学派の分類です（**図1**）．

● 古典分類では症状の特徴（発話の流暢性・復唱能力・聴覚的理解）から8つのタイプに分けています．

● 各々のタイプ名と症状，病巣については**図2**を参考にしてください．

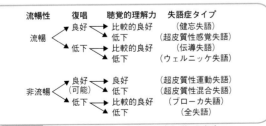

図1 失語症のタイプ分類（古典分類）

○ブローカ失語
・理解よりも発話の障害が目立つ
・非流暢な発話で自発話は少ない
・錯語（音韻性／意味性）を認める
・音読は仮名より漢字が良好
・書字は仮名で錯書が多い

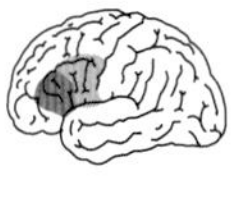

○ウェルニッケ失語
・発話，理解ともに障害される
・流暢な発話
・多弁で発話量に対して情報量が少ない
・錯語（音韻性／意味性），新造語などを認める
・書字は仮名，漢字ともに障害される

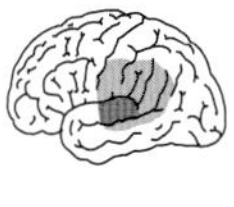

○伝導失語
・聴覚的理解，読解ともに良好
・流暢な発話
・全発話モダリティに音韻性錯語が頻発する
・語長が長いと成績が低下する

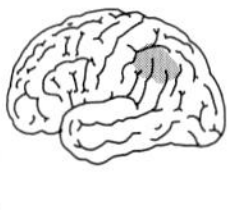

○全失語
・すべての言語モダリティに重度の障害を認める

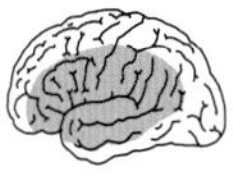

○失名辞失語，健忘失語
・流暢な発話で，構音や構文は障害されない
・聴覚的理解，読解が概ね良好
・喚語障害が主症状
・迂言や指示代名詞の使用を多用

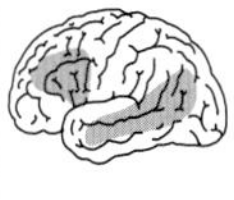

○超皮質性運動失語
・聴覚的理解，復唱は比較的保たれる
・自発話が乏しく，意図的発話の障害を認める

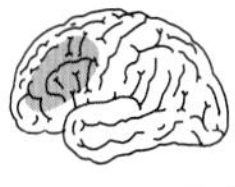

○超皮質性感覚失語
・聴覚的理解，読解ともに不良
・流暢な発話だが，発話量は多くない
・文レベルの復唱・音読は良好だが，意味理解が不良
・語性錯語を認める

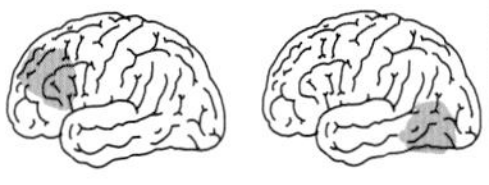

○超皮質性混合型失語
・全失語同様すべてのモダリティが障害されているが，復唱のみ保たれている
・反響言語（オウム返し）を認める

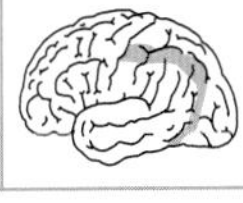

図2 タイプ別症状

●タイプ別症状は**図2**に記載の通り，ブローカ失語と
いえば，理解よりも発話の障害（非流暢な発話）が
目立つといった特徴がわかります．古典分類（**図1**）
は現在も広く使用されていますが，「流暢性/非流暢」
「復唱良好/不良」の境界線を引く明確な定義はない
ことが問題視されています．臨床的にも古典分類の
タイプの範疇にあてはまらないことがありタイプ分
類に悩むことがあります．

b)「要素的症候」によるタイプ分類

●近年では画像診断の発達により，言語の要素的症状
とその責任病巣の解剖学的対応が明らかになってき
ています．その中で重要な要素的症状（**表1**）は①
発語失行 ②音韻性錯語 ③喚語困難 ④単語理解
障害の4つです（**図3**）．
●この4つの症状からタイプ分類を行う方法がありま
す（**図4**）．
●タイプ分類における留意点は，失語症タイプは「症
候群」であり，絶対的なものではないという点です．
「症候群」とは共通して生じるさまざまな「症状の組
み合わせ（集まり）」を便宜上グループ化したものと
されています．

c)失語症を分類する意義

●この患者さんは「〜失語」とタイプ名があれば，失
語症を知っている人たちの間では情報交換の便利な
ツールとして使えます．しかし，失語症タイプ自体
には本質的な意味はなく，病態を形作っている要素
を的確に把握することが重要とされています．そこ
から病巣の局在や機能的予後を推測することにもつ
ながり，よりよいコミュニケーション手段と訓練の
手がかりを得るために必要です．

表1	要素的症状
失構音/発語 失行/アナルト リー	構音の歪みと音の連結不良を中核とする発話の障害 歪み：一貫性のない（音・箇所）歪み 連結不良：音のわたりが「み…かん」と途切れ途切れになったり，「いーぬ」と間延びする
音韻性錯語	音の言い間違い 「テレビ」→「メレビ」 「アザラシ」→「アザシラ」
喚語困難	語を喚起することができず「言葉が出にくい」状態
単語理解障害	単語は聞こえているが，その意味がわからない状態

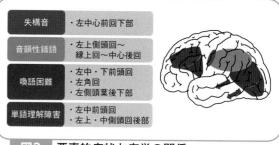

図3 要素的症状と病巣の関係

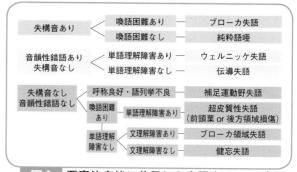

図4 要素的症状に着目した失語症のタイプ分類

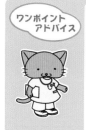

ワンポイント アドバイス

脳画像を見てどの部位でどのような
症状が出るか，考えることが大切で
す．また，「患者さんの失語症のタイ
プが何か」と悩むよりも，どの能力が
低下していて，どのようにアプロー
チしていけば患者さんのコミュニ
ケーション能力が向上するかと考え
ることが大切です．

参 考 文 献

1）中川良尚 他："実践！失語症のリハビリテーション"．新興医学出版社,
pp8-19, 2022
2）大槻美佳：失語症の診療―最近の進歩―．臨床神経学 48：853-856,
2008
3）種村 純："失語症Q＆A検査結果のみかたとリハビリテーション"．新興
医学出版社，pp3-15, 2013
4）鹿島晴雄 他編："よくわかる失語症と高次脳機能障害"．永井書店, pp47-
56, 2003
5）平山和美："高次脳機能障害の理解と診察"．中外医学社，pp7-46, 2017

Q24 失語症の患者さんのリハビリテーションについて教えてください

A　言語処理過程のどこの段階でどのくらい障害されているか，今後の転帰（目標）で訓練方法・対応は変わります．患者さん一人ひとりの生活に合わせたオーダーメイドの訓練を考えることが大切です．

エビデンスレベルⅠ

回答者
竹内奈緒子

1 失語症の回復メカニズム

● 失語症の回復は，発症から数ヵ月の間で自然回復がみられます．発症から数日〜数週間にみられる中枢神経系の回復過程には，脳浮腫の消退，壊死循環の吸収，血管新生，血腫の吸収，側副循環の発達などが関与し，損傷組織の修復が進むと考えられています．

● 回復メカニズムとして，①損傷された機能領域の回復，②残存領域における機能の再編成，③対側半球による代償機能あるいは対側皮質の賦活などが考えられています．

2 失語症に対する言語リハビリテーション

● 言語リハビリテーションの目的は，個々の対象者のコミュニケーション能力を，残存する諸能力の限界の中で可能な限り改善し，QOLの向上をはかることです．

● 急性期には神経学的所見や画像診断から失語症の回復を予測，コミュニケーションの方法を探ることが重要です．そこから，重症度に応じて言語治療のレベルが決まり，目標とする言語行動および課題が導かれます．

3 重症度別のリハビリテーション

● 失語症の重症度に合わせた訓練内容を**表1**に示します．

表1　重症度に合わせた訓練内容

重症度	訓練内容
重度	残された言語機能を最大限活用する 絵のマッチングや指差しが可能な場合：親しみのある物品や絵を指差しする 状況判断が良い場合：ジェスチャーや表情，社会的ルールなどの非言語性コミュニケーション手技を生かし，日常生活の自立と向上を目指す
中等度	聴覚的理解，発話，読解，書字の各モダリティに成績の差がみられるため，残存した比較的良好な言語機能を活用して障害された言語機能を補う
軽度	障害されている言語機能に対して，より複雑で難易度の高い課題を行う 社会復帰が現実的な目標となり，社会生活における通常の言語使用を想定した訓練を行う

4 障害別の訓練

● 言語検査を実施し，障害されているモダリティや程度を把握します．失語症は症候群であり，単一（単語理解のみなど）の障害はまれです．いくつか複合的に障害されていることが多く，どこへアプローチするかは検査を組み合わせて判断します．訓練課題を決める際は，下記に示すように複合的な課題を選択し，難易度が低いところから始めて段階的に上げていく方法があります．

＊患者さんの重症度によりますが，最初から呼称を促すのではなく，聴覚的理解・読解課題から復唱・音読，文章完成まで行い，単語を刺激した後で呼称を行う方法がよいとされています．

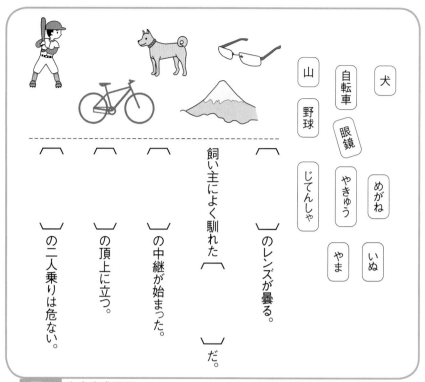

図1 文章完成課題

a) 喚語による文章完成課題

● **図1**の課題ではカテゴリーや音形，モーラ数が異なる5つの単語を使用

　＊最終的な目標は呼称（単語の名前を言う）である場合

　　①絵と音声のマッチング，絵と文字カード（仮名/漢字）のマッチング

　　②文字カードの音読（斉唱）

　　③〔　〕に文字カードをはめて文章を完成させ，音読

　　④呼称

b) 実用コミュニケーション訓練（Promoting of Aphasics' Communicative Effectiveness：PACE）

● **表2**に実用コミュニケーション訓練の内容を示します．

5　環境調整

● セラピストとのリハビリテーション時間は生活上のごく一部に過ぎません．その他の時間を自主学習や他者と有意義に過ごせるよう環境を調整します．その際に，重度例ではコミュニケーションノート（**図**

表2	実用コミュニケーション訓練
治療目的	可能な限り他からの援助なしにコミュニケーションが行えるよう，自らの能力を最大限に伸ばす
原　則	①セラピストと患者さんは相互に新しい情報を交換し合う ②患者さんは自由にメッセージ伝達の手段（発語，ジェスチャー，指差し，描写，書字）を選ぶことができる ③セラピストと患者さんはメッセージの送信者・受信者として対等の立場で参加する ④セラピストによるフィードバックは患者さんがメッセージ伝達に成功したかどうかに対して与えられる
方　法	机上に伏せて積まれた絵カードを用意する 相手に絵が見えないようにカードを引く（セラピストと患者さんが交互に） その内容を発語，ジェスチャー，ポインティング，描写，書字などで相手に説明し，それがどんなものであるかを伝える（絵カードの名称は言わない） 聞き手は絵カードが何であるかを推測して答える（正答したら交代）

2），中等度〜軽度例ではスマートフォンやタブレット（**図3**）を活用して他者とやりとりが取れるよう調整することも大切です．

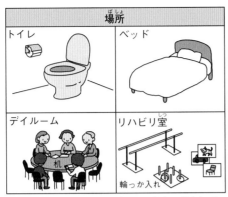
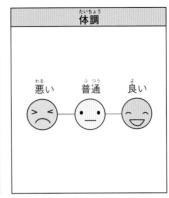

ノートでもファイリングされている形でも両方あります.

図2 コミュニケーションノート（イメージ）

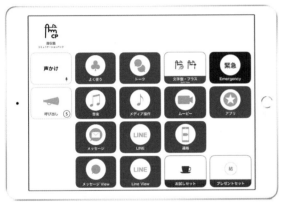
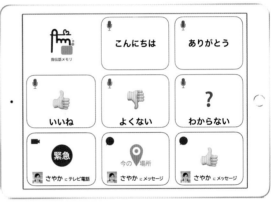

指伝話コミュニケーションパック・トップページ例（一般向けの指伝話コミュニケーションパックのメニュー画面）

失語症者向けサンプル（会話，テレビ電話，メッセージ送信など）

図3 指伝話アプリ
〔画像提供：（有）オフィス結アジア〕

6 地域社会への参加

●入院中の言語療法ではセラピストと1対1で練習する個別訓練や自主訓練が多くなります．そのため，1対1でのやりとりはある程度可能となっても大勢の中では難しいことがあります．退院後はデイケアや失語症友の会などに参加し，他者と交流する機会（集団訓練）を設けることも大切です．集団訓練では，言語機能や非言語機能を用いて知的活動を行ったり，他者とのコミュニケーションのとり方を実践したり，集団の世話役を務めるなどさまざまな目的で参加することができます．

ワンポイントアドバイス

コミュニケーションの効率を改善させるためには，言語のみではなく，非言語的な手段を用いて意思の疎通をはかることが大切です．訓練には言語以外のあらゆる手段（ジェスチャーや書字，描画，指差しなど）を用いて実用的コミュニケーション訓練も行います．

参 考 文 献

1）中川良尚 他編："実践！失語症のリハビリテーション"．新興医学出版社，pp38-40，2022
2）前島伸一郎 他：失語症の機能回復と言語治療．Jpn J Rehabil Med 53（4）：273-279，2016
3）種村 純："失語症Q&A検査結果のみかたとリハビリテーション"．新興医学出版社，pp51-55，2011

Q25 失語症の患者さんへの対応について教えてください

コミュニケーションは共同作業です．キャッチボールに例えると，投げるのが難しい人には受け取る人が，受け取るのが難しい人には投げる人が，うまくなればよいのです．そのためには適切な会話技術が必要です．

エビデンスレベルII

回答者
金場理恵

● 失語症者とのコミュニケーションを成立させるためには，思いを知りたいという気持ち，正しい知識，適切な会話技術が必要です（**図1**）．

1 言いたいことを聞き取る

● はい／いいえで答えられる質問は，簡単な内容について意思を確認する際に最適です．質問内容を誤って理解してしまう場合もあるので，逆の質問をして確認します．程度を答えることは難しいので，質問の仕方には注意が必要です．「○○より大きいですか？」のように，はい／いいえで答えられるように具体的な指標を示します．矢継ぎ早に質問しないよう注意します．

● 食べたい物などについては，選択肢を示すことで答えやすくなります．

● 大枠から絞り込む方法は，まず失語症者が話したい話題を上記2つの方法を使って確定します．次に，その話題に関する大まかな内容をやはり上記の方法で確定します．この作業を繰り返すことで，失語症者が言いたいことを特定していきます．そのときの状況やその人の個性などを手がかりに「勘」を働かせて類推することが大切です．思い込みにより誤った方向へ進まないよう注意します（**図2**）．

2 理解を促進する

● 冗長な話し方や早口は理解が難しいです．ゆっくりと簡潔な話し方を心がけます．ただし「お・は・よ・う」のように1音ずつ区切ってはいけません．言葉の自然な流れは保つようにします．

● わかりやすい言葉を選んで使います．わかりづらい場合は，同じ言葉を繰り返したり，他の言葉に言い換えたりします．

● 表情や身振りも理解の手助けになります．また話題が変わるときには，それをはっきりと伝えます．

● カレンダーや地図，写真，絵など身近なものも話を理解するうえで役に立ちます．

● 文字で書いて示すことは，後で内容を確認できるため大変有用です．記号や絵を使うことで，さらに情報の大切な部分が理解されやすくなります．一般的に漢字で書かれることが多い言葉については，ひらがなより漢字のほうが理解されやすいです．漢字はそれ自体が意味をもつ文字であるためです．数字は軽度の失語症者でも誤りやすいため，必ず書くようにします．書いたメモは失語症患者さんに渡し，後で見直せるようにします（**図3**）．

3 確認する

● 話を十分に理解できていなかったために逆の応答をしてしまったり，言いたいこととは違う言葉を言っ

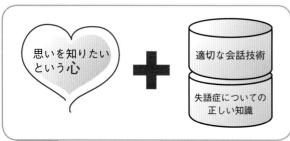

思いを知りたい
という心 ＋ 適切な会話技術

失語症についての
正しい知識

図1 失語症会話パートナーに必要なこと

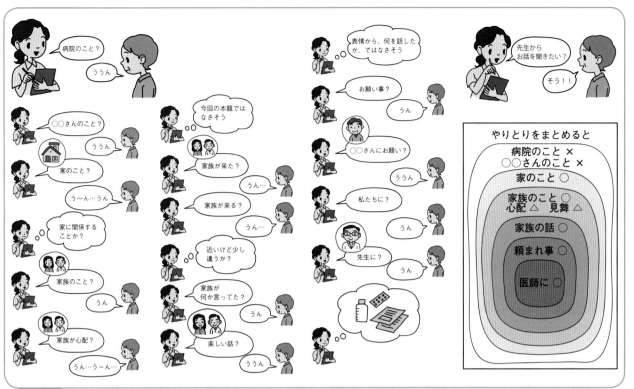

図2 大枠から絞り込む

てしまったりすることが，失語症患者さんではよくあります．失語症患者さんがどの程度話を理解できたか，自分の理解が合っているか，こまめに確認することがコミュニケーションを成立させるうえで大変重要なことです．

4 保たれる側面

● 人格や性格，感情表現，状況判断力，社会的礼節などは，失語症単独では損なわれません．子どもに対するような態度や話しかけ方ではなく，大人として人格を尊重した接し方が重要です．

● 失語症では記憶は障害されませんが，言葉として記憶することが難しくなるため，病前と比べて記憶力

が低下したように感じることがあるかもしれません．

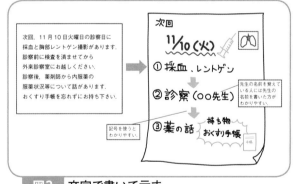

図3 文字で書いて示す

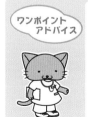

ワンポイントアドバイス

「失語症のことをよく知って，不自由なコミュニケーションを補いながら，一緒に会話をする人，周囲の人や地域社会との仲立ちをする人」として『失語症会話パートナー』がいます．また，40時間の講習を受けた「失語症者向け意思疎通支援者」の派遣も少しずつ始まってきています．

参考文献

1）NPO法人言語障害者の社会参加を支援するパートナーの会 和音 編："改訂 失語症の人と話そう　失語症の理解と豊かなコミュニケーションのために"．中央法規出版，2008
2）Pound C et al：Beyond Aphasia：Therapies for living with communication disability Winslow，2000．Aphsiology 15（9）：877-878，2001
3）横浜失語症者のコミュニケーションを支援する会．http://shitsugosho.jimdofree.com/

Q26 失認症では生活のうえでどんなことが困難なのでしょうか？どんな症状があるのでしょうか？

A 感覚様式に応じて，視覚失認，聴覚失認，触覚失認などがあり，それぞれ視力や視野，聴力，体性感覚に障害がないのに，見たもの，聞いたもの，触ったものが何かわからない状態です．他の感覚様式からはすぐに理解できます（**表1**）．

エビデンスレベルⅢ

回答者
新貝尚子

1　視覚失認

● 見えているのに，視覚を通しては何か認識できない状態です．触ったり，特徴的な音を聞いたり，食べたりするとすぐに何かわかります．例えば，100円硬貨を見てわからなくても，触ったり，落とした音を聞いたりすると硬貨であることがすぐにわかります．

● 視覚は保たれており，視力低下や視野障害を伴うことがありますが，それでは説明できない病態です．

● 重度の場合は身の回りの物が認識できず，家の中での生活の自立が困難です．歯ブラシを渡されて磨くように言えば歯磨きができ，食事のトレイに何が載っているか説明されて皿や箸を持たされれば食事動作

はできますが，声かけや手助けなどは欠かせません．

● 長さや傾き，大きさなどの要素的な知覚は可能で，位置や動きなどもわかることが多いので，対象物に手を伸ばして掴む，長さや大きさを説明する，動かせば何かわかる，動いている物を取ることもできます．物をよけて歩くことができることもあります．時計は見てわからなくても，秒針が動いているのを見ると時計とわかる人がいます．

● 物体，画像，文字，色，顔など視覚対象によってわかるものとわからないものがあります．

● 見えているものが認識できないため，不安を訴える患者さんが多くみられます．

● 生活上の問題点については，表2のような項目ができているかを患者さんや家族に聞きます．

表1　失認の症状

		できないこと	できること・代償方法
視覚失認	物体・画像失認	物や絵を見ても何かわからない 出された食事が何かわからない さまざまな日常生活動作や家事動作に制限がある 慣れない場所に一人で行けない	触ったり，音を聞いたりするとわかる 食べるとわかる　食器を持たされると食事動作はできる 大小，長さ，傾きあるいは位置や動きは認識できる 障害物をよけて歩けたり，転がってきたボールを取れる
	純粋失読	手紙や本や看板や標識の文字が読めない	音声での会話や字を書くことはできる
	色彩失認	色の識別，色名がわからない，特徴的な色が塗れない	色相の違いはわかる
	相貌失認	家族や友人，有名人の顔がわからない 性別，老若が見てわからないことがある	声を聞くとわかる 髪型や服装から誰かわかる
聴覚失認（広義）		会話や電話ができない テレビやラジオで何を言っているかわからない 生活の中で聞こえる音の意味が理解できない	本や手紙は読んで理解できる テレビや映画のテロップを見ると理解できる 音が鳴っていることはわかる
触覚失認		物を触っても何かわからない	見たり，音を聞いたりするとわかる

2 聴覚失認

●聞こえるのに，何が聞こえているか認識できない状態です．聞いてわからなくても，見たり触ったり読んだりするとすぐにわかります．

●聴力は保たれています．聴力低下を伴う人もいますが，それでは説明できない病態です．

●音には，救急車のサイレン，電話の音，赤ちゃんの泣き声，動物の鳴き声などの環境音（非言語音）と，人が話す言葉（言語音）があります．両者がわからなくなるものを広義の聴覚失認といいますが，環境音のみがわからなくなるものを環境音失認（狭義の聴覚失認），言語音がわからなくなるものを純粋語聾として区別しています．

●広義の聴覚失認，純粋語聾では人と会話ができず，コミュニケーション障害は重篤です．テレビやラジオの音も理解できないため聴覚的に入ってくる情報が得られません．

●知っているはずの音楽がわからない場合もあります．

●消防車のサイレン，車の走る音やクラクション，踏切の警報音などがわからない場合は，単独での外出は危険になります．

3 触覚失認

●触っているのに何か認識できない状態です．

●基本的体性感覚（触覚，痛覚，温度覚などの表在感覚および振動覚，運動覚，位置感覚など深部感覚）に障害がないかあるいは軽微に障害がある場合がありますが，それでは説明できない病態です．

●触ってわからないことで動作障害をもたらしたり，さまざまな作業に影響を及ぼす可能性があります．運動が拙劣になることも考えられます．

●しかし，見れば何かわかるので代償されやすく，障害自体に気づかないこともあります．

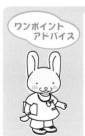

ワンポイントアドバイス
感覚入力による障害なので，患者さんの訴えを通してしか困っていることを確認できません．またどう困っているか言語化できないでいることもあります．こまめに声をかけたり文字で示したりして，意思疎通をはかるよう努めましょう．

●いずれも知能低下，注意障害，記憶障害，失語症などによるものは除外します．

●視覚失認に比べて聴覚失認，触覚失認はまれな病態です．

＊半側空間無視，街並失認，道順障害などの空間認知障害や病態失認なども広義には失認に入りますが，別項を参照のこと．

表2 視覚失認による生活障害調査表

項 目	評価内容
食事動作	おかずや飲み物の中身がわかるか，箸で食べ物がつかめるか
更衣	服の上下や表裏，靴や靴下の左右がわかるか
整容動作	整容動作に必要な道具を用意または使用できるか
入浴動作	湯船から湯が適切に汲むことができるか，シャンプーとリンスの区別がつくか
移動動作	距離感がつかめるか，段差がわかるか，階段の昇降が可能か，夜間の外出が可能か，信号の区別が付くか，車との距離がわかるか，自動車の運転，自動車の乗降，風景がわかるか
家事動作	買い物，料理，掃除，後片付け，洗濯，家計簿など
コミュニケーション	電話，FAX，手紙，日記を適切に使用できるか
時間管理	時間の判断，時計の読み方
管理能力	お金の計算，財産管理，不動産管理など
服薬管理	薬の種類を理解し，服薬できるか
公共交通機関の利用	最寄りのバス停，駅までの移動，切符の購入，電車やバスの利用，目的地までの到達
余暇活動	趣味活動，テレビ，新聞，読書
対人技能	交際範囲の広さ
職業能力	道具の使用，運動視，物の大きさ・分量，作業手順，時間の予測，情報による判断，データ分析，情報の整理，記銘，物の整理，視覚作業，作業の速さ，正確さなどを質的に捉える．軽度の症例であっても「データの分析」，「作業時間の予測」，「自動車の運転」，「機械のメーター」，「速い作業」など大量の視覚情報を用いて作業することに大きな困難を示す．重症例では全般的に困難を示す．

（種村 純 他：失認の評価法，標準高次視知覚検査，"対象認知・空間認知，病態理解の障害"日本高次脳機能障害学会 教育研修委員会編．新興医学出版社，p29，2021より転載）

参考文献

1）種村 純 他：失認の評価法，標準高次視知覚検査，"対象認知・空間認知，病態理解の障害"日本高次脳機能障害学会 教育研修委員会 編．新興医学出版社，pp20-30，2021
2）能登谷晶子：聴覚認知，"よくわかる失語症と高次脳機能障害"鹿島晴雄 他編．永井書店，pp272-278，2003
3）中村 淳：触覚認知，"よくわかる失語症と高次脳機能障害"鹿島晴雄 他編．永井書店，pp279-285，2003
4）中川賀嗣：触覚失認とその周辺，"よくわかる失語症セラピーと認知リハビリテーション"鹿島晴雄 他編．永井書店，pp415-424，2008

Q27 失認症の診断にはどんな検査がありますか？

視覚失認を評価するのに，標準された検査として，高次視知覚検査を使用することができます．聴覚失認や触覚失認はごくまれな病態のため標準化された検査はありませんが，症状に応じた課題を行って，どの水準の問題か明らかにする必要があります．

エビデンスレベルⅢ

回答者
新貝尚子

1 視覚失認

● 視力低下や視野障害がある場合，文字を大きくしたり，保たれているほうの視野に刺激を入れるよう配慮します．

● 注意障害，記憶障害，失語症，認知症によるものを否定するために，必要に応じてHDS-R，WAIS-Ⅲ言語性検査，標準失語症検査（SLTA）などを行います．脳梗塞の場合，後頭葉だけでなく視床穿通枝に損傷が及ぶ場合，記憶障害を伴うことがあるので注意します．

● 視覚失認は「見えているのに何かわからない」状態ですが，どこまで見えているか，どこまで認識しているかを検査で明らかにしていきます（**表1**）．

　①線分の長短，大小，形態の異同判断・照合などのレベルで失敗する場合，あるいは簡単な図を模写してもらうが形にならない場合，知覚型（統覚型）の視覚失認を疑います．

　②どのように見えているか聞くと大まかな形は説明でき，模写してもらうと部分部分を少しずつ描いて，最終的にそれらしい形になりますが，形態を統合できず時間がかかる場合，統合型の視覚失認を疑います．

　③基本的な視知覚の検査には問題はなく，錯綜図（**図1**）でも問題なく，模写も全体を把握して正確ですぐに描けるのにわからない場合，連合型の視覚失認を疑います．

● 物体呼称は日常で使う物品や線画を提示して呼称を求めますが，右同名半盲を伴う場合，提示する際に

その示差的特徴（例：ハサミなら持ち手）が左側に来るようにします．物品は動かすとわかる場合があるので，衝立などを使って静止した状態で提示するようにします．

● 呼称できない場合，どのように見えているか形や特徴などを説明してもらうことで，どこまで見えているか推測できます．

● 視覚対象のカテゴリーによって異なるので，物体，画像，色彩，文字，相貌などについて，**表2**に示すような検査項目で確認していきます．

2 聴覚失認

● まずは標準純音聴力検査を行い，加齢による聴力損失を考慮しつつ，音がどのくらい聞こえているかを確認します．

● 末梢から脳幹レベルの聴覚伝導路に障害があるか確認するためには，ABR（聴性脳幹反応）が診断には

表1 視覚失認における視覚情報処理レベルによる分類

	知覚型	統合型	連合型
視力・視野・色覚	○	○	○
動き・位置	○	○	○
長さ，大小，傾き	△	○	○
形態の異同弁別・照合	×	○	○
錯綜図認知	×	△	○
図形模写	×	△	○
物体・画像呼称	×	×	×

必要な検査です．聴覚失認では，脳幹までには問題はなく，脳の聴覚野に入ってからの問題とされています．

● 表2に示すような環境音，音楽および言語音の認知課題を行います．

● 左半球の損傷がある場合は，失語症を伴っている場合があるので，標準失語症検査などで言語機能の評価を行います．聴覚的理解や復唱，書取りなど聴覚入力による課題に問題があるかだけでなく，呼称や文字理解，書字能力などをみる必要があります．

3 触覚失認

● 基本的体性感覚機能として，触覚，痛覚，温度覚，振動覚，運動覚，固有位置覚，二点識別を評価します．

● 物品の認知課題として，触覚呼称課題を行います．触ればわかるもので，片手で判別できる物品を使用

します（例：鍵，100円玉，電池など）．呼称できない場合，物品の用途やカテゴリーの説明が可能か確認します．見れば呼称できるなど視覚呼称と比べて成績が悪ければ触覚失認を疑います．

● 触覚失認も視覚失認のように，どこまで触覚情報処理が可能かによって知覚型（統覚型），連合型に分けて捉えられています．すなわち，基本的体性感覚から得られた触覚情報をまとめ上げることができないために，触ったものが何かわからないものを知覚型（統覚型）触覚失認，対象の形はわかるがその意味がわからないものを連合型触覚失認として区別されています（表3）．

● 知覚型（統覚型）触覚失認と連合型触覚失認を区別する評価法として，中間的体性感覚課題を行います（表2）．触覚消去現象，重量，表面の粗さ，硬軟，素材，形態の識別などが困難であれば知覚型，可能であれば連合型と考えられています．

表2 失認の検査

視覚失認	前提検査	視力検査，視野検査，色盲検査
	基本的な視知覚課題	見え方の異常を問診(明るさや奥行き，大きさなどに変化があるか) 長さ，大小，傾き 形態の異同判断(□と◇が同じ形か違うか) 形態の照合(◇と同じ形を6枚の選択肢から選択する) 錯綜図認知(4～5個の線画が重なる図で形をなぞる，呼称する) 図形模写(ひし形や立方体など)
	物体の認知課題	日常で使う物品の呼称
	画像の認知課題	物体呼称で用いた物品の線画の呼称
	色彩の認知課題	視覚-視覚課題(色相分類，線画と色のマッチング) 視覚-言語課題(色名呼称，色名の聴覚的理解) 言語-言語課題(例. カラスの色は何色?)
	文字の認知課題	1文字，単語(漢字・仮名)，数字の音読，単語レベルの写字
	相貌の認知課題	熟知相貌として家族，有名人の命名・指示 未知相貌の異同判断・照合，性別，老若，表情の判別
聴覚失認	前提検査	純音聴力検査，聴性脳幹反応(ABR) 周波数弁別(音の高さ)，強さの弁別
	環境音の認知課題	人の声(笑い声，赤ちゃんの泣き声) 動物や鳥の鳴き声 人工的な音(サイレン，電話，電車) 自然的な音(風，波) 楽器の音(バイオリン，太鼓，笛)
	音楽の認知課題	音色の判別，リズム・メロディの認知
	言語音の認知課題	語音聴力検査 1音・単語・短文の復唱・書取り
触覚失認	基本的体性感覚課題	触覚，痛覚，温度覚，振動覚，運動覚，固有位置覚，二点識別
	中間的体性感覚課題	触覚消去現象 重量(重いほうを選択する) 表面の粗さ(紙やすりの粗いほうを選択する) 硬軟(硬いほうを選択する) 素材(絹や綿などの布を同定する) 形態(平面図形や立体図形の弁別課題)
	触覚認知課題	触ればわかるもので，片手で判別できる物品呼称

表3 触覚失認における触覚情報処理レベルによる分類

	知覚型(統覚型)	連合型
基本的体性感覚	○	○
中間的体性感覚	×	○
物品の認知	×	×

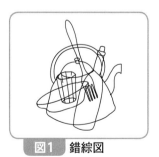

図1 錯綜図

ワンポイントアドバイス
どんなカテゴリーに属するか，使い方や意味がわかるのに，視覚的／触覚的に呼称できない場合は，視覚失語／触覚失語を疑い，視覚失認／触覚失認とは区別します．いずれにしても珍しい病態です．

参考文献

1) 中川賀嗣：触覚失認とその周辺．"よくわかる失語症セラピーと認知リハビリテーション"鹿島晴雄 他編．永井書店，pp415-424，2008

2) 中村 淳：触覚認知．"よくわかる失語症と高次脳機能障害"鹿島晴雄 他編．永井書店，pp279-285，2003

Q28 失認症の脳の損傷（障害）部位について教えてください．どうして症状が現れるのでしょうか？

A 視覚／聴覚／触覚情報は，要素的な知覚から大脳のそれぞれ後頭葉／側頭葉／頭頂葉の一次皮質から二次皮質，連合野へと徐々に処理が進む中で認知されます．どのあたりの損傷かによって，それを反映した障害像がみられます．

エビデンスレベルⅢ

回答者
新貝尚子

1 視覚失認

● 視覚情報は，後頭葉の一次視覚野で処理された後，後ろから前に向かって処理が進みます．

● その後の経路には3つに区別されています．平山によると，頭頂葉の上部へ向かう「背背側の流れ」は対象の位置や運動，形態などに関する情報を意識に上らない形で処理し，見たものに手を伸ばす，掴むなどの行為を直接コントロールします．頭頂葉の下部へ向かう「腹背側の流れ」は対象の位置や運動の情報を意識に上る形で処理します．

● 後頭葉から側頭葉に向かう「腹側の流れ」は対象の色や形に関する情報を処理し，最終的に側頭葉の先端部で意味を処理しています．ここで述べている視覚失認はこの腹側の経路の障害です（図1）．視覚失認があっても，動きを見れば認知できるのは腹背側の流れ，形に合わせて正しくつかめるのは背背側の流れが保たれているからと考えられています．

● 視覚対象には，脳の左半球によって処理されるもの（物体，線画，文字，色）と，右半球によって処理されるもの（顔，景色，建物）があります．

● 視覚情報処理レベルによる分類では，知覚型（統覚型）視覚失認は，両側後頭葉（または両側後頭側頭葉）が責任病巣といわれます．連合型と統合型の視覚失認では，左後頭葉内側から側頭葉（舌状回，紡錘状回から下側頭回後部）が重要視されていますが，両者の明確な区別はまだ明らかではありません．

● 視覚対象別では，画像失認，純粋失認は，左半球の後頭葉内側から側頭葉（舌状回，紡錘状回から下側頭回）の損傷，相貌失認は反対側の同様の部位の損傷による報告例が多くみられます．物体失認は両側の後頭葉の損傷が責任病巣とされています（図2）．

2 聴覚失認

● 聴覚失認は側頭葉の損傷によって起こります．

● 外耳，中耳，内耳から聴神経に到達した聴覚情報は，延髄（蝸牛神経核），橋（上オリーブ核，外側毛体），そして中脳（下丘）を経て，視床（内側膝状体）から聴放線を通り，大脳の一次聴覚野に至ります．

● 音は大脳皮質領域に到達し処理されて初めて意味が理解されます．

● 一次聴覚野は周波数局在性があり，周波数によって処理される場所が異なります．二次聴覚野で，左半球は主に言語音，右半球はメロディ，リズムなどのパターン認知がなされ，さらに言語や環境音・音楽の意味処理へと進みます．

● 平山によると，言語音の認知が選択的に障害される純粋語聾は左上側頭回後部そのものの損傷と，聴放線の損傷の2通りがありうるとしています（図3）．一方，環境音の認知が選択的に障害される環境音失認は右上側頭回後部の損傷のみで，聴放線の損傷による症例の報告はないとされます．

3 触覚失認

● 触覚失認は一側性の頭頂葉病変によって反対側の上肢に起こります．

● 一側病変による両側性の触覚失認の存在は否定的であるようです．

●知覚型触覚失認の責任病巣は，第一体性感覚野のある中心後回，第二体性感覚野のある頭頂弁蓋内側および縁上回，連合型触覚失認は角回が重視されています（図4）.

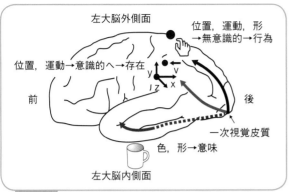

図1 大脳での視覚情報処理（左大脳外側面）
→背背側の流れ，→腹背側の流れ，⇢腹側の流れ
（平山和美：統覚型，統合型視覚失認．"対象認知・空間認知，病態理解の障害"日本高次脳機能障害学会 教育研修委員会 編．新興医学出版社，p33，2021 より転載）

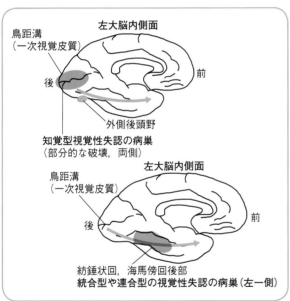

図2 視覚失認の病巣
（平山和美：視覚性失認．"脳血管障害と神経心理学（第2版）"平山惠造 他編．医学書院，p243，2013 より転載）

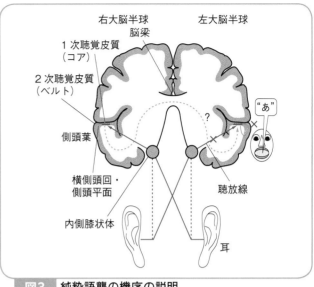

図3 純粋語聾の機序の説明
（平山和美 他：純粋語聾．"高次脳機能障害の理解と診察"平山和美 編著．中外医学社，p129，2017 より転載）

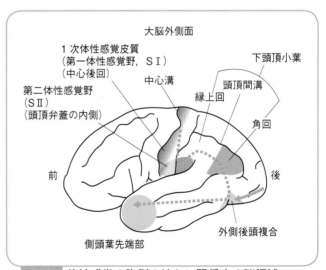

図4 体性感覚の腹側の流れに関係する脳領域
（平山和美 他：連合型触覚性失認．"高次脳機能障害の理解と診察"平山和美 編著．中外医学社，p153，2017 より転載）

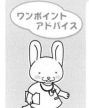

ワンポイントアドバイス

どの感覚も，一次皮質から二次皮質，連合野と処理が進むにつれ，要素的なものから複合的なものへと知覚統合され，そのものの意味が理解されます．どこまで処理できて，どこから先の処理が困難なのかを確認していきます．

参考文献

1）平山和美：統覚型，統合型視覚失認．"対象認知・空間認知，病態理解の障害"日本高次脳機能障害学会 教育研修委員会 編．新興医学出版社，pp31-41，2021
2）平山和美：視覚性失認．"脳血管障害と神経心理学（第2版）"平山惠造 他編．医学書院，pp242-249，2013
3）平山和美 他：純粋語聾．"高次脳機能障害の理解と診察"平山和美 編著．中外医学社，pp128-131，2017
4）平山和美 他：連合型触覚性失認．"高次脳機能障害の理解と診察"平山和美 編著．中外医学社，pp152-155，2017

Q29 失認症の患者さんのリハビリテーションについて教えてください

リハビリテーションの考え方として，障害された処理過程に対するアプローチと，障害された機能は用いずに保たれた機能で代償するアプローチがあります．どちらを選択するかは障害の程度によりますが，どこまで認知・知覚できているかをしっかり評価したうえでアプローチ法を考える必要があります．

エビデンスレベル**Ⅲ**

回答者
新貝尚子

1 視覚失認

● Q27で述べたように，視覚失認には知覚型，統合型，連合型の3つのタイプがあります．模写の特徴によってどのタイプかを判断するとともに，基本的な視知覚能力（長短，大小，傾き，図形などの認知や異同判別）を確認します．さらに，視覚対象（物体，線画，写真，文字，色，文字，顔など）による視覚認知能力の差を評価し，日常生活に与える影響を捉え

る必要があります．

● まずは低いレベルの視知覚能力の改善をはかります．視野障害に対しては患側方向にある刺激を見つける練習，全体を捉えるのに時間がかかる場合は視覚的走査時間を上げる練習をします．視覚計数（点の数を数える），線分抹消，線引き，点つなぎ（点と点を線で結び，線パターンを模写する），図形や文字などの異同判別など（**図1**）を行い，正答率の向上や反応時間の短縮をはかります．異同判別は，妨害刺激

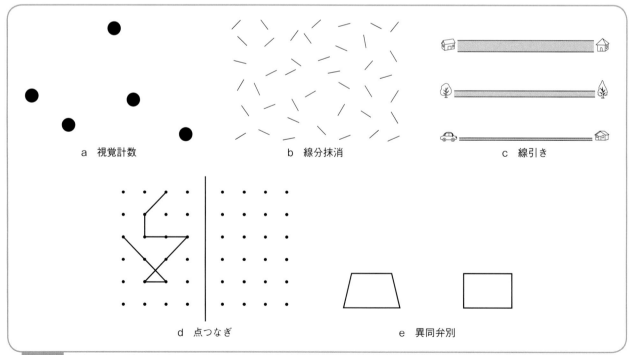

a　視覚計数　　　　　　　　　　b　線分抹消　　　　　　　　　　c　線引き

d　点つなぎ　　　　　　　　　　e　異同弁別

図1　視覚計数，線分抹消，線引き，点つなぎ，異同弁別

が少なく区別しやすいもの（例：「い」－「へ」）から始め，徐々に数を増やしたり，類似した刺激（例：「い」－「り」）を用いたりして行います．

●物品や画像の同定に関し，見えているものの特徴を述べていく練習法があります．Zihlによると，視覚失認患者では複数の特徴を無視し1つの特徴しか利用できない，あるいは対象に最も特有な特徴を選べないなどの傾向が指摘されていますので，より利用できそうな特徴を選択するような意識づけと効果的なフィードバックが必要であるとしています．

●相貌の認知訓練に関し，Zihlの症例は，見慣れない顔の年齢，性，表情の認知は改善しても家族や親しい友人の同定にはつながらなかったと報告しています．

●視覚失認に関しては，物品でも相貌でも障害が重度であればあるほど，基本的な視知覚能力が向上したとしても，視覚対象の認知自体を改善させることにつながりにくい傾向があります．この場合は視覚以外の情報を活用し，物品であれば触る，相貌であれば声を聞くといった代償的な方法が有効です．

●最近は，視覚機能のうち，視覚失認で障害されている「腹側の流れ」（Q28参照）ではなく，保たれている「背背側の流れ」や「腹背側の流れ」の機能を用いる間接的なアプローチがあるといわれます．物体失認に対し，対象を掴む動作をし，その手の形から対象の形を判断する練習を行い，その結果，対象を掴む動作を思い描くことで対象の形を判断することを可能にしたという練習法が報告されています（平山ら）．

2 聴覚失認

●どのような音刺激が理解されうるのか，非言語音の中でも，動物の鳴き声や人の笑い声や泣き声と電話・電車の音で異なるのか，言語音はどのくらい理解可能か，など検査結果を分析し，比較的理解されやすい音を練習として用います．

●失語症の検査で，聴覚入力の項目（聴覚的理解・復唱・書取り）だけでなく，呼称・読解・書字などで低下がみられ，筆談での情報伝達能力に制限があるようであれば，それに対するリハビリテーションを行います．

●口元を見せて話す（聴覚＋読話）ほうが，音声刺激（聴覚）のみ，あるいは口元を見せる（読話）のみより理解しやすくなることがあるので，その場合は聴覚と読話を併用した練習方法を用います．

3 触覚失認

●触覚による知覚・認知が不十分であると，手にした物品に手の形や傾きを合わせるといった把握運動が困難となり，手指の動きとしては拙劣になります．リハビリテーションとしては，視覚下で物品を把握・操作することで汎化をはかることなどがあげられます．

症状からみた高次脳機能障害へのアプローチ 3

ワンポイントアドバイス

失認症は多彩で，認知できない対象や重症度がそれぞれに異なりますので，症状や困っていることを，検査や観察などを通して捉え，患者さんの生活に即したリハビリテーションや支援の方法，環境調整を考えることが大切です．

参 考 文 献

1）種村留美：視覚失認のリハビリテーション．"対象認知・空間認知，病態理解の障害"日本高次脳機能障害学会 教育研修委員会 編．新興医学出版社，pp178-187，2021

2）Zihl J：Rehabilitation of visual disorders after brain Injury. Psychology Press, Hove, 2000（平山和美 監訳：脳損傷による視覚障害のリハビリテーション．医学書院，pp157-177，2004）

3）平山和美：失認に対するアプローチ．Medical Rehabilitation, 192：47-55, 2016

4）能登谷晶子：聴覚失認．"よくわかる失語症セラピーと認知リハビリテーション"鹿島晴雄 他編．永井書店，pp406-414，2008

5）中川賀嗣：触覚失認とその周辺．"よくわかる失語症セラピーと認知リハビリテーション"鹿島晴雄 他編．永井書店，pp415-424，2008

Q30 失認症の患者さんへの対応について教えてください

A 失認症は，多くは麻痺を伴わず，会話からは言語障害もみられないことから，周囲からは大変わかりにくい病態です．患者さんや家族，医療や介護スタッフにも十分に病態について説明し，よい対処方法を提示することが重要です．

エビデンスレベルⅢ

回答者
新貝尚子

1 視覚失認

● 見えないという自覚と不安の訴えが強い患者さんが多いです．見えているのに自力では意味がわからず言語化できないために混乱が生じやすいのです．目前にあるものを介助者がこまめに言語化して示すことが重要です．どうしてそのような状態になっているかも説明します．

● 重度な場合は立つことにも不安を示し，立つことさえ困難な場合がありますが，一方で，視野障害があっても空間無視が強くなければ，障害物にぶつからずに歩ける患者さんもいます．

● ベッド周りでは，手の届く範囲にリモコンやペットボトルなどを配置し，触覚や体性感覚で物を認識しやすくしたり，紐に引っ掛けると電気が消えるなどの環境調整を行い，視覚に頼らない方略を工夫したりすることが必要です．

● 食事の際は，左右の手に皿とスプーンなど食器を持たせると，自力で口に運ぶことが可能になりやすくなります．目前のメニューや皿の位置を一つひとつ口頭で説明することで，皿を替えて自力で摂取することが可能となることもあります（図1）．また，茶碗，お椀，主菜，副菜などの配置を一定にすることで，食事内容がある程度把握・推測しやすくなります．

● 家族には，目から入る情報だけがうまく理解できないが触ったり聞いたりすると理解できること，家族の顔も見てわからないことがあるが声をかけてあげるとわかること，言語や知能の障害ではないことなどを十分に説明し，患者さんが見えているはずの対象に，名前をつけて安心させてあげるよう助言します．

● 患者さんが気になっているであろう家族や仕事や友人のことなどについて，なるべく話題にして情報を提供してあげることも重要です．

2 聴覚失認

● 発症早期は，耳から入ってくる情報が理解できないことで不安や焦燥感にかられることが多いため，なるべく早く有効なコミュニケーションの方法をみつけて，患者さんと家族に提示することが重要です．

● 主には筆談が有効ですが，失語症を伴うこともあるので，筆談が有効なコミュニケーションの代替手段となりうるかを確認します．

● 患者さんによっては，発話の能力も著しく損なう場合があります．どういう病態なのかを患者さんと家族に十分説明する必要があります．

● 患者さんによっては読話が有効な場合があります．それも，口元を見せて声を出して話すという聴覚と読話を併用することで理解しやすくなる患者さんもいますので，十分に評価したうえで活用するようにします．

3 触覚失認

● 触覚のみで（閉眼で）物を触って判断するという機会が日常生活の中で少ないであろうことから，障害に気づかれない場合もあるといわれ，日常生活動作にそれほど支障をきたさない可能性があります．

● 損傷部位は一側で，対側の手に現れる障害ですので，

健側の手と視覚をなるべく活用するよう助言します.
●触覚失認に関しては，対象を触覚のみで認知する状況は日常生活の中ではあまりないことから，患者さん自身が自覚していないこともあるようです．評価して初めてわかる症候であるともいわれています.

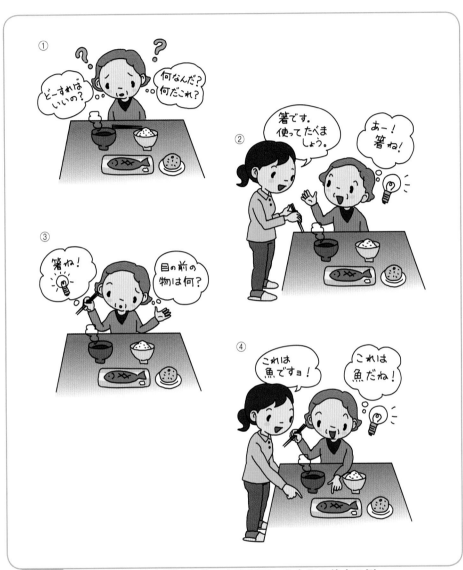

3

症状からみた高次脳機能障害へのアプローチ

図1 視覚失認（物体失認）患者の食事場面への介入の仕方の例
目前のものを一つひとつ言語化してあげることで食事が可能になる.

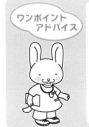

ワンポイントアドバイス

患者さん本人も，家族も，理解しにくい病態ですので，できないことやできることを見きわめ，十分に説明することが大切です．代償手段が必要であれば提供するようにして，患者さんのよき理解者になりましょう.

参考文献

1）種村留美：視覚失認のリハビリテーション．"対象認知・空間認知，病態理解の障害"日本高次脳機能障害学会 教育研修委員会 編．新興医学出版社，pp178-187，2021
2）能登谷晶子：聴覚失認．"よくわかる失語症セラピーと認知 リハビリテーション"鹿島晴雄 他編．永井書店，pp406-414，2008
3）中川賀嗣：触覚失認とその周辺．"よくわかる失語症セラピーと認知 リハビリテーション"鹿島晴雄 他偏．永井書店，pp415-424，2008

Q31 半側空間無視では生活のうえでどんなことが困難なのでしょうか？どんな症状があるのでしょうか？

A 半側空間無視は病巣と反対側の刺激に気づかず，日常生活（トイレ，食事，更衣，入浴，歩行など）のあらゆる場面で自立が難しくなります．また，運動麻痺，感覚障害やその他多くの重複障害を示すことが多いため，さらに自立度が低くなります．

エビデンスレベルⅢ

回答者
長嶺祥造

1 半側空間無視とは

●半側空間無視とは，病巣の反対側にある刺激に気づかない現象であり，麻痺や運動感覚によらないものです．一般に右利きの場合，右大脳半球が空間性注意に対して優位に作用するため，左半側空間無視が右半側空間無視よりも多く認められ，重度である場合が多いといわれています．

●左半側空間無視を呈している患者さんは，動作が遂行できる程度の身体機能を有していても，左半側空間無視のために自ら危険を回避できず，監視や介助を外すことができないことがあります．つまり日常生活における動作自立を妨げる大きな要因の1つと考えられます．

2 日常生活において困ること（表1，図1）

●半側空間無視患者は，臥床している段階からさまざまな困難を示します．例えば，左側から声をかけても相手をみつけられなかったり，食事を摂れるようになると，左側の皿に手をつけなかったり，お茶碗のご飯の右側だけを食べたりします．

●また，車いすとベッドの移乗では左側のブレーキをかけ忘れて転倒する危険があり，監視を要します．移動時には左側の人や物にぶつかってしまいます．

●このような無視症状ため，半側空間無視の日常生活の自立はなかなか難しいのです．

3 生活への介入

●食事場面では，自分の左側に用意された食事に気づかなかったり，食器内の左半分を食べ残したりします．また，非麻痺側からの刺激には容易に反応しやすい場面があり，他の患者の食事に手をつけてしまうことがあります．

●半側空間無視の患者さんは，自分が半側を無視していることに気づいていないことが大半を占めています（病識の欠如）．食事を含めて生活上では，無視症状そのものよりも，無視をしていることに対する無関心さが問題となることが多いです．そのため作業の失敗や他者からの指摘を受け，自分自身の状況に少しでも気づいてもらうことが重要となってきます．

●ただし，患者さんは，リハビリテーションも含めて，

表1　日常生活で困る動作

食事動作	・左側にある器，スプーン，箸に気づかない ・器の中の左側にある食べ物に気づかない
移動動作	・左側にいる人や障害物に衝突する ・車いす駆動時，歩行時に徐々に右側へ寄っていく ・左側の曲がり道や扉に気づかない ・車いすの左側のブレーキをかけ忘れる，外し忘れる
排泄動作	・左側の呼び出しボタンやトイレットペーパーを見つけることができない ・左側のズボンの引き上げが不十分
更衣動作	・左側の袖に腕を通さない ・左側の襟を直せない ・左側のズボンに足を通さない ・上着を脱いだときに左手が袖から抜けきらないうちに動作をやめる ・左足の靴を履き忘れる
入浴動作	・身体の左側を洗い忘れる ・右側の髪ばかりを洗う ・シャンプーや石鹸を探せない

失敗を繰り返したり，他者から何度も指摘を受けたりという経験をするので，ストレスを蓄積しやすい

です．そのため，本人のパーソナリティや精神面を考慮しながら介入しましょう．

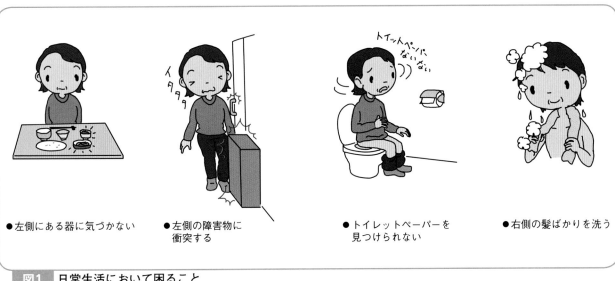

●左側にある器に気づかない　●左側の障害物に衝突する　●トイレットペーパーを見つけられない　●右側の髪ばかりを洗う

図1　日常生活において困ること

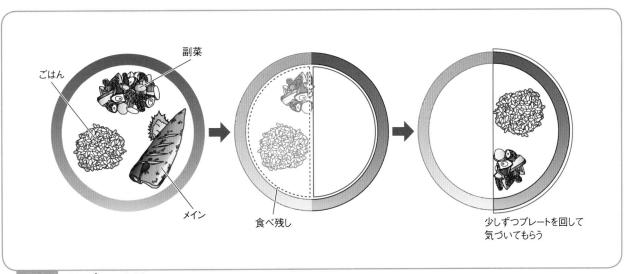

ごはん　副菜　メイン　食べ残し　少しずつプレートを回して気づいてもらう

図2　ワンプレート皿

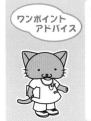

ワンポイント
アドバイス

食事場面ではワンプレート皿（図2）や仕切り皿を利用する，車いす坐位では左アームレストへ目立つ印をつけるなど，左側への手がかりを見つけやすくするなどの工夫をします．

引用・参考文献

1）日本作業療法士協会 監修："作業治療学5 高次脳機能障害（作業療法全書［改訂第3版］第8巻）"．協同医書出版社，2011
2）鎌倉矩子 他："高次脳機能障害の作業療法"．三輪書店，2010
3）宇野 彰 編著："高次脳機能障害の臨床 実践入門"．新興医学出版社，2002

Q32 半側空間無視の診断にはどんな検査がありますか？

患者さんを観察し，日常生活場面での評価をしていきます．机上課題でのスクリーニングとしては，線分抹消課題，線分二等分課題，模写課題の検査があります．標準化された検査としては，行動性無視検査日本版（BIT）では，カットオフ値が定められており，検査上の半側空間無視の有無を判定することができます．

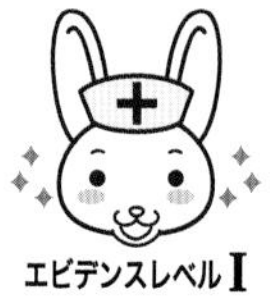

エビデンスレベルⅠ

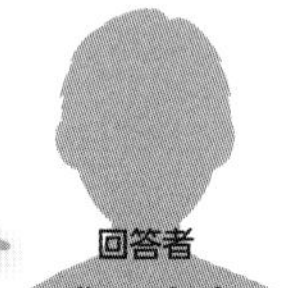

回答者
成田弥生

1 視覚・視野障害の有無や認知症との鑑別

● 視力や視野など基本的な視機能が対象認知可能なレベルかどうかを確認していきます．左同名半盲を合併している場合があり，あらかじめ視野検査を行い，検査は障害のない残存視野内に提示することが重要です．左同名半盲は左半分の視野が欠け，左側を見ることができませんが，視野を自由に動かせば左側も見ることができます．しかし，半側空間無視の場合は，視線を動かしても対象物の左半分を認知することができません．

● 改訂長谷川式簡易知能評価スケール（HDS-R）またはミニメンタルステート検査（MMSE）を実施し，課題に対する集中力や認知症の有無を評価しておきます．WAIS-R成人知能検査の言語性検査は，代償戦略の獲得などリハビリの有効性を予測するうえで役立ちます．

2 患者さんの観察

● 頸を右に回旋し眼も右を向いていることが多い場合は，重度の半側空間無視が疑われます．左側からの声かけにも左方向に顔を向けることができるか観察します．

● 頭部や体幹のベッド上での位置がいつもかたよって寝ている場合にも半側空間無視が疑われます．端坐位・立位においても姿勢の影響が観察されることがあります．

● 中等度以下の半側空間無視では，観察以外に検査で明らかになっていきます．

3 スクリーニング検査

● 急性期では，ベッド上でも紐や聴診器を患者さんの目の前に水平に見せ，真ん中だと思うところに触れてもらう方法や指を5本出し，何本か問う方法があります．

a）線分抹消試験（図1）

● 40本描かれている線分を一つひとつ抹消していく課題です．中央4本は採点対象外であり，1本でも残ると異常と判断します．見落とし分は左側への注意を促せば気づき抹消できるのか合わせて評価していきます．

b）線分二等分試験（図2）

● 20cm程度の直線の真ん中だと思うところに印をつける課題です．2回行い，中心からのズレを計測し平均を求めていきます．右より1cm以上ズレている場合に異常と判断します．両端を確認してもらい行っ

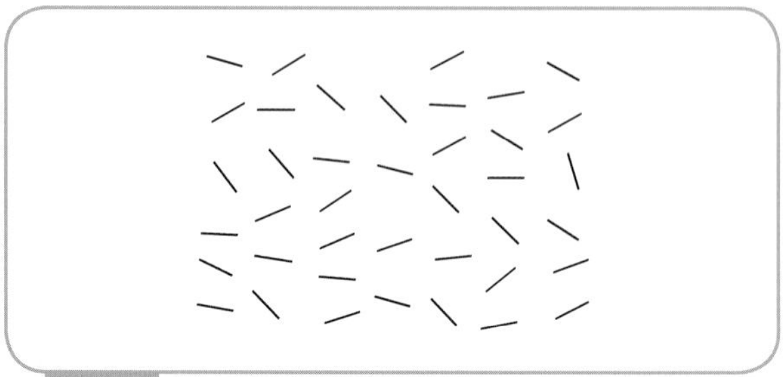

図1　線分抹消試験

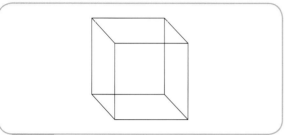

図2 線分二等分試験

図3 立方体描写

た場合，ズレが改善するのか確認しておくと治療にも結びつけていくことができます．

c) 立方体描写（図3）

●手本を提示し，同じように描き写してもらう課題です．図の一部を描き落としていないかを観察し，左右差に注目して評価します．左側の脱落は典型的な半側空間無視の所見となります．

4 スクリーニング検査で無視所見があった場合

●スクリーニング検査で無視所見があった場合，さらに検査を進めていきます．

a) ダブルデイジー

●左側の花をすべて見落としたり，右側の花であっても右側の花びらを見落としてしまう症状がみられます．

b) 横書き文音読

●横書きの文章を音読させると，行の左端の単語を見落とす，読み始めや改行に戸惑い，文章の意味が読み取れなくなってしまう場合は半側空間無視ありと判断できます．

ワンポイントアドバイス

患者さんによって症状の現れやすい課題が異なることも多いです．患者さんの観察，病棟での実際の日常生活場面の評価，机上検査と合わせて総合的に判断する必要があります．

c) 時計試験

●左右対称的な課題とし，描かれた左右差に注目して評価します．

5 標準化された検査

・標準高次視知覚検査（VPTA）の視空間認知の項目
・行動性無視検査日本語版（BIT）

●BITは机上で行う通常検査と日常生活場面を反映させた行動検査からなります．場面によって症状の現れ方が違い，個人差も大きいといわれており，客観的な重症度の判定が可能となります．

6 ADL評価

●食事：左側の器に手をつけるか，器の左側の食べ物を見落としていないかなど，観察していきます．

●更衣：衣類の左右上下がわからずうまく着られないことがあります．また，右側だけ袖を通し左側の通し忘れがないか確認します．

●整容：洗顔や髭剃りのやり残しがないか確認していきます．

●車いす操作時，左側にある障害物に接触することがないか，ブレーキのかけ忘れはないか，左上肢の管理などを観察していきます．

●離れた空間で無視がないか評価していきます．離れた場所にある障害物やトイレの位置がわかるか，実際の行動で検査していきます．右方向ばかり探してうまくたどり着けない場合，離れた空間での無視があると考えられます．

7 半側身体失認や病態失認の有無

●身体の左右を無視されていないか観察します．指定した左側の身体を指で指示してもらいます．うまく触ることができない場合，身体に対する無視があると考えられます．また，ベッド上や車いす乗車時での左上下肢の肢位がどうなっているかを観察します．

●患者さん本人は左側を無視していることに気づかず，指摘しても認めず病識が欠如していることも多いです．

参考文献

1）鹿島晴雄 他編："よくわかる失語症セラピーと認知リハビリテーション"．永井書店，2008
2）鈴木孝治 他編："高次脳機能障害マエストロシリーズ(3)リハビリテーション評価"．医歯薬出版，2006

Q33 半側空間無視の脳の損傷（障害）部位について教えてください．どうして症状が現れるのでしょうか？

多くは，側頭・頭頂・後頭葉接合部，あるいは頭頂葉後部下方の下頭頂小葉を中心とされていますが，右半球損傷のどこにおいても無視が起こる可能性があります．

エビデンスレベルⅡ

回答者
長嶺祥造

1 半側空間無視の病巣

- 右半球の脳血管障害において半側空間無視の頻度が高いのは，その病巣の多様性にも起因しています．

- 無視を生じやすい病巣部位は，側頭・頭頂・後頭葉接合部，あるいは頭頂葉後部下方の下頭頂小葉を中心とする領域とされてきました（図1a）．この部位を含むのは中大脳動脈領域であり，その後半部または全域（図1b）の脳梗塞例に無視が多くみられます．

- しかし，無視は前頭葉（図1c）や深部の病巣でも起こりえます．被殻出血や視床出血でも損傷範囲が大きい場合には，慢性期に無視を残すことが少なくあ

りません．さらに，前脈絡叢動脈閉塞により内包後脚，外側膝状体，視放線起始部が損傷された場合に比較的に多く出現します（図1e）．

- 後頭葉においては，その内側面にある視覚野の損傷のみでは，無視が持続性となることはありません．しかし，後大脳動脈領域の脳梗塞では，視覚後部の梗塞を伴う場合，あるいは，側頭葉内側部に大きく梗塞巣が拡がる場合に無視が起こります（図1d）．

- 以上のように，右半球の脳血管障害は，ラクナ梗塞を除きほとんどどこに生じても無視が起こりえるのです．

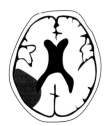 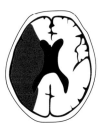 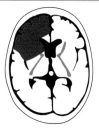 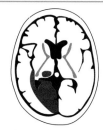 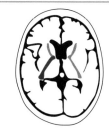

a：右側頭-頭頂接合部
　または下頭頂小葉病巣

b：中大脳動脈領域
　脳梗塞

c：前頭葉病巣

d：後大脳動脈領域梗塞で
　視床後部の穿通枝領域
　の梗塞を伴う病巣

e：前脈絡叢動脈領域
　脳梗塞

図1　半側空間無視を生じる病巣

（石合純夫：“高次脳機能障害学 第2版”．医歯薬出版，p164，2012より引用）

ワンポイントアドバイス

責任病巣が多岐にわたるため，損傷部位の特定は難しいです．CTやMRI上の病巣が右半球のどこにあっても，半側空間無視の存在を念頭において診察する必要があります．

引用・参考文献

1）鹿島晴雄 他編：“よくわかる失語症セラピーと認知リハビリテーション”．永井書店，2008
2）鎌倉矩子 他：“高次脳機能障害の作業療法”．三輪書店，2010
3）酒向政春：半側空間無視（失認）に関するエリア．ブレインナーシング 31（4）：394-397，2015

Q34 半側空間無視の患者さんのリハビリテーションについて教えてください

A 日常生活において自ら左方向へ注意を向けられるように介入を行いますが，その方法は，①環境調整，②左方向への探索，③動作手順の取得，④動作中における介入，⑤外的手がかりの大きく5つに分けられます．これらの方法を活用しながら，半側空間無視の存在を念頭においた，幅広い場面でのリハビリテーションを実施していくことが必要です（図1）．

エビデンスレベルⅡ

回答者
長嶺祥造

1 環境調整（静かで視覚刺激の少ない環境下から開始）

●訓練開始当初は特に注意集中が困難である場合があります．右側からの声や物音，人物などが視野に入ると，そちらに気が逸れやすくなります．そのため，

右側にパーテーションや壁などを用意し，刺激がない環境で訓練を実施していくことが必要です．

2 左方向への探索（机上で左方の探索領域拡大を目指す）

●確実にできるものから開始し，段階的に難度を上げ

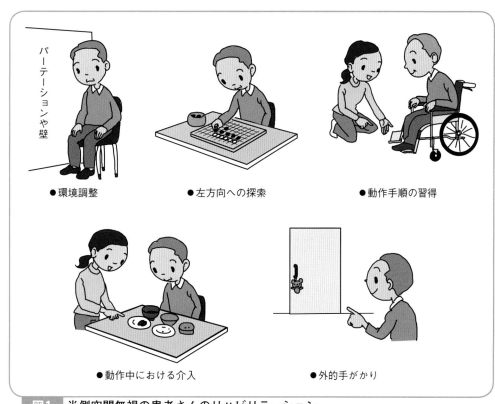

●環境調整　　　●左方向への探索　　　●動作手順の習得

●動作中における介入　　　●外的手がかり

図1 半側空間無視の患者さんのリハビリテーション

ていきます．食事場面で食器の数を数えさせたり，一つひとつを持ち上げたりします．机上の訓練では，碁石などをテーブルに並べ，少ない数から徐々に数を増やし，範囲を広げていくことを実施します．

3 動作手順の習得（手順を覚えて見落としを防ぐ）

●検査では身体に対する左半側空間無視が認められないにもかかわらず，起居動作や移乗動作，車いす駆動において，左上下肢の存在を忘れてしまうことがあります．このような場合は動作手順を覚えてもらったほうが，効果的であるかもしれません．

●まずは手順を覚えてもらうために，動作を行う前に，手順を患者さんに説明し覚えてもらいましょう．それから動作を開始します．途中で見落としが認められた場合は，動作を止めて，何かやり忘れていることはないか確認してもらいましょう．

4 動作中における介入（適宜声かけや誘導を行う）

●食事動作ではお皿の数が何枚あるのか確認したり，○○が残っていると具体的に伝えたりします．それでも，左側の食べ残しがある場合は，お皿を回し，気づいてもらいます．

5 外的手がかり（目印をつけ行動を手助け）

●病室の入り口がどの部屋でも同じ色である場合，自室が目立つような目印（ぬいぐるみなど）を置くな

どします．

●上記に介入方法を示しましたが，多くの高次脳機能障害と同様に，半側空間無視でも訓練効果の汎化は難しいです．視覚的探索を組織化，強化する視覚操作訓練も試みられますが，それよりも半側空間無視の存在を念頭においた，幅広い場面でのリハビリテーションのほうが効果的といえます．病識を促すために左側の見落としを指摘する必要がありますが，行動場面にはなかなか還元されません．また，見落としに対する過度の指摘は訓練意欲を低下させることもあるので注意が必要です．

●重度の患者さんでは，右側の刺激の存在が左方探索を悪化させます．そこで，並べた積み木を片づけながら左方へ探索させるなど刺激密度を減らす工夫が必要です．

●一方，「左，左」と声に出させて注意を促す訓練は，患者さんの主観的な左にとどまり，有効とならないことが多いです．そこで，車いすの左ブレーキや食事のトレイの左端など注意すべき部分に「目印」をつけるとよいでしょう．

●目印は訓練達成後に除去しても効果が持続することがあります．ただ，効果は訓練した状況に限定され汎化しにくいことがあります．その点でもさまざまな場面を想定した訓練が重要といえます．慢性期に残った半側空間無視が，検査上でも日常生活場面でも完全に消失することは難しいですが，患者さんが生活する空間内で代償可能となる場面もあり，病室や自宅での生活に早く慣らすような取り組みが必要です．

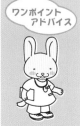

ワンポイントアドバイス

急性期においては，半側空間無視を矯正するよりもコミュニケーションをとりやすくし，状況理解を促進し，精神的安定を得ること，また精神機能を高めることに主眼をおきます．

参考文献

1）鹿島晴雄 他編："よくわかる失語症セラピーと認知リハビリテーション"．永井書店，2008
2）日本作業療法士協会 監修："作業治療学5 高次脳機能障害（作業療法全書［改訂第3版］第8巻）"．協同医書出版社，2011
3）鎌倉矩子 他："高次脳機能障害の作業療法"．三輪書店，2010

Q35 半側空間無視の患者さんへの対応について教えてください

A 患者さんを観察し，一人ひとりに合わせたかかわり方を考え，病棟，リハビリテーション，家族で統一した方法で介入していきます．周囲の環境を調整することで，生活上の障害が少なくなることがあります．

エビデンスレベルⅡ

回答者
成田弥生

● 半側空間無視の患者さんに多くみられる症状には，
  ・食事の際，左側の器に気づかず左半分の食物を残す
  ・左からの声かけに気づかない，右に振り向く
  ・廊下移動の際に左側の障害物にぶつかる
  ・自分の病室が左側にあるとみつけられない
  ・ナースコールや眼鏡を左側に置くとみつけられない
  ・頭部，体幹が右へ偏位している
などがあり，その症状に気づかないことが多く，日常生活においての無視側に注意を向けやすくする工夫や環境設定が必要となります．

1 コミュニケーション

● 右向き傾向のあるような重度の患者さんでは，空間のつながり・連続性がもてるように，患者さんの気づきやすい右側から刺激し，その注意を次第に左側へと移行するのが望ましいでしょう．すなわち「重症例ではまず右から左へ」となります．

● 軽〜中等度の患者さんでは，あえて左側から声かけをし，慣れてきたら正面へと徐々に声かけする位置を変化させてみます．左からの声かけを繰り返すことで徐々に声かけに反応し，左側へも意識が向けられるようになってきます．

2 日常生活

● 病棟は自宅と違い，患者さんには慣れない生活環境となります．半側空間無視の患者さんは一側の情報が入ってこない，もしくは一側の情報ばかり入って

くるため，病棟で自室をみつけられなくなることがあります．

a) 病室・ベッド周囲

● 自身の病室がわかるように，病室の位置やベッドの位置を考慮する必要があります．病室前に目印となるものを設置するのもよいでしょう．ベッド周囲では，ナースコールや眼鏡など，置かれている位置によっては気づくことができません．

● また，左側には何もない状況にするのではなく，テレビの設置位置は左側にしたり，少しでも左側からの刺激が入りやすく，意識を促しやすい配置にしてみるなど，身の回りの環境設定が必要になります．

b) ADL

● 食事では「ここに○○があって○品あります」など，あらかじめ位置や数を伝えます．初めは食べやすいように体の右側にセッティングし，器を回転させたり，徐々に正面に移したりしていきます．見落とし部分を声かけで促しながらご自身で食器に意識を向けてもらえるように援助を行います．

● 洗顔，髭剃りなどの整容動作は鏡を見ながら確認していきます．

● 更衣では，左袖がみつけられないことも多く，目印となるリボンなどをつけて意識が向くよう工夫していきます．

c) 歩行，車いす移動・操作

● まっすぐ進むことが困難なことが多く，右寄りを歩いてしまったり，左側の壁にぶつかったりするため，危険物や障害物となるものを置かないことが大切です．

●車いすのブレーキ忘れやフットレストの状態確認を忘れてしまうことも多く、そのまま次の行動に進んでしまうことがあり、危険を伴います。ブレーキ操作の際には「ブレーキ右・左」と声に出しながら行ったり、左側のブレーキの柄を長くして色をつけたり（図1）、フットレスト部分にも注意が向きやすくなるよう色をつけたりする工夫が必要です。

d）刺激入力

●無視している半側に注意を向けてもらうために、どんな刺激が入力されやすいのか日常生活場面や訓練場面で捉えていきます。一番多く用いられているのは声かけによる聴覚刺激になります。他にも視覚刺激、体性感覚刺激など、患者さんの行動や状況に合わせてかかわります。

e）本人への意識づけ

●高次脳機能障害は本人が空間や身体を無視していることに対する病識が欠如していることも多く、訓練を実施することについて本人の納得が得られにくいことがあります。自身の状況に気づいてもらい、自ら改善してもらうような工夫や意識づけが必要になります。評価に基づいて、日常生活・学校・職場などでの問題点を明らかにし、本人に理解してもらうことが大切です。

f）家族指導

●患者さんの障害についてどのように受け止めているのか情報収集が必要となります。

●障害の説明を行い、患者さんの症状を理解してもらいましょう。

●家族の協力も必要になります。

●リハビリテーション場面を見学してもらい、障害の理解や援助方法を指導していきます。

●患者さんにとって入力されやすい刺激・方法を用いながら、同じ手順で繰り返し行っていくよう指導していきます。どう対応していくかを理解してもらいながら、退院後も支援していく体制を整えていきます。

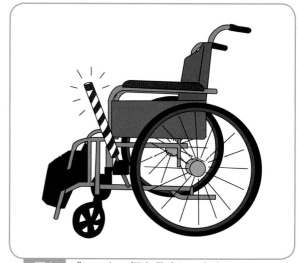

図1 ブレーキの柄を長くして色をつける

ワンポイントアドバイス

本人がどのような刺激に反応しやすいのか観察・評価し、対応していきましょう。注意ばかりするのではなく、本人が気づける言い方をみつけ対応していくのが望ましいでしょう。

参考文献

1）落合慈之 監修："リハビリテーションビジュアルブック"（第2版）. 学研メディカル秀潤社, 2016
2）鹿島晴雄 他編："よくわかる失語症セラピーと認知リハビリテーション". 永井書店, 2008

Q36 地誌的障害では生活のうえでどんなことが困難なのでしょうか？どんな症状があるのでしょうか

A 視空間性障害，前向性見当識障害，街並失認，道順障害などにより道順がたどれなくなり，自宅から駅までの通い慣れた道などの馴れた空間で迷ったり，地図上で場所を示したり地理的位置関係を口頭で答えることができなくなります（表1）．

エビデンスレベルⅡ

回答者
村木 慈

1 街並失認（ランドマーク障害）（表1, 2）

● 熟知した固有の建物や風景に対する失認です．

● 自宅や近所のよく知っている風景を見ても既知感がなく，誰の家なのか，どこかがわからなくなる状態です．

● 建物（ホテルや学校，家，マンションなど）の用途や何のための場所かの識別は可能であり，建物の写真の異同の識別やマッチングは比較的保たれています．

● 目的地への地図を思い浮かべるなど空間関係を判断する能力自体は保たれています．移動が困難となるのは，目の前の街並の同定が困難となり，道順をたどるうえで街並（建物や風景）が指標として利用できないためです．

● 発症後，何度も見る建物や風景についてもどこであるかはわかりません．

● 一方，熟知した場所に関する道順の説明や地図の描画は可能であることが多いです．

● 患者さんは自宅までの道順について大まかな口頭説明はできても，実際の街並みを歩くと住み慣れた家や近所の建物がわからず通過する人や「よく知っているはずの建物や風景を見ても初めて見るような感じでピンとこない」と訴える人もいます．

● 「ボーっとしていたから気がつかなかった」「自分の家を忘れるなんてバカになったわ」と表現する人もいるため，正しい病態理解の促しが必要となります．

2 道順障害（表1, 2）

● 目印となる固有の建物や風景は認知でき，周りの風景や今いる場所もわかりますが，そこから目的地までの道順や方角がわからなくなった状態です．

● 熟知した道順や2つの場所の位置関係について説明できません．また，よく知った土地の地図を描いたり，地図上に建物の位置を示すことができません．

● 患者さんは建物や風景の認知は可能であり，慣れた建物に対する親しみはあるものの曲がる方角を間違えてしまい道に迷います．方角や位置関係がわからない病態を理解するまでに時間がかかる人もいます．

3 他の症状との違い

● 視空間性障害に地誌的障害が目立つ症例もありますが，一般的には半側空間無視や視覚性注意障害（バリント症候群）などが伴う場合には，街並失認，道

表1　地誌的見当識障害の分類

分　類	障　害
街並失認	目印となる固有の建物，風景の失認
道順障害	地図のイメージと道順に関する方角障害

表2　街並失認と道順障害との症状の対比

	街並失認	道順障害
熟知家屋・街並の同定（旧知）	×	○
病院内の場所認知（新規）	×	○
熟知地域の地図の口述（旧知）	○	×
病室の位置関係の記銘（新規）	○	×

○：正常　×：異常

順障害との区別が必要です.

● 左半側空間無視の影響から左に曲がれず，右に曲がってしまうような場合では地誌的障害とはいわず，半側空間無視の1つの症状として捉えられます.

● バリント症候群では全般的な視空間能力の障害により，見渡せない範囲に配置されている対象の空間

係の把握も困難になります．しかし道順障害ではそれらは保たれており，見渡せる範囲に限らず空間関係を把握する場面での障害が認められます.

● 半側空間無視がないことや他の神経心理学的症状，認知症の有無を確認する必要があります.

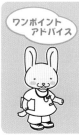

ワンポイントアドバイス

家族は患者さんが認知症だから迷子になると誤解する場面が少なくありません．どのような建物や風景がどの程度理解し説明できるのか細かく問診し，どの段階で問題が生じているのか症状の整理整頓を行いましょう.

参考文献

1）石合純夫："高次脳機能障害学"．医歯薬出版，pp100-101，2003

右脳の障害と左脳の障害

　一般的に脳の左半球に障害を受けると右麻痺が出現し，失語や失行など自己の表出にかかわる機能の障害が起こりやすく，右半球に障害を受けると左麻痺が出現し，半側無視や失認など周囲との関係性の創造にかかわる機能の障害が起こりやすくなります.

　自宅復帰の際には，一見，利き手が使いにくくコミュニケーションに障害をもつ左半球損傷の患者さん（俗に言う右麻痺患者）が自宅復帰しにくい印象ですが，実際は右半球損傷の患者さん（左麻痺患者）のほうが自宅復帰後に難渋することが多いようです.

　もちろん失語でコミュニケーションがとりにくいことや利き手が使えなくなることも大変です．しかしそれ以上に右半球の損傷で周囲との関係性がうまく築けずに，「空気が読めない」「自分勝手」「前と性格が変わった」などと捉えられやすく，自宅復帰後に家族が介護負担を強く感じやすいのかもしれません.

　一概に上記のように右麻痺，左麻痺で分けるのは乱暴ですが，右麻痺患者さんは以前の自分と今の自分を比べ，できないことを考え落ち込みやすい傾向にあるようです．反対に左麻痺患者さんは周囲の環境との関係性を築くのが苦手なため，比較的楽観的で周囲がどう思っていても気がつかずに過ごしてしまうことが多いようです.

　家族をフォローする際にも本人が病前とどのように変わっているのか，家族から情報を収集し，患者さんの経時的な変化を観察しながら，自宅での生活を家族がフォローしやすいように環境を調整するのも重要なアプローチの1つです.

（森田 将健）

Q37 地誌的障害の診断にはどんな検査がありますか？

決まった検査項目はなく，症状に合わせた検査が必要です．標準高次視知覚検査（VPTA）の地誌的見当識項目や街並の同定・形態認知，建物の外観の想起，地域内の建物の位置や方角の想起を行います．

 エビデンスレベルⅢ

 回答者
村木　慈

1 前段階となる基本的な評価

●「自宅付近などの熟知した場所で道に迷う症状」を地誌的障害といいます．病巣と障害により分類確認を行い，詳細な検査として次項目の評価を行います．

●前段階として，意識障害，認知症，全般性記憶障害，半側空間無視など他の神経症状や神経心理症状によって説明不可能であることを確認する必要があります．

●意識状態（JCS，GCS），注意・集中力や感情の障害の有無，会話内容の信憑性，記憶面のスクリーニングを行います．

●記憶障害は道に迷う症状の原因になりますが，前向性健忘が主体であれば熟知した土地での問題は少ないです．ただし病巣部位として海馬傍回が損傷されていることが多く，海馬も含まれるため記憶検査は重要となります．

●視覚認知として視覚形態処理（視覚像がどの程度，見えているのか・認知しているのか・記憶しているのか）の評価が必要となります．詳細はQ27の検査項目を参照してください．

●半側空間無視は，右大脳半球の損傷であれば起こりうる症状であり，右後大脳動脈領域の梗塞でも頭頂葉の病巣を含む場合には，少なからず認められます．

●半側空間無視のスクリーニングとして右折傾向などのような行動面や一側の食べ残しなど食事場面等の作業分析も重要となります．

●街並失認は道順の言語化による代償が行いやすいですが，代償方法が有効となるためには記憶障害，失語や失読，知能低下の確認が必要です．したがって知能検査，失語症検査（読みの検査を含む）のスクリーニング検査も行いましょう．

●大脳半球損傷側・部位と症状との関係を理解し，画像診断の所見と合わせます．

2 地理や場所に関する検査（表1）

a)熟知した街並（建物・風景）の同定

●旧知あるいは新規の場所の建物や風景の写真を見せて何の建物か，どこの風景かを答えてもらいます．街並失認ではこれらの同定が困難で「わからない」「見覚えがない」などと答えることが多いです．建物の付属物（例えば塀の模様，郵便受けの形，門の形）などが，その建物の特徴であれば特徴をたよりに正解することもあります．道順障害ではこの検査に異常はありません．

表1 街並失認と道順障害の検査所見

検査項目	街並失認	道順障害
（1）熟知した場所の街並の同定		
①旧知の場所	×	○
②新規の場所	×	○
（2）街並（建物・風景）の形態認知	○	○
（3）熟知した建物の外観の想起		
①旧知の場所	○または×	○
②新規の場所	×	○
（4）熟知した地域内での		
①建物の位置の想起	○	×
②2地点間の道順（方角）の想起	○	×

○：可　×：不可

〔高橋伸佳：街並失認と道順障害．BRAIN and NERVE 63（8）：830-838，2011より転載〕

b) 街並の形態認知・識別

● 患者さんにとって未知の建物や風景の写真を見せて
特徴を口頭で説明したり，2枚の写真を同時に提示
してその異同の判定（異同弁別），あるいは1枚の写
真を提示し，同時に提示した数枚の中から同じもの
を選択してもらい評価します．街並失認，道順障害
とも，この検査では異常はありません．

c) 熟知した建物の外観の想起

● 旧知の場所や，本人の生活歴と照らし合わせて，病
前からよく知っていたと思われる自宅や自宅付近の
建物の外観について想起してもらい，熟知度の有無
を確認します．呼称が困難な場合では所在地や知っ
ている事柄などを述べてもらいます（A：国会議事
堂，B：金閣寺，C：富士山，D：東京駅）（図1）.
道順障害では，この検査に異常はありません．

d) 熟知した地域内での建物の位置・2地点間の方角の想起

● 熟知しているはずの地域の地図を見せて2地点間の
方角を想起してもらいます．あるいは地図全体を描
いてもらってもよいでしょう．街並失認では可能で
すが，道順障害では障害が明らかとなります．

e) 見取り図の描写

● 自宅内部（旧知）と院内内部（新規）の見取り図を
描いてもらいます．道順障害では旧知・新規ともに
障害されることが多く，街並失認でも病院内の見取
り図は不正確なことがあります．

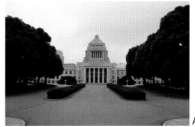
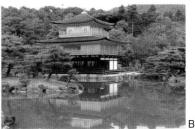
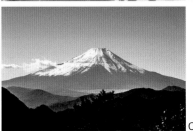
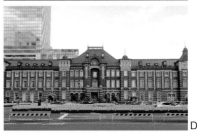

図1 旧知の場所について呼称と知識を話しても
らう

ワンポイント アドバイス

患者さんの訴えの他，道順の口述課題，地図描
画，旧知・新規の風景認知検査が重要です．道
順を言語化した代償が有効的か判断するために
も半側空間無視のスクリーニングや知能検査，
失語症検査・解釈も必要です．

参 考 文 献

1）高橋伸佳 編："街を歩く神経心理学"．医学書院，2009
2）高橋伸佳：街並失認と道順障害．BRAIN and NERVE 63（8）：
830-838，2011
3）種村 純 他：視覚失認，相貌失認，街並・道順障害．Modern
Physician 21（3），2001
4）石合純夫："高次脳機能障害"．医歯薬出版，2003

Q38 地誌的障害の脳の損傷（障害）部位について教えてください．どうして症状が現れるのでしょうか？

A 街並失認は側頭後頭葉（海馬傍回）−海馬系の障害，道順障害は頭頂後頭葉内側−海馬系の障害といわれています．

エビデンスレベル**Ⅲ**

回答者
村木　慈

症状からみた高次脳機能障害へのアプローチ

1 視覚情報処理の流れ

●視覚性失認の1つである街並失認を理解するには，一次視覚皮質から次の処理過程を知っているとわかりやすいでしょう．

a) 上下（背背側，腹背側，腹側）

●背背側：頭頂葉の上部へ伝達され，対象の位置や運動や形の情報を無意識に処理し，行為を直接コントロールします．

●腹背側：頭頂葉の下部へ伝達され，対象の位置や運動を意識することができます．

●腹側：頭頂葉へ伝達され対象の形や色の情報を意識し，認識する過程に関与しています．

b) 左右（言葉のしやすさ）

●言葉に依存する度合いが左大脳半球は大きく，右半球は小さいです．視覚的特徴としても物品が何かという分析は左半球が関与しやすく，風景などの分析は右半球優位となります．

c) 外則と内側（進化上の新・旧）

●大脳の内側中央には情動や記憶など辺縁系とよばれる古い領域があります．新しい機能をもつ大脳領域の発生に対して，辺縁系に近い内側から外側へと順に情報処理能力が付け加えられてきました．

d) 後方から前方（処理の進行）

●一次視覚皮質に到達した視覚情報は，順次前方に送られながら処理が進行します．初めは①視野の特定の場所の情報を分析する領域，②特定の視野に限ら

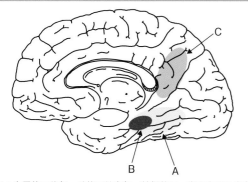

A：海馬傍回後部，舌状回前半部，紡錘状回．街並失認の病巣
B：海馬傍回後部，新規の場所のみでの街並失認の病巣
C：脳梁膨大後域〜楔前部．道順障害の病巣

図1 街並失認の病巣の模式図
〔平山惠造 他編：“脳血管障害と神経心理学（第2版）”．医学書院，p251，2013を参考に作成〕

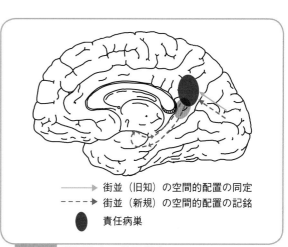

──▶ 街並（旧知）の空間的配置の同定
----▶ 街並（新規）の空間的配置の記銘
● 責任病巣

図2 道順障害の発現機序
（河村 満：地理認知障害─街並失認と道順障害．Equilibrium Research 62：279，2003より引用）

ずに対象がもつ視覚的な性質を分析する領域，③視覚に限らず対象についての判断を行う領域へと情報が送られていきます．

2 街並失認（図1）

● 責任病巣は右側あるいは両側の海馬傍回後部，舌状回前半部とそれに隣接する紡錘状回とされています．原因として右後大脳動脈領域梗塞が多いです．

● まれに新規の場所のみで街並障害を呈する症例もあり，病巣は海馬傍回後部に比較的限定しているという報告もあります．

● 街並の視覚記憶像そのものは保持されています．しかし情報処理過程で腹側に問題が生じ，視覚情報が記憶像へ伝達される過程での障害が考えられます．

● 特に海馬傍回は新規の街並を記銘するための最終処理を行い，その情報を海馬傍回から海馬へと伝達しているといわれています．

3 道順障害（図2）

● 責任病巣は脳梁膨大後皮質，帯状回後皮質，楔前部により起こります．原因として脳出血が多いです．

● 機能学研究では脳梁膨大後域のうちブロードマン30野が賦活され，症状は1～2ヵ月で消失することが多いとされています．

● 脳梁膨大後皮質は海馬・海馬傍回，後頭葉，前頭前野との結合が強く，帯状回後皮質は頭頂葉外側部や後頭葉と，楔前部は頭頂葉外側部や帯状回後部と密に連絡しています．

● 帯状回後皮質と楔前部は頭頂後頭葉からの建物・風景からの視覚情報と頭頂葉外側部からの「見通せる範囲」の視空間情報とを統合します．帯状回後皮質と楔前部は「地図」上に空間的位置を定位する機能をもつといわれています．

● 一方，情報処理過程において腹背側ルートに問題が発生することで，脳梁膨大後皮質は作成された新規の「地図」を記銘するための最終処理を行う領域に障害が出るとも考えられます．

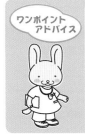

ワンポイントアドバイス

地誌的障害は認知症や意識障害，全般性記憶障害，半側空間無視など他の神経症状によって説明不可能な場合と定義されており，視覚情報処理過程も含めた病巣との照らし合わせも重要となります．

参考文献

1）石合純夫："高次脳機能障害学"．医歯薬出版，pp100-101，2003
2）原 寛美 監修："高次脳機能障害ポケットマニュアル"．医歯薬出版，p146，2011
3）河村 満：地理認知障害―街並失認と道順障害．Equilibrium research 62：275-283，2003
4）河村 満 編："急性期から取り組む高次脳機能障害リハビリテーション"．メディカ出版，p54，59，2010
5）平山惠造："脳血管障害と神経心理学 第2版"．医学書院，p251，2013

Q39 地誌的障害の患者さんのリハビリテーションについて教えてください

目的となる部屋や場所に印をつけたり，建物や構造の一部を目印とします．道順障害では目的地までの目印を順に言語化します．街並失認では道案内の言語的手がかりや矢印などを利用します．

エビデンスレベルⅢ

回答者
村木　慈

1 リハビリテーションでの訓練

● 訓練方法は文献において散見されますが，確立はされてはいません．

● 治療目的として，①地誌的障害の改善を促す，②地誌的障害の改善が乏しくても病識を向上させ適応行動に導くことが重要です．

● 訓練の段階づけとして，①机上課題における街並の同定や形態認知，外観の想起課題や道順の想起課題から実際の日常環境，②病室→病棟→リハ室など課題の達成状況に合わせてペースや難易度を変更して行動範囲を広げます．

● それ以前に，基本的な視知覚の機能や視覚形態処理，空間認知の問題がある場合は，それに対する練習から始め，図形の模写や視覚的に複雑な図の認知課題，絵の説明課題などを行います．

● 半側空間無視や視覚認知障害が合併している可能性があるときは "移動する際は周りをよく確認させ，一定の方法で探すように教示（非無視側から無視側へ順に検索するなど）" "危険物や障害物を置かない" "部屋やトイレに印をつける（半側空間無視がある場合は両側）" など，合併している症状の軽減をはかる工夫も必要です．

2 リハビリテーション方法（図1）

a) 街並失認

● 街並失認に対するリハビリテーションの報告は道順障害と比べて少ないです．

● 道順をたどるうえで目印となる家屋や街並といった

指標の認識ができないため，これらの指標となるランドマーク写真を地図上に貼付し，ランドマーク写真と目の前の物とを照合することで代償する方法が有効と考えられています．

● 道案内の文字や看板情報を有効活用し，反復練習による学習を促し，慣れた環境において独居生活を送れるまでに改善している場合もあります．

● 具体的な訓練方法として

・写真と写真のマッチング

・熟知した建物の写真の外観を言葉で説明してもらう

・知っている建物の外観を説明してもらう

・よく知った場所（自宅や近所）の道順を説明してもらい，途中にある建物や目印も説明してもらう

・入院中であれば病室→リハビリテーション科内，病棟内といった狭い空間の行き来から練習します．家の見取り図を書く練習もよいでしょう．

・上記内容は家族の協力を得て，自宅の見取り図や自宅近くの地図を書いてきてもらい，患者さんの反応の正否を確認し，継時的に回復具合を確認します．また，自宅の居間，風呂，トイレ，庭，玄関などの写真，あるいは近所の公園や駅などよく知った場所の写真を撮ってもらい日常生活に活かせる訓練に結びつけます．

b) 道順障害

● 道順障害の予後は良好で，数週〜数ヵ月以内に自然回復を認めますが，症状が遷延し移動に介助を要す場合もあります．

● 揚戸らによると地図上にあらかじめ設定したランドマークやシンボルといった視覚的指標の写真を掲載

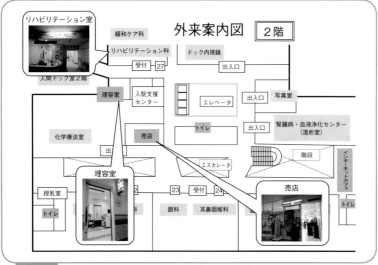

図1 ランドマークの写真を貼付した地図

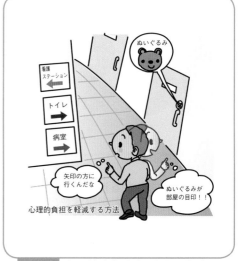

図2 心理的負担を軽減する方法

することで，指標が地図上に定まり，方向や距離が明確になりやすいと考えられています．

●道の通過点や分岐点で指標となる対象とその位置関係を具体的に示し，進むべき方角（右・左・正面）が理解しやすいようにします．

●特に，道順をたどるうえでは，保たれている風景認識を指標として用いると方角や道順理解の手助けとなります．

●患者さんの生活空間（病棟生活，自宅生活）上で目につきやすく特徴がある建物を目印とし，これらを指標に道順記憶の訓練を行う方法もあります．

●具体的な訓練方法として
　・ランドマークと写真との照合
　・「○○が見えたら曲がる」などの文字や看板情報の利用．その際，左半側空間無視がある場合は右側の物を指標とします．言語的な情報を用いた学習の促しもよいでしょう．
　・良好な建物の認知を利用する（ランドマークの明確化）．
　・家族に自宅から駅までなどの道順を聞き，内容確認をしましょう．
　・実際動作練習として「右に○○ビル，左に○○店の分岐点を右に曲がる」など進むべき方角を言語

化し移動練習をします．

●入院中であれば，リハビリテーション室から病室までの行き来がどの程度できるようになるのか，外出・外泊を積極的に行って，自宅周りや自宅から駅までなどの移動がどの程度できるかなどの評価も必要です．

●夜間のランドマークを設定する際は，昼夜で変化のないものを選択することが望ましいです．

3 できるADL改善を目指す（図2）

●自室にぬいぐるみや矢印など指標の作成，看板や標識などの目印をあらかじめ確認するなど環境を調整することで生活に自信をつけ，心理的負担の軽減をはかる配慮を行いましょう．

●できないことや誤った場面では正しい事実や方法を伝え，本人が困難となる状況を少なくし，できるADLが増える促しが大切になります．

●できないことが増え続けると「迷子になるから家から出られない」など一人で移動することに自信をなくし，引きこもりを起こしかねません．日常生活ではできるだけ保たれている機能を活かし，早期よりADL自立をはかります．必要に応じて家族や社会支援サービスの利用を検討しましょう．

ワンポイントアドバイス
症状の評価後は院内だけの生活・訓練にとどまらず，自宅周辺の風景や建物の写真を利用した訓練もよいでしょう．早期から自宅まで外出訓練を行い実生活に基づいた訓練も望ましいです．

参 考 文 献

1）河村 満：地理認知障害. Equilibrium research 62：275-283, 2003
2）揚戸 薫 他：道順障害のリハビリテーション—風景，道順を記述した言語メモの活用. 高次脳機能研究 30（1）：62-66, 2010

Q40 地誌的障害の患者さんへの対応について教えてください

A 道に迷うと不安やパニックなどの心理的な反応が強まるため，院内の移動や外出時は誰かの付き添いが必要です．また困ったことに気づいたら積極的に他人に助けを求め，方向を尋ねるように促しましょう

エビデンスレベルⅢ

回答者
村木 慈

1 本人に対するコミュニケーション方法と注意点

● 本人へ症状説明を行います．

● 次に院内スタッフへ症状について具体的に周知し，接し方を統一できるようにします．

● 地誌的障害に対する代償手段として言語指示やメモの利用を検討します．

● 生活において道に迷う，何の建物かわからない，風景はわかるが道順を思い出せない，今いる場所から行き先の方向を判断できないなど一人で移動できないことに精神的不安をもつこともあります．保たれている機能を活かし，精神的軽減をはかる声かけや動作誘導，コミュニケーションを心がけましょう．

● 道に迷うと不安やパニックなどの心理的な反応が強まるため，誤りを引き起こさないほうが望ましいことも追加すると親切でしょう．

● 慣れないときは誰かが付き添い行動をしたり，迷ったことに気がついたら積極的に他人に助けを求め，方角を尋ねる，電話連絡をするなどの方法を促すと患者さんだけでなく家族も安心して患者さんと付き合っていけるでしょう．

2 スタッフができる対処方法と訓練

● 地誌的障害に対する代償手段として，言語指示やメモの利用など文字情報を活用します．

● 環境調整として主に目的となる部屋や場所に目印をつけ，道順障害であれば目的地までの道順を言語化して覚え，街並失認であれば道案内の言語的手がかりや矢印などを利用します．

● 効率的な視覚的探索方法を身につける方法は有効です．どこを見るかがポイントであり，視野異常や半側空間無視がある場合には，周囲をよく見回して確認させ，非無視側から無視側へ順に探索するなど，一定の方法で探すように指導します．

● 道順障害への訓練方法として，①ランドマークや看板の写真をつけた地図を用い，指標の写真を住宅地図上に貼る，②標識や看板などの文字を印にする（失読がない場合），③目印とそこから移動する方向を言語的に記す，④目印に文字がない場合，目印の指標を言語化する（赤い壁の家など）が検討されています．

3 家族への説明（図1）

● 「道に迷う」症状は珍しいものではなく，認知症や意識障害の患者さんとも間違えられてしまい障害を十分理解できないことがあるため正しく病態を説明する必要があります．

● 例えば，街並失認は街並や風景に対する視覚的障害であり，街並や風景は見えているけど，どの街並であるのかがわからない状態であること．道順障害においては方角がわからないため道順を覚えることが困難になることを説明しましょう．

● リハビリテーション場面の見学は，残存能力を知り，退院後の生活に活用できる視点がもちやすいことから症状理解の促しに有効です．

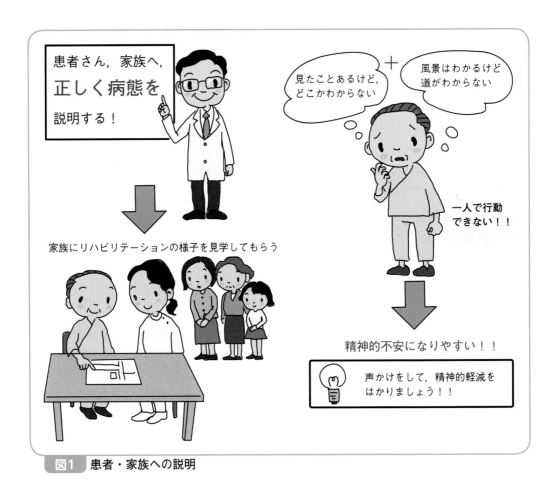

図1 患者・家族への説明

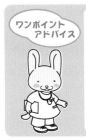

ワンポイントアドバイス

早期から症状説明やリハビリテーション訓練時の見学を行い，病態理解や対処方法がわかるよう，正しい病態理解の促しが望ましいでしょう．

参考文献

1）吉村貴子：高次脳機能障害の看護．ブレインナーシング25（8）：877-882，2009
2）高橋伸佳：「街並失認」と「道順障害」の違いを具体的に説明してください．Modern Physician 30（1）：104-105，2010

Q41 失行症では生活のうえでどんなことが困難なのでしょうか？ どんな症状があるのでしょうか？

A 失行症は，運動機能に問題なく，習慣的な日常生活上で行うべき目的行為を理解していますが，うまく実施できなかったり，ぎこちなかったりします．症状は多様的であり，すべての動作が困難になるわけではなく，また困難な動作も毎回困難とは限りません．動作指示の理解や，物品の意味理解もでき，意欲もありますが，動作が困難になります．

エビデンスレベルⅡ

回答者
附田朋恵

1 失行とは？

以下のように定義されています．
- 失行とは，学習された意図的行為を遂行する能力の障害であり，中枢神経系の損傷によって生じる[1]．
- 失行症とは習熟した目的運動の障害で，無力，akinesia，筋緊張・姿勢の異常，失調症，dyskinesiaのような運動障害，理解や協力の欠如によっては説明されないものをいう[2]．

2 失行の分類

- 失行症の代表的なものを**図1**に示しました．
- 現在，基準的な分類はなく研究者によって定義は異なります．
- 狭義の失行は，習慣化された行為を実施する過程での障害であり，観念失行，観念運動失行，肢節運動失行などに分類されます．
- 他に，対象物・環境を適切に認識できないため，それに合わせた動作の調整ができず，その結果，特定の行為が困難であり，歴史的に「失行」とついた分類もあります（この分類には構成失行や着衣失行など）．
- また，失行に関連する高次脳機能障害として動作の抑制障害があります．
- 中でも観念失行，観念運動失行の区別は諸説あります[3]．分類の代表的なものとして Liepmann，Morlaás，Heilmanら，山鳥らによるものがあります（**表1**）．ここでは，Morlaásの分類を用いて進めます．

a) 観念失行
- 実際に単一または複数の道具を使用する行為が困難になります．
- 症状は，単一物品では歯ブラシで歯を磨けない，ハサミがうまく使えないなど，複数物品では急須でお茶を入れることができない，マッチでロウソクに火をつけることができないなどがあります．
- 実際に道具があるが使用できないものを「使用失行」とする考え方や，複数物品使用の系列動作のみを「観念失行」とするもの，道具使用の中でも誤り方によって「概念失行」とするものもあります（**表1**）．

b) 観念運動失行
- 口頭命令や模倣命令で，道具を使わない意味のある動作（社会的慣習動作）や，実際の道具使用をせずに使用した真似をする動作（道具使用の身振り）が困難になります．
- 症状は，おいでおいで，バイバイ，じゃんけん，敬礼などの社会的慣習動作が困難です．また櫛で髪をとかす真似，歯ブラシで歯を磨く真似，鍵をかける真似など道具使用の身振りが困難となります．
- しかし，自然な状況や実際の道具がある状況では，動作ができます．そのため，この障害のみでは生活上の困難が少ないですが，観念失行との合併の場合もあります．
- 「身振り失行」と分類する考え方もあります（**表1**）．

c) 肢節運動失行
- 熟練している運動がぎこちなく拙劣となります．
- 麻痺などの運動機能障害との鑑別が困難で，麻痺と

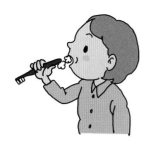

ⓐ観念失行：道具使用が困難

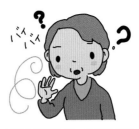

ⓑ観念運動失行：象徴的行為（バイバイなど）が困難，道具使用の身振り（歯を磨く真似など）が困難

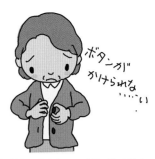

ⓒ肢節運動失行：巧緻運動が拙劣

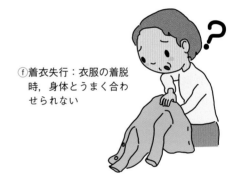

ⓓ口腔顔面失行：口頭・模倣命令などで口腔と顔面の運動が困難

口をあけてください

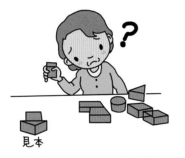

見本

ⓔ構成失行：図形や形態の構成や配置が困難

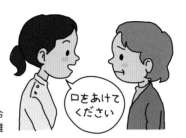

ⓕ着衣失行：衣服の着脱時，身体とうまく合わせられない

図1 失行症の代表例

表1 観念運動失行・観念失行の分類（誤反応についてはQ42も参照）

古典的分類（機序による分類）		誤る行為の種類	誤反応による分類		症状による分類
Liepmann	Morlaás		Heilmanら		山鳥ら
観念運動失行	観念運動失行	象徴的行為		観念運動失行	身振り失行
		道具使用の身振り	時間的空間的誤反応		
	観念失行	道具の使用	概念的（動作内容の）誤反応	概念失行	使用失行
観念失行		複数物品の系列操作		観念失行	

〔小賀野 操：失行. "高次脳機能障害Q&A70（リハビリナース2012年秋季増刊）"鈴木孝治 編. メディカ出版, p240, 2012. 山鳥 重：失行の神経機構. 脳と神経48(11)：991-998, 1996. Heilman KM, et al：Apraxia. Clinical Neuropsychology. Heilman KM and Valenstein E eds, Oxford University Press, pp215-235, 2003より引用〕

失行の境界にあるといわれています．また失行とみなさないという考え，「運動拙劣症」とよぶべきとの考えもあります．

●症状は，ボタンをはめる，鉛筆や硬貨をつまむ，ボールをうまく蹴るなどの動作が拙劣でぎこちなくなります．

d) 口腔顔面失行

●口腔と顔面の習慣的動作が困難になります．自然な状況では可能ですが，口頭命令・模倣命令ではできなくなります．観念運動失行の一種と考えられています．

●症状は，自然状況下では可能だが「口を開けてください」「舌を出してください」などの口頭命令では口を開けることができない，舌を出せないなどがあります．

e) 構成失行（構成障害）

●図形や形態の構成や配置が困難になります．

●症状は，損傷した半球が左右のどちらかにより，以下のような症状の特徴や傾向があるといわれています．

①右半球損傷：模写で全体として捉えにくい．細部から開始する．粗雑で余分な動作が多い．左側の欠落，右へ重ねて書くなど

②左半球損傷：図形では全体として捉えられるが細部が簡略化される，大雑把な反応であり行為に躊躇やためらいがみられるなど

●近年では視知覚の障害に起因するものも含めます．

●また半側空間失認，構成行為実施のための上肢巧緻性低下，注意・知能の低下なども影響します

●そのため，「構成失行」より「構成障害」として「著しい要素的な視覚障害や運動障害が原因と考えられ

ずに，構成的課題に現れる障害の総体」と広く意味し，多く使用されつつあります．

f) 着衣失行（着衣障害）

●衣服の脱着時に，自己の身体と衣服を空間的に合わせることができず困難になります．

●症状は，洋服の上下・左右・裏表が把握できず，間違って着てしまう，ボタン・ネクタイをうまく扱えない，着衣手順を間違う，一方しか脱げていないのに気づかないなどがみられます．

●他の身体失認，構成障害，半側空間失認，観念失行などの失行症を合併しない独立した着衣失行は少なく，二次的に生じることが多いです（半側空間失認により衣服や体の左側半分に気がつかないなど）．そのため，「着衣障害」とすることがあります．

g) 動作の抑制障害

●拮抗失行：脳梁の損傷によって生じ，右手と左手の動きが拮抗的に動きます（例：右手で鍵を開けようとするがすぐに左手で閉めようとするなど）．

●他人の手徴候：前頭葉の内側損傷や脳梁離断により生じます．自分の意思とは関係なく勝手に行動します（例：電気をつけようと思っていないが左手が勝手につけ，右手がそれを制しようとする）．

●使用行動：自分の意思に反して目の前にあるものを使用します（例：机の上に他人の眼鏡が置いてあると自分でかけてしまう）．

●模倣行動：命令がなくても目の前の人の真似をします（例：検者がペンを持つと自分も持ってしまう）．

●環境依存症候群：自分の意思とは関係なく環境に依存した行動をとってしまいます（例：ドアが目に入ると用もないのにドアの開閉をしてしまう）．

ワンポイントアドバイス

失行の特徴として，意図性と自動性の乖離があります．検査場面で口頭命令により真似をするような意図的な動作はより困難に，対して，日常生活場面では，慣れた道具・環境による刺激が行為を引き出し自動的な動作がより容易になりやすいといわれています．

参考文献

1）石合純夫："高次脳機能障害学 第2版"．医歯薬出版，pp51-63，2012
2）種村留美 他：失行症．"よくわかる失語症と高次脳機能障害"鹿島晴雄 他編．永井書店，pp298-305，2003
3）山鳥 重：失行の神経機構．脳と神経．48(11)：991-998，1996
4）小賀野操：失行．"高次脳機能障害Q&A70（リハビリナース2012年秋季増刊）"鈴木孝治 編．メディカ出版，pp237-251，2012

Q42 失行症の診断にはどんな検査がありますか？

標準化されている代表的な検査では，①標準高次動作性検査（SPTA），②WAB失語症検査の中の下位項目「行為」があります．また，実際の日常生活動作（ADL）・手段的日常生活動作（IADL）の評価が重要です．

エビデンスレベルⅡ

回答者
附田朋恵

1　検査の前に

● 発症状況・病巣・病前の生活（ADL・仕事・趣味活動なども含め）・病前の性格・対人技能について，情報を確認しておきましょう．

● 検査時の注意として，失行症の患者さんはその他に意識障害・麻痺・筋力低下・感覚障害・失語症・失認・認知障害などを合併することも多いです．

● また，気分の状態・障害の認識・現実検討など精神心理面も評価しておきましょう．特に急性期は自分の状況が把握できず憤慨されたり，失行症に気づかず平気な様子であったり，うつ症状を伴い行動ができないなどもあります．

● これらは行為へ影響しますので，十分注意して把握しておく必要があります．

2　標準化されている検査

● 代表的なものは日本では，SPTA，WAB失語症検査「行為」項目があります．

● 国際的には TULIA（test of upper limb apraxia），AST（apraxia screen of TULIA）などがよく使用されています．

a）SPTA

● 以下の13の検査項目からなり，口頭命令と模倣などで評価します．

● 項目は，顔面動作，物品を使う顔面動作，上肢（片手）習慣的の動作，上肢（片手）手指構成模倣，上肢（両手）客体のない動作，上肢（片手）連続的動作，上肢・着衣動作，上肢・物品を使う動作，上肢・系列的動作，下肢・物品を使う動作，上肢・描画（自発），上肢・描画（模倣），積木テストです．

● 採点は誤反応により点数化されます．そのため，行

表1　標準高次動作性検査（SPTA）の誤反応分類

N	nomal respons	正反応	正常な反応
PP	parapraxis	錯行為	違う行為に置き換えられた反応
AM	amorphous	無定形反応	何をしているかわからず形にならない反応
PS	perserveration	保続	直前の課題とは限らないが前課題の行為を繰り返す
NR	no response	無反応	指示に対して何も反応しない
CL	clumsy	拙劣	課題は可能だが，ぎこちない
CA	conduite dapproche	修正行為	正常な反応に近づこうと修正，試行錯誤がみられる
ID	initiatory delay	開始の遅延	動作開始までに時間を要する
O	others	その他	verbalization（動作が言語化．例：咳払い→ゴホンゴホンという） piecemental approach（構成作業で全体的形態の認知がされておらず，部分ごとに組み立てる） body parts as object（BPO：身体の一部を道具として使用．例：歯を磨く真似→人差し指を立て歯ブラシのように使う）

表2 SPTAにより疑われる障害

SPTAの大項目	検査内容の一部	疑われる障害
顔面動作	舌を出す 舌打ち	口腔顔面失行
物品を使う顔面動作	火を吹き消す	
上肢（片手）慣習動作	軍隊の敬礼 じゃんけんのチョキ	観念運動失行
上肢・物品を使う動作 （物品なし）	歯を磨く真似 鋸で木を切る真似	
上肢・物品を使う動作 （物品あり）	歯を磨く 鋸で木を切る	観念失行
上肢・系列的動作	お茶を入れて飲む	
上肢（片手）手指構成 模倣	ルリアのあご手 IⅢⅣ指輪	手指構成障害
上肢・着衣動作	服を着る	着衣失行
上肢・描画（模倣）	立方体模写	構成障害

表3 誤反応の分類と内容

分類	内容	例
概念的誤反応	別の道具のように使用する	・金槌をのこぎりのように押したり引いたりする ・櫛を歯ブラシのように口に入れようとする
時間的誤反応	動作のスピードやタイミング，繰り返しが不適切	・金槌で小刻み速くに叩く ・鍵を回す動作を繰り返す
空間的誤反応	空間での動きの向きや動かし方が不適切	・歯ブラシのブラシ側を柄のように握る ・ブラシの毛のほうではなく背面を頭にあて髪をとかす ・金槌の使用で肘関節ではなく肩関節の運動に置き換えられる
運動の順序の誤反応	動作の順序に混乱がみられる	・お茶を入れる際に，茶葉を急須に入れる前にお湯を入れる

為の可否だけではなく誤反応の質的性質の分析が可能です（**表1，2**）．

b）WAB失語症検査：「行為」項目

●主に失語症の検査として取り上げられますが，その下位項目として失語症検査の他に，失行検査，半側空間無視の検査，非言語性知能検査などを含んでいます．この失行症検査項目を使用します．

●上肢客体のない動作（げんこつなどの5項目），顔面動作（舌を出すなど5項目），道具の使用（歯ブラシなど5項目），複雑な動作（戸を叩いて開けるなど5項目）の20項目があります．口頭命令→模倣で行い，右手・左手それぞれ実施します．物品なし→物品使用の順で行います．

●大脳皮質指数として点数化でき，重症度をみることができるのも特徴です．

3 その他の検査

●できるだけ標準化されている検査の実施が望ましいですが，項目数が多く患者さんの負担になると考えられる場合，一部分を選択しスクリーニングも有用です．

●肢節運動失行の検査としては，机上の硬貨や紙をつまむ，紐を結ぶ，手袋をはめるなどの評価をします．

●系列動作の評価でよく実施するものとしては，お茶入れ動作（ポット・茶筒と茶葉・急須・湯呑みを使用），手紙の封入動作（封筒・便箋・切手・糊を使用）などがあります．

4 ADL/IADL評価

●失行患者は日常生活場面で自身の動作で行為がうまくできず困惑する場合や，全く気づかずに平然としている場合があります．

●実場面を見ることとともに，患者，家族・病棟スタッフなどから聴取します．自身で気づいていないことがあるためです．失行症状は検査場面でみられてもADL・IADLでみられない場合，またその逆の場合もあります．

●日常生活では多くの道具を使用します．それらに対し，失行患者はさまざまな誤反応を示します．定型的に示すとは限りません（観察ポイントはワンポイントアドバイスを参照）．

●標準化されている検査とは違い，道具・場所（環境），どんな誤り方をしたのかを具体的に捉えることが重要です（誤り方の質的分析は**表1，3**を参照）．

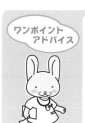

ワンポイントアドバイス

道具を使用する際は，①道具の選択は正しいか，②道具に対し腕・手のフォームはどうか，③道具のどの位置に働きかけているか，④道具の動かし方はどのようになっているか，⑤余分な動作は増えてないか，⑥道具と働きかけられる道具の関係はどうか，⑦働きかける順序は正しいか，を観察します．

参考文献

1）石合純夫："高次脳機能障害学 第2版". 医歯薬出版, pp51-63. 2012
2）種村留美 他：失行症. "よくわかる失語症と高次脳機能障害"鹿島晴雄 他編. 永井書店, pp298-305, 2003

Q43 失行症の脳の損傷（障害）部位について教えてください．どうして症状が現れるのでしょうか？

A これまでにさまざまな失行についてお話ししてきましたが，それぞれで損傷部位が違います．以下，それぞれについて紹介します．

エビデンスレベルⅡ

回答者
附田朋恵

1　観念失行

- 責任病巣は左頭頂葉後方病変が多い[1] とされています（図1の①）．
- 道具の意味概念の消失とされています．実際の物品の使用に関連する空間的・時間的な運動の計画の障害と捉えられています．

2　観念運動失行

- 責任病巣は，頭頂葉といわれています（図1の②）．他には，頭頂前野・後頭前頭・前部脳梁病巣・側脳室近傍の前頭葉・大脳基底核・視床など[1] があげられます．
- 表象性のイメージの障害，巧緻性の障害，拙劣，運動のプログラミングの障害などの運動の表象の問題といわれています．

3　肢節運動失行

- 責任病巣は，中心前回・中心後回といわれます（図

1の③）．観念運動失行との違いは病巣と対側にのみ症状が出現します．

4　口腔顔面失行

- 責任病巣は，左下頭頂小葉の縁上回深部[2] から左中心後回後下部や左中心前回弁蓋部が重要視されています（図1の④）．

5　構成失行（構成障害）

- 責任病巣は，一般的には左右どちらの大脳半球損傷でも出現します．どちらの場合も頭頂葉領域損傷との関連が深いといわれています．また，一般的に右大脳半球損傷後の構成障害の発現頻度が高いです．
- 損傷半球が左右のどちらかによって症状が違います（Q41参照）．

6　着衣失行（着衣障害）

- 責任病巣は右半球損傷で両側性に出現するといわれています．

7　脳の神経回路や機能から失行を考えてみましょう

- 大脳皮質には多くの感覚野があります．体性感覚・視覚・聴覚・平衡感覚など，それぞれの領域で感覚情報が処理されています．

a) 頭頂連合野について（図2）

- 頭頂葉の中でも，頭頂連合野には多くの感覚野から感覚情報を集め，集約・統合することで知覚情報として全体に取りまとめています．

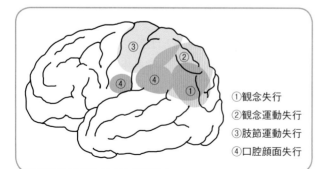

①観念失行
②観念運動失行
③肢節運動失行
④口腔顔面失行

図1　失行の主な責任病巣

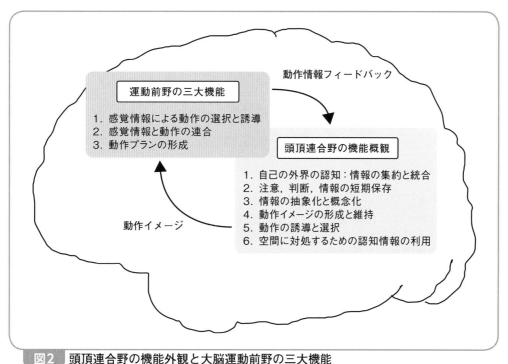

図2 頭頂連合野の機能外観と大脳運動前野の三大機能
（丹治 順：頭頂連合野と運動前野はなにをしているのか？. 理学療法学 40(8)：642, 648, 2013を参考に作成）

- その情報は短期保存して維持しながら，情報の内容判断・どの情報を選択し，その後の処理を進めるか定めます．また，この過程は注意機能とかかわっています．
- さらにその情報を目的に応じ使いやすく変換することが重要であり，情報の抽象化と概念化が進められます．
- そのようにまとめられた認知情報は，さまざまな目的に使われますが，動作イメージを形成し維持されます．また，この情報は運動前野に送られて，動作の誘導と選択，企画や構成，準備など多くの過程に使用されます．
- さらに情報は下頭頂小葉に送られて，空間に対処するための高度な認知情報として利用されます．
- 一方で，運動前野における動作情報は頭頂葉にフィードバックされ，動作の進行に従い適正に更新されます．頭頂葉は動作の内容として保有しています．

b) 運動前野について（図2）

- 最近の研究によって，①運動と動作の誘導，②感覚情報と動作の連合，③動作のプランの形成という重要な働きをしていることがわかってきました．
- ①②については頭頂葉からの情報を運動前野が処理し動作の発現や制御に役立てる，③は前頭葉からの抽象的な動作プランを実行可能な動作プランに変換し出力機構の一次運動野へ送るとされています．
- これらの脳の神経回路や機能から考察すると，観念失行や観念運動失行は頭頂葉が責任病巣と考えられてきましたが，運動前野の関与の可能性も考えざるをえない[3] という考え方があります．

ワンポイントアドバイス

責任病巣を部分としてではなく，行為の流れとして神経回路をイメージし，どの部分でエラーを起こしているか予測し捉えることも理解の一助となりそうです．

参考文献

1) 種村留美：肢節失行．"よくわかる失語症セラピーと認知リハビリテーション"鹿島晴雄 他編．永井書店, pp437-444, 2003
2) 遠藤邦彦：口腔顔面失行．神経内科 68(5)：313-322, 2008
3) 丹治 順：頭頂連合野と運動前野はなにをしているのか？．理学療法学 40(8)：641-648, 2013

Q44 失行症の患者さんのリハビリテーションについて教えてください

A 自立に向けて援助するADL項目を選定し，繰り返し練習し再学習を促すのが一般的です．訓練場面と日常生活場面では患者さんの神経基盤が異なると考えられており，日常生活場面またはそれに近い環境で動作訓練を行うことが望ましいです．

エビデンスレベルII

回答者
附田朋恵

1 リハビリテーション介入について

●失行に対するリハビリテーションは有効と示されていますが，エビデンスレベルの高い研究はほとんど行われていないため，標準的な訓練法がないのが現状です[1]．

●一方で障害された機能（困難なジェスチャーなど）を繰り返し練習するような直接的訓練は成績が悪いことが知られています．

2 介入の具体的方法について

●生活動作獲得には生活場面での繰り返しの練習による再学習が必要です．病院など生活の場ではない環境では，可能な限り生活場面に近い環境で実施することが有用です．

●動作環境，使用する道具，動作対象物を調整し，適切な動作を繰り返します．

●基本的な方法は過剰な動作を抑制したり，行動を調整したりして目的の動作を誘導します．

●前島ら[5]は，改善をはかろうとする活動を設定して，一連の動作が誤りなく最後まで遂行できるように適宜声かけや動作の誘導を行うエラーレスラーニングを原則としています．間違えそうになったら，その直前に介入し正しい手順や方法で実施できるよう誘導します．

●それが可能となってきたら，介入を減らしていきます．

●このようなかかわりを，同一のセラピスト，同一の手順で毎回行います．また毎回違う方法では定着し

にくいため，他のセラピスト，病棟スタッフ，家族などの動作でかかわる人たちで連携し，より細かな申し送りのかかわり方の統一が必要となります．

●患者さんが学習しやすい教え方は何か，以下のような視点で教示方法を試して検討していきます．

a)誤反応の修正・誘導について

●誘導は，具体的な誤反応（誤反応の分類はQ42を参照）に沿ったものが必要です．例えば，別の道具のように使用する概念的誤反応の場合は，正しい道具を与え道具の名称や使い方を誘導するなどです．

●動作は1つの段階が終了してから次の動作に移るようにし，先回りの教示は避けます．

●患者さんに試行錯誤させると誤った動作が強化されることがありエラーレスラーニングで実施します．

●一連の動作の分断は混乱をきたすことがあるとされています．

●間違いに対し教示を繰り返すと混乱をきたすことがあるため，その際は動作を仕切り直し最初から始める，少し休憩してから続きを実施するなどの配慮も必要です．

b)代償的方法（有効な教示）の検討（図1）

●聴覚的教示：混乱を避けるために短く簡潔に伝える，単語レベルで指示するなどの工夫や，動作音（歯磨きでのシャカシャカ，うがいのブクブクなど）を付け加えます．誤りに対する繰り返しの言語指示で混乱，焦り，いら立ちを助長しないよう反応を見ることが大切です．

●視覚的教示：正しい方法を見せ摸倣させる，動作を見せるときに対面または同側で見せる，鏡で動作を

確認する，手順や動作を文字・図・写真で示す，道具に目印をつけるなどがあります．

●**体性感覚入力**：体性感覚を利用し動作の再学習を促進します．例えば，フォークを持つ患者さんの手に手を添える，すくう方・口へのリーチを教えます．

c) 教示の量や種類の検討

●b) で示した教示の方法は併用することはありますが，量や種類が多いことで逆に患者さんの注意が散漫となることがあり，注意が必要です．

d) 動作環境への配慮や動作手順の簡略化

●動作を間違えにくい環境調整・動作手順の簡略化により適切な動作を引き出しやすくなります．例えば，スプーン・箸など食品の形状により使い分けられず一品食いになる場合は1つの食器で食べやすいよう食器の選定，おにぎりにするなど食品の形態の工夫などを行います．

●また，系列動作の障害では不要なものを片づけ，動作の手順に沿って使用しやすいように道具を配置します．

●概念的誤反応がある場合，道具を置く場所を限定したり，数量の調整をしたりします．

●逆に環境により影響を受けやすい場合もあり，注意が必要です．例えば整髪をしに洗面台に来たが，蛇口を見て水を出してしまうなどです．

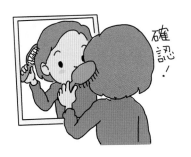
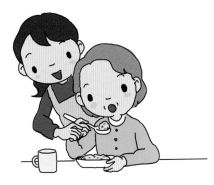

●視覚的教示：ブラシの面が頭にあたっているか鏡で確認する

●体性感覚入力：フォークを持つ患者さんの手に手を添える，すくう方・口へのリーチを教える

図1 代償的方法（有効な教示）の検討

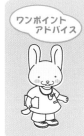

ワンポイントアドバイス
誤反応の分類要素や，Q43で示したような神経回路や脳機能のイメージをしながらかかわるとより介入の一助となりそうです．

参 考 文 献

1）東山雄一 他：失行症．Journal of CLINICAL REHABILITATION 18：806-812，2009
2）小賀野操：失行．"高次脳機能障害Q&A70（リハビリナース2012年秋季増刊）"鈴木孝治 編．メディカ出版，pp237-251，2012
3）前掲書1）pp806-812
4）大貫友理衣 他：失行．OTジャーナル 48（7）：672-677，2014
5）前島伸一郎 他：失行のリハビリテーション．"高次脳機能障害のリハビリテーションVer.2"江藤文夫 他編．医歯薬出版，pp219-223，2004

Q45 失行症の患者さんへの対応について教えてください

A 失行の症状がある患者さんは，失語など他の高次脳機能障害も合併していることが多くあります．それもふまえて，ご本人・周囲のかかわる人も含め，コミュニケーションのとり方・家族への対応・生活障害として捉えアドバイスしていくことが必要です．

エビデンスレベルⅡ

回答者
附田朋恵

1 コミュニケーションのとり方・精神面の配慮

● 失行症状がある患者さんは失語症を合併していることも多く，意思疎通が困難でストレスを抱えることがあります．

● ご本人自身も失語症を合併していると言語的な説明による理解が難しかったり，困惑したりすることがあります．また失行症では習慣としてできてきたことが困難となり苦痛や不安を感じ精神状態が不安定となることもあります．

● 困難な動作が多い場合は，訓練や日々の生活の中で本人に実施してもらうのは重要なものに絞り，他は介助するなどの配慮も必要です．

2 本人・家族に失行の理解を促す

● 在宅生活では家族の援助が不可欠です．失行の症状は，ご本人・家族ともに理解しにくく，非利き手使用によるぎこちなさや認知症として間違った認識をされることも少なくありません．

● 特定の脳の領域が障害を受け，失行は限られた機能の障害であること，また，他に注意障害や半側空間無視などの高次脳機能障害，運動機能障害が合併していることもあればその説明も含め，本人と家族に説明が必要です．

ワンポイントアドバイス Q44で示したリハビリテーションについては対応の一助となります．精神面の配慮をしながら，生活障害として捉えて，生活の中でかかわることが対応となります．

● 日常での繰り返しにより動作獲得される可能性があること，また家族に適切な介助方法を具体的に提示します．

● そのうえで対処方法を指導する必要があります．

3 環境の整え方

● 動作訓練を実施した環境下での動作は改善するが，他の環境へ汎化は期待できず，環境が異なることにより，障害は再顕在化するといわれています．

● 今まで述べてきた通り，失行においては環境の影響を大きく受けやすいです．

● そのため，リハビリテーション実施時も，在宅生活が可能か見きわめるため，できる限り病前の情報を確認し，環境・道具・方法を近い状況下で実施する必要があります．

● しかし，困難な場合，どういった状況下であれば可能か模索し，自宅ではその状況下の再現，または近い状況が可能か検討し，できるだけ病院・施設・自宅など移る際に変化が少ないよう配慮します．

● 逆に，慣れた環境である自宅であるために失行症状が出現しにくいという可能性もあります．そのため，外出・外泊が可能であれば確認してもらうのも有用です．

参考文献

1）種村留美 他：失行症. "よくわかる失語症と高次脳機能障害"鹿島晴雄 他編．永井書店，pp298-305, 2003
2）種村留美：肢節失行. "よくわかる失語症セラピーと認知リハビリテーション"鹿島晴雄 他編．永井書店，pp437-444, 2003
3）大貫友理衣：失行. OTジャーナル 48（7）：672-677, 2014
4）小賀野操：失行. "高次脳機能障害Q&A70（リハビリナース 2012年秋季増刊）"鈴木孝治 編．メディカ出版，pp237-251, 2012

Q46 前頭葉機能障害では生活のうえでどんなことが困難なのでしょうか？どんな症状があるのでしょうか？

A 古典的な分類は次の3つです．①脱抑制：気持ちの制御ができなくなり怒り出す・性的発言が抑えられない・状況にそぐわない高揚感や多幸感をもつ．②アパシー：感情の起伏がなくなる．③遂行機能障害：目標に対し計画立て柔軟に取り組むことがうまくいかない．また，社会的行動障害といった，情動の制御やコミュニケーションの障害が生じる場合があります．

エビデンスレベルⅠ

回答者
津田龍夫

1 前頭葉機能障害と社会的行動障害とは

● 大脳の中心溝よりも前方にある部分を前頭葉と分類しますが，この領域で生じる問題の中でも①脱抑制，②発動性の低下・アパシー，③遂行機能障害を古典的な前頭葉機能障害と呼びます．これらの症状は主として前頭葉機能の障害により生じるとされ，関連領域を含め特定のネットワークの損傷が想定されています（図1）．

● 一方で社会的行動障害は高次脳機能障害の行政用語として生まれたものです．主な症状としては意欲・発動性の低下，情動コントロールの障害，対人関係の障害，依存的行動，固執，抑うつ，感情失禁，徘徊，被害妄想などがあてはまります．これらは特定の神経ネットワークの障害と対応を表したものではなく，集団生活を送るうえでの問題行動の総称として用いられています．脳機能障害の結果として生じた身体障害や認知機能障害，失業，自信や尊厳の低下，環境の変化などに対する心理的な反応と捉えることができます．

2 前頭葉機能障害の症状について（表1）

a) 脱抑制

● 感情の抑制や制御が効かなくなり社会的な許容範囲を超えた逸脱行動がみられます．些細なことで怒ってしまう易怒性，性的な発言を抑えられなくなる，

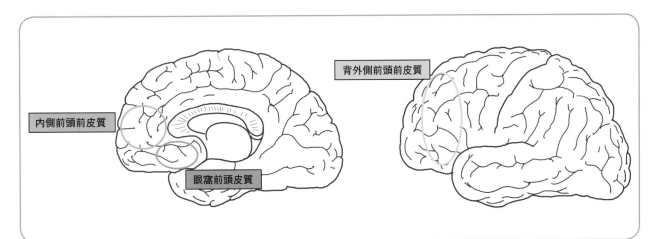

図1　社会的行動障害に関係する脳部位
背外側前頭前皮質（DLPFC），内側前頭前皮質（MPFC），眼窩前頭皮質（OFC）

97

表1	前頭葉機能障害の症状
脱抑制	感情が抑えられず怒り出す，ギャンブルに依存する，性的な逸脱行動がみられる，散財・消費行動が抑えられない，暴力不相応な場面で笑い出す．
発動性の低下・アパシー	感情がわかず趣味を楽しめない，人に怒られても何も感じない，会話や日常生活も促されないと行えない，無感情なことに対しても悲観的な感情がない．
遂行機能障害	目標に対しての計画ができない，うまくいかないときに柔軟な解決ができない．

ギャンブルや散財がやめられないなどの症状がみられます．ルールやマナーを知識としては保たれている場合が多いですが，情動の抑制が効かないため生じると考えられています．

b) 発動性の低下・アパシー
●刺激に対して情動の変化が乏しくなり，良い感情も負の感情も抱きづらくなります．他に障害がなければ動作自体やADLは行うことができますが，促しや声かけが必要になります．結果として活動量が低下

したり臥床傾向になったり無為に過ごすことがあります．また，このこと自体に問題意識がないことも特徴の1つといえます．
●似たような症状にうつ病があげられますが，うつ病では自身の病状（心の状態）に対して過大な関心を示す点で大きく異なるとされています．
●遂行機能障害についてはQ51，社会的行動障害についてはQ56を参照してください．

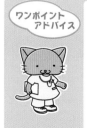

ワンポイント
アドバイス

前頭葉機能障害は前頭葉以外もかかわります．また社会的行動障害は脳機能だけの障害ではなく対人関係や環境などさまざまな影響を受けます．

参 考 文 献

1）厚生労働省社会・援護局障害保健福祉部，国立障害者リハビリテーションセンター 編：高次脳機能障害者支援の手引き（改訂第2版）．2009
2）平岡 崇：社会的行動障害．総合リハビリテーション43(11)：1031-1036，2015
3）生方志浦 他：TBI後の社会的行動障害．臨床精神医学48(4)：469-475，2019

Q47 前頭葉機能障害と判断するにはどんな検査がありますか？

A 前頭葉機能の簡易的かつ包括的な評価としてFrontal Assessment Battery（FAB），社会的行動障害を評価するものとしてFrontal Systems Behavior Scale（FrSBe），精神・神経症状の包括的な評価としてNeuropsychiatric Inventory（NPI）などがあります．行動観察も含めて多面的に評価する必要があります．

エビデンスレベルⅡ

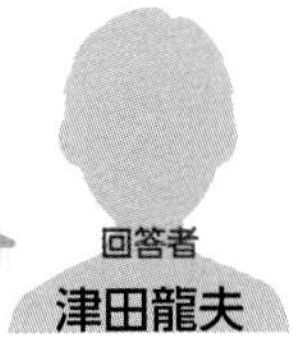

回答者
津田龍夫

1 検査を行う前に

● 標準化された検査バッテリーを使用する前に留意が必要なことがあります．検査の結果は前頭葉機能のみを反映するわけではなく，それぞれの検査ごとに覚醒レベルや運動麻痺，記憶，言語，空間認知機能など関連するネットワークの影響を受けます．また，検査を実施する場所も静かでプライバシーに配慮できる環境を整える必要があります．結果を解釈する際にはどの機能低下が影響していたのか総合的に判断する必要があります．また1つの検査結果のみで判断せずに複数の検査を用いましょう．

● そして，検査だけではなく病棟での生活の様子，患者さんの親しい人から普段の生活の様子やもともとの性格を伺うことも大切です．

2 前頭葉機能障害の評価（表1）

a) 脱抑制

● FABの検査課題には葛藤課題（干渉刺激に対して抑制ができるか），Go/No-Go課題（抑制コントロール），把握行動（環境に対する被影響性）などを評価する項目があります．ストループ課題（図1），アイオワギャンブリング課題も脱抑制の評価として使われることがあります．NPIは介護者による質問紙で多幸感や脱抑制の頻度と重症度を評価する項目があります．

b) アパシー

● やる気スコア（表2）は自記式の質問紙・標準意欲評価法（Clinical Assessment for Spontaneity：CAS，表3）は自発性や意欲を観察により評価することができます．

表1　検査・評価法

脱抑制	Frontal Assessment Battery（FAB）
	ストループ課題
	Neuropsychiatric Inventory（NPI）
	アイオワギャンブリング課題
発動性の低下・アパシー	やる気スコア
	標準意欲評価法
遂行機能検査	遂行機能障害のQ52を参照
社会的行動障害	Frontal Systems Behavior Scale（FrSBe）

赤 黄 青 黄 緑 青 赤 黄 黄 赤
黄 青 赤 赤 青 黄 黄 青 青 緑
緑 緑 黄 青 赤 緑 黄 青 黄 黄
黄 青 青 緑 緑 黄 黄 黄 黄 黄
黄 緑 青 黄 赤 緑 緑 赤 青 青
緑 黄 緑 赤 緑 赤 黄 緑 黄 黄
黄 緑 青 青 青 赤 黄 緑 赤 赤

図1　ストループ課題

c) 遂行機能障害
- ハノイの搭，BADS，レイの複雑図形，ウィスコンシンカードソーティング，などがあります．

d) 社会的行動障害
- Frontal Systems Behavior Scale（前頭葉機能行動評

価尺度）は遂行機能障害，アパシー，脱抑制の3つの側面を評価できます．さらに患者自身が行う自己評価と，家族や医療者が評価する客観評価が用意されています．

表2　やる気スコア

		全くない	少し	かなり	大いに
1）	新しいことを学びたいと思いますか？	3	2	1	0
2）	何か興味を持っていることがありますか？	3	2	1	0
3）	健康状態に関心がありますか？	3	2	1	0
4）	物事に打ち込めますか？	3	2	1	0
5）	いつも何かしたいと思っていますか？	3	2	1	0
6）	将来のことについての計画や目標を持っていますか？	3	2	1	0
7）	何かをやろうとする意欲はありますか？	3	2	1	0
8）	毎日張り切って過ごしていますか？	3	2	1	0

		全く違う	少し	かなり	まさに
9）	毎日何をしたらいいか誰かに言ってもらわなければなりませんか？	0	1	2	3
10）	何事にも無関心ですか？	0	1	2	3
11）	関心を惹かれるものなど何もないですか？	0	1	2	3
12）	誰かに言われないと何もしませんか？	0	1	2	3
13）	楽しくもなく，悲しくもなくその中間位の気持ちですか？	0	1	2	3
14）	自分自身にやる気がないと思いますか？	0	1	2	3
	合計	_____			

Apathy Scale島根医科大学第3内科版：16点以上をapathyありと評価
〔Starkstein SE et al：Apathy following cerebrovascular lesions. Stroke 24：1625-1630, 1993.日本脳卒中データバンク．yaruki_score.pdf（ncvc.go.jp）より引用〕

表3　CAS

①面接による意欲評価スケール
②質問紙法による意欲評価スケール
③日常生活行動の意欲評価スケール
④自由時間の日常行動観察
⑤臨床的総合評価

ワンポイントアドバイス

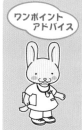

検査だけでは元の性格がわからず，病気の影響がわからないこともあります．患者さんと親しい家族や友人からの情報が大変参考になります．観察評価を含めた多面的な評価が有効です．

参 考 文 献

1）先崎 章：意欲・発動性の低下の病態と治療法．Journal of CLINICAL REHABILITATION 29（3）：238-246, 2020
2）大島伸雄 他：前頭葉損傷者の評価と生活支援．Journal of CLINICAL REHABILITATION 26（3）：264-273, 2017

Q48 前頭葉機能障害の脳の損傷（障害）部位について教えてください．どうして症状が現れるのでしょうか？

前頭葉が主な原因としてあげられますが，関連するネットワークの障害によっても障害が生じることがあります．

エビデンスレベルⅡ

回答者
津田龍夫

● 前頭葉機能障害は大きく3つの障害部位に分けることができます．遂行機能障害は主に背外側前頭前皮質（DLPFC）とのかかわりが強く，自発性の低下やアパシーは内側前頭前皮質（MPFC）とのかかわりが強く，脱抑制は眼窩前頭皮質（OFC）とのかかわりが強いとされています．これらの神経基盤とネットワークを構築している他の領域の障害によっても症状が出る場合もあります（Q4の図3を参照）．

a）遂行機能障害

● 遂行機能障害はDLPFCの損傷のみで生じるわけではありません．遂行機能とは前頭葉に記憶・知覚・言語など後頭葉や頭頂葉の情報を統合し，その中で目標を立て，計画を立案し，実際に行い，適切に修正するといった一連の流れを指します．したがって，脳のどの部分が障害されても遂行機能障害が生じるといえます．

b）発動性の低下

● 発動性低下にもいくつかの原因があるといわれ，目的達成するためにかかわるネットワークの障害によって生じるとされています．

● 1つにはOFCの損傷に伴う報酬と罰に対する反応が薄れ，本来報酬を受け促進されるべき新しい行動が行えない．反対に，罰を受けやめるべき行動がやめられないことによって生じます．2つ目にDLPFCなどの損傷による遂行機能低下により行動の計画性が立てられず結果として活動量が低下する場合があります．3つ目はMPFCや大脳基底核の障害によって行動を起こすためのスイッチが入らないため行動が減少することがあります．

c）脱抑制

● 脱抑制は主に眼窩前頭皮質と関連するとされています．OFC損傷患者は情動の抑制が効きづらく，他人の不道徳や社会ルールの逸脱に対して怒りの感情をもちやすく，相手の表情・心理反応が読みにくいといった特徴があります．

ワンポイント
アドバイス

患者さんの症状がどうして生じていて，何に困っていて，どの段階でつまずいているのかを多面的に評価する必要があります．障害名を見ただけでは解決策や対応につながらないことが多いです．

参 考 文 献

1）生方志浦 他：社会的行動障害. BRAIN and NERVE 71（10）: 1091-1096, 2019
2）村井俊哉：高次脳機能障害の臨床—特に社会的行動について—. Jpn J Rehabil Med 55（1）: 46-51, 2018
3）河村 満 編："連合野ハンドブック 完全版". 医学書院, 2021

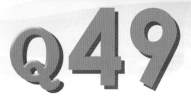

Q49 前頭葉機能障害の患者さんのリハビリテーションについて教えてください

個別の状態に応じてリハビリテーションを考える必要があります．自身の障害に対する本人の気づきを高めることや遂行機能障害に対しては下位機能を高めることで改善される報告もあります（Q22の図1を参照）．

エビデンスレベルⅡ

回答者
津田龍夫

a) 遂行機能障害
●遂行機能障害に対しては障害に対する自己の気づきを促すこと・下位機能の訓練が報告されています．問題解決訓練やゴールマネジメント訓練（GMT）が知られています（遂行機能障害のQ54を参照）．

b) 脱抑制
●脱抑制に対しては認知行動療法（Q59を参照）も試みてもよいでしょう．
●どのような場面で何をきっかけに怒るのかの気づきを獲得し，どのように行動したら適切な対応だったのか対処法を獲得する訓練を繰り返し行う方法があります．
●リハビリテーションが功奏するためには問題となっている機能障害以外が一定のレベルに保たれている

必要があります．
●急性期の集中が困難な脱抑制の症例に対しておもちゃを使い興味を引き出し集中できる環境を提供した報告もあります．

c) 発動性の低下・アパシー
●発動性の低下やアパシーに対しては，もともと興味があったことや趣味を利用します．他にも，音楽・合唱・アニマルセラピー・化粧療法などを個人に合わせて行っていきます．
●達成感を感じられるような細かな目標設定を立てることが意欲を引き出すこともあります．
●本人が目標立てて，計画立てし，進捗状況を管理してもらう方法もあります．状態に応じて組み合わせていくとよいです．

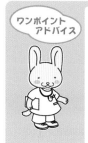
ワンポイントアドバイス
障害に対する気づきを得ることや受け入れること，そしてそれに対しての対処方法を獲得するには時間と努力が必要です．達成可能な細かい段階づけや周囲の理解・サポートが必要となります．

参考文献
1) 村井俊哉 他：社会的行動障害のリハビリテーションの原点とトピック．高次脳機能研究 39（1）：5-9，2019
2) 鷲田孝保：急性期リハにおけるおもちゃの力─絶望（hopeless）からの脱失．地域リハビリテーション12（2）：150-155，2017
3) 先崎 章：意欲・発動性の低下の病態と治療法．Journal of CLINICAL REHABILITATION 29（3）：238-246，2020
4) Tay J et al：Apathy after stroke：diagnosis, mechanisms, consequences, and treatment. Int J Stroke 16（5）：510-518，2021
5) 原 寛美：遂行機能障害とその認知リハビリテーション治療．Jpn J Rehabil Med 57（7）：629-637，2020
6) Poulin V et al：Efficacy of executive function interventions after stroke：a systematic review. Top Stroke Rehabil 19：158-171，2012

Q50 前頭葉機能障害の患者さんへの対応について教えてください

A 問題が生じた場面やうまくいった対応をよく分析し，うまくいきやすい環境や対応をナースやリハビリテーション職と共有・協議していくとよいでしょう．

エビデンスレベルⅢ

回答者
津田龍夫

- ●患者さんごとになぜ問題行動が生じているのかを分析し，柔軟に対応を考える必要があります．いくつかの対応例を紹介します．

- ●遂行機能障害の症状に対しては症状の重症度に応じて手助けを増減するとよいでしょう．時間管理がうまくいかない方にはアラームやタイマーを利用するとよいでしょう．行動が計画できない方にはスケジュール表や一つずつ手順を説明しメモを作成したりします．

- ●易怒性がある場合の対応例：複雑な話に対して理解できずに怒ってしまう場合などは簡潔に短文で伝えます．記憶が保てず「そんな話は聞いてない」などと怒り出してしまう場合は部屋の目の届く場所に伝えたい内容を掲示します．担当職種や性別によっても関係性が変わるので伝わりやすい人から話をするのも1つの手です．睡眠不足やリハビリテーション，検査による疲労で易怒性が生じる場合は休息時間を設けスケジュールに配慮します．

- ●転倒予防のための身体拘束に理解が得られず，怒ってしまう場合は歩行能力の向上を目指したり，歩行補助具の選定をしたり，患者さんの行動の目的を考えることも大切です．

- ●性的な発言・行動が目立つ場合は同性のスタッフが担当をするとよいでしょう．また散歩や気晴らしや集中できるアクティビティを導入するとよいでしょう．

- ●自発性の低下やアパシーの症状は臥床傾向や無為に過ごしやすいため，過去の興味や趣味など楽しめることを本人・家族から聞き取り，離床のきっかけになる場合もあります．評価ツールとして過去の趣味や体験を聞き取る興味関心チェックリストや，絵カードを用い日常生活動作や趣味，仕事などを含めた目標設定の支援ツールとした Aid for Decision-making in Occupation Choice（ADOC）があります．

ワンポイントアドバイス

前頭葉機能障害の問題行動に対しては，医師，看護師，他のコメディカルがチームとなって解決策を考えることが大切です．

参考文献

1）Sarangi A et al：Treatment and management of sexual disinhibition in elderly patients with neurocognitive disorders．Cureus 13（10）：e18463, 2021
2）早川裕子：生活に結びついた遂行機能障害のリハビリテーション．高次脳機能研究 39（2）：196-201, 2019
3）Poulin V et al：Efficacy of executive function interventions after stroke：a systematic review．Top Stroke Rehabil 19：158-171, 2012

3

症状からみた高次脳機能障害へのアプローチ

Q51 遂行機能障害では生活のうえでどんなことが困難なのでしょうか？どんな症状があるのでしょうか？

日常生活や社会生活を円滑に送ることができなくなります．効率や段取りが悪く，わずかなつまずきや失敗に対応できずに混乱します．また柔軟に対応できなくなり，場当たり的で，周囲の人との関係をうまくつくることが苦手になります．

エビデンスレベルⅠ

回答者
森田将健

1　遂行機能の構成要素

● 遂行機能とは日常生活を送るための実行機能です．日常生活を送るためには計画的かつ効率的に実行し，状況変化にも柔軟に対応する必要があります．そのため「見えない障害」といわれ，入院中には見すごされやすく，退院してから，復職してから何かがおかしいと気がつくことも少なくありません．

● Lezak の示した遂行機能の4要素から考えるのがわかりやすいと思います（**図1**）．

a) 意　思

● 意図的な行動をするための能力です．動機づけと結びつき，目標の設定や，何かを行おうとする意図を形成しています．そのためには自分自身や周囲の環境を認識し，自身の立ち位置なども知る必要があります．自発性や目標の具体化，自分自身に対する評価の能力も含んでいます．

b) 計　画

● 目標を達成するためにどのような手段が必要か，どのような要素があるのかなどを決定し体系化します．いわば段取りを組む・見通しを立てるための能力です．いくつかの選択肢の中から，計画の実行に向けて周囲がどのような環境かを把握し，状況を客観的に判断する必要性があります．

c) 目的をもった計画（行為）の実行

● 一連の複雑な行動の開始・維持・転換・中止を順序よく統合して行う能力です．そのために自分自身をコントロールする能力もかかわってきます．状況によって思考や行為の変換が円滑に求められるため，知覚や認知，反応といった能力にとどまらず，思考の柔軟性も求められます．目的をもった行動だけでなく，行為や複雑な運動の制御や微調整などにも影

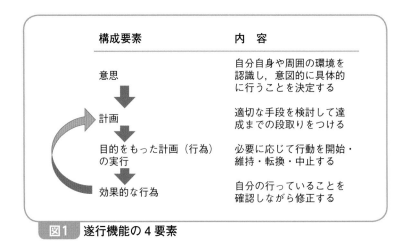

構成要素	内　容
意思	自分自身や周囲の環境を認識し，意図的に具体的に行うことを決定する
計画	適切な手段を検討して達成までの段取りをつける
目的をもった計画（行為）の実行	必要に応じて行動を開始・維持・転換・中止する
効果的な行為	自分の行っていることを確認しながら修正する

図1　遂行機能の4要素

響を及ぼします.

d) 効率的な行動

●自己修正や自己モニターの能力です. 行為自体のモニターや自己修正, テンポ, 強さなど量的なコントロール能力がかかわってきます. そのため, 検査上は気がつかずに, 行為の観察上で問題点が浮かび上がります. 全く誤りに気づかない場合もあれば, 自分では誤りに気がついても修正することが困難になる場合もあります.

2 一連の流れ

●どのように動作が遂行されていくのか, 一連の流れを上記の4要素に合わせます. 「目的をもった計画（行為）の実行」(c) の際には, 「効率的な行動」(d) と絶えず繰り返しながら修正し合い, 目的の達成に向います.

3 具体例

●日常的な動作の一例を生活の中で考えてみましょう. 洗濯や料理, 掃除, 買い物, 自動車運転, 仕事など, 日常生活動作（ADL）での習慣的な行動では出現しにくく, 状況変化に富んだ手段的日常生活動作（IADL）場面で問題となります（表1）.

●特に入院生活では表面化しにくく, 「甘えている」「本人の性格」と本人のモチベーションや性格などと捉えてしまうことが多く見受けられます.

表1 遂行機能の構成要素の具体例

	調 理	洗 濯	買い物	仕 事
意 思	今日の晩ご飯に肉じゃがを作ろう	天気がよいから洗濯をして外に干そう	明日朝食べるパンがなくなったから買わなくちゃ	今日は会議があるから資料を忘れないように準備しないと
計 画	家族分を作る 夫が帰ってくる頃に間に合わせる 硬い物から調理する	色物は分けて, ジーパンは裏返しにして…	スーパーまで歩いても10分くらいいかな 夕食の時間に間に合うように	10時の会議までにコピーを準備して…
行 動	じゃがいもの皮をむいて… お酒と醤油とみりんと…	洗剤を入れて, 柔軟剤を入れて…	あそこの信号を渡って, 交差点を右に…	資料を見ながら説明する
修 正	甘みがないから砂糖を追加	雨が降りそうだから, 室内に干そう	パンだけだじゃなくて安売りの卵も買おう	理解が得られなかった部分を再度, 数字を入れて見やすく資料を作り直す

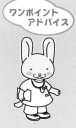

ワンポイントアドバイス

多くの情報から取捨選択し, 柔軟に対応することが求められる復職や復学などの場面で問題となることが多くあります. 退院後の生活を見据えた介入を心がけましょう. つながりをもったフォローを行えるように, 学校や職場との連携も行えるように連絡をとり合いましょう.

参 考 文 献

1）Muriel Deutsch Lezak：基本概念. "レザック神経心理学的検査集成"鹿島晴雄 総監修. 創造出版, pp11-30, 2005
2）Muriel Deutsch Lezak：遂行機能と運動行為. "レザック神経心理学的検査集成"鹿島晴雄 総監修. 創造出版, pp375-393, 2005
3）豊倉 穣：遂行機能障害. Journal of CLINICAL REHABILITATION 18（9）：790-798, 2009
4）新川寿子：遂行機能障害. "高次脳機能障害Q＆A 70（リハビリナース2012年秋季増刊）"鈴木孝治 編. メディカ出版, pp252-232, 2012

Q52 遂行機能障害と判断するにはどんな検査・評価方法がありますか？

代表的な検査には「遂行機能障害症候群の行動評価 日本版」（BADS）があります．その他にも前頭葉機能の検査や認知機能の検査などを組み合わせ，実動作の観察も含めて総合的に判断します．

エビデンスレベルⅠ

回答者
森田将健

1 遂行機能評価

● BADS：1962年イギリスのBarbara Wilsonらによって開発された日常生活場面に即したさまざまな行動面から捉える包括的な検査バッテリーです．表1に示したようにそれぞれ0～4点のプロフィール得点から総合点を算出し，「障害あり」～「きわめて優秀」までに区分して判定します．また，DEXといわれる質問紙が付属し，「本人用」「家族用」の2種類から両者の判定が一致しない領域の把握や比較，定量化も可能となります．

● Frontal Assessment Battery（FAB）：簡易的に前頭葉を評価するスクリーニング検査です．概念性や柔軟性，運動プログラミング，干渉刺激に対する敏感さ，抑制コントロール，環境に対する被影響性に関する6項目から0～3点の評価点をつけ，合計点を算出します．

● ウィスコンシンカード分類テスト（WCST）：被検者は毎回の回答に正誤判定を受け，分類基準を検討し柔軟に維持または変更する必要性があります．推論や思考の柔軟性，失敗からの学習などを評価します．

● ハノイの塔：ルールを遵守しながら3本の棒に円盤を移動させます．段取りよく計画し，計画を実行する能力が必要となります．

● ティンカートイテスト（TTT）：Lezakが考案した検査で，子ども用の教育玩具ですが，ホイール，スティック，コネクターなど形状の異なる部品を組み合わせ，自分の好きなように作ってもらいます．50ピースの部品を使用し，Lezakの提唱した4要素に基づき，可動性，対称性，立体性，ふさわしい作品名の有無など8項目から得点化します．

2 阻害因子を探る

● 動作を遂行するためにはQ51でも述べたように4つの工程が必要となります（意思，計画，行動，修正）．そのため，動作が遂行されないのはどの部分で，何が影響して遂行されないのかを検討する必要があります．遂行機能は独立した機能ではなく，さまざまな脳機能が基板となって影響し合い構成されています．図1に具体的な要因を記載します．

表1　BADSの構成

下位検査			区 分
1 規則変換カード検査	/4		障害あり
2 行為計画検査	/4		境界域
3 鍵探し検査	/4		平均下
4 時間判断検査	/4	＋DEX質問表	平均
5 動物園地図検査	/4		平均上
6 修正6要素検査	/4		優秀
総合得点　　/24 標準化得点　/100			きわめて優秀

＊年齢補正した標準化得点から区分する

3 観察から探る

●上記の内容は環境の整った自由度の低い入院中の生活では発見されにくく，退院してからの生活や，復職・復学後など自由度が高く自分自身で行動の取捨選択を行う環境になって初めて気がつくことも少なくありません．実際の病棟場面でも軽度の遂行機能障害の場合「なんとなくできているけど雑」「まじめな人なのかもしれないけど，機転がきかなくて要領が悪い」など，一見どこの職場にでもいそうで見落としがちな行動がみられます．

●病棟でも見落とさないようにするためには実際に手助けのない環境の中，どれだけ自分で行えるのかを把握し，患者さん自身で行ってもらう場面を評価する必要があります．また，家族からの情報収集も重要です．以前からの性格なのか，癖なのかなど，病前の状態との比較も大きな手助けになります．

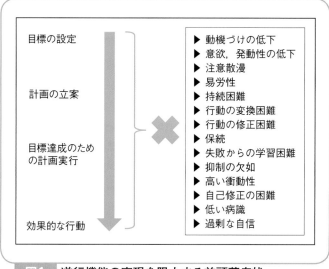

目標の設定	▶ 動機づけの低下
	▶ 意欲，発動性の低下
	▶ 注意散漫
	▶ 易労性
計画の立案	▶ 持続困難
	▶ 行動の変換困難
	▶ 行動の修正困難
	▶ 保続
目標達成のための計画実行	▶ 失敗からの学習困難
	▶ 抑制の欠如
	▶ 高い衝動性
	▶ 自己修正の困難
	▶ 低い病識
効果的な行動	▶ 過剰な自信

図1　遂行機能の実現を阻止する前頭葉症状

〔豊倉 穣：遂行機能障害. Journal of CLINICAL REHABILITATION 18(9)：790-798, 2009 より改変〕

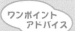

可能であれば，買い物や職場などで実際に一連の動作を行ってみましょう．思ってもいない行為でつまずいてしまう場面があるかもしれません．「大丈夫だろうと」と思い込み，見落とすことが多いのが遂行機能障害の特徴です．また，二次的要因（環境変化や病前からの要因など）によって大きく変化してしまう可能性も考慮して評価しましょう．

参考文献

1）豊倉 穣：遂行機能障害. Journal of CLINICAL REHABILITATION 18(9)：790-798, 2009
2）青木重陽：遂行機能障害. Journal of CLINICAL REHABILITATION 22(11)：1101-1106, 2013
3）元木順子 他：社会的行動障害のみかた. Journal of CLINICAL REHABILITATION 21(1)：63-67, 2012
4）渡邉 修：前頭葉障害. Journal of CLINICAL REHABILITATION 13(5)：428-429, 2004
5）渡邉 修：病院で行う高次脳機能障害リハビリテーション. Journal of CLINICAL REHABILITATION 21(11)：1060-1068, 2012
6）種村 純：遂行機能障害のみかた. Journal of CLINICAL REHABILITATION 21(1)：58-62, 2012
7）三村 將：前頭葉機能障害のリハビリテーション. 老年医学雑誌 15(6)：737-747, 2004
8）新川寿子：遂行機能障害. "高次脳機能障害Q&A 70(リハビリナース2012年秋季増刊)"鈴木孝治 編. メディカ出版, pp252-232, 2012

Q53 遂行機能障害の脳の損傷（障害）部位について教えてください. どうして症状が現れるのでしょうか?

遂行機能は前頭葉との関連が多く示唆されています. しかし, 遂行機能は多くの脳機能を基板として成り立っているため, 前頭葉以外の脳損傷でも遂行機能の低下を招く可能性があります.

エビデンスレベル I

回答者
森田将健

1 前頭葉の構成

●前頭葉は中心溝から前方の領域を指します. 脳の中で一番広い分野で, 脳全体の41%を占めています. 機能的に, 運動野と前頭連合野に分かれ連合野が大部分を占めています（図1）.

a) 運動野

●運動野は一次運動野, 運動前野, 補足運動野, 帯状皮質運動野に分けられます. 一次運動野, 運動前野の障害は強度の麻痺が出現します. 補足運動野は意図的な運動計画に障害が出現し, 帯状皮質運動野は視覚による情動的な運動に関与しているといわれています.

b) 前頭連合野

●運動野から前方を前頭連合野が占めています. 前頭前野からは同一半球内からの投射（頭頂葉, 側頭葉,

後頭葉から）と脳梁を介した対側からの投射（前頭前野, 運動野）を受けており, さらには基底核や小脳, 脳幹の各神経核からも視床を介して投射を受けています. また, 逆に神経線維も伸ばしています. つまり, 前頭葉に障害がなくとも前頭葉は頭頂葉や側頭葉, 後頭葉からも影響を受けており, 前頭葉の損傷が他に影響を与えやすいといえます.

2 遂行機能に関連する回路

●Cummingsは前頭葉, 線条体, 淡蒼球, 視床, 前頭葉を結ぶ前頭葉-皮質下回路に3つの回路があることを指摘しました.

a) 背外側前頭葉回路

●遂行機能に直接かかわります. 作業記憶（ワーキングメモリ）の低下や, 学習能力の低下, 保続・固執傾向が出現しやすい, 興味関心の消失, 自信の喪失

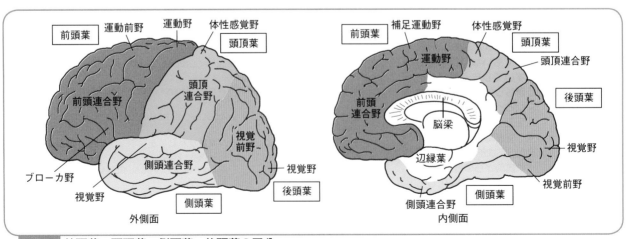

図1 前頭葉, 頭頂葉, 側頭葉, 後頭葉の区分

がみられます．運動のプログラミング障害にも関連してきます．

b) 眼窩脳回路

● 思いやりが欠如する，衝動的行動をとりやすい，不適切な言動・行動がみられる，抑制力が低下する，易怒的，無茶な判断・行動（高いリスク）をとりやすい，すぐ気が散って行動が中断するなど人格に影響を及ぼします．

c) 前帯状回回路

● 発動性が低下する，運動量が低下する，無感動，無

関心などに関連します．前頭前野に損傷がなくても，この回路に損傷があれば，遂行機能に障害がみられます．

3 前頭葉の損傷によって現れやすい症状

● 表1に渡邉がまとめた前頭葉障害による主な症状と推定される責任部位を記載します．前頭葉は他の部位からの影響を受けながらも影響を与えるため，脳の他の部位との関連による症状も出現することを覚えておきましょう．

表1 前頭葉障害による主な症候と推定される責任部位

	症候	具体的症状例	推定される障害部位
運動（プログラム）の障害	対側運動麻痺	弛緩性の麻痺・バビンスキーサイン陽性	運動野 (area 4)
	肢節運動失行	対側手指の巧緻性が低下	運動前野 (area 6)
	運動の開始・自発性の障害	運動の開始が障害される，自発的に運動が起きない	補足運動野
	随意眼球運動障害	両側眼球の対側への外転障害	前頭眼野 (area 8)
	ブローカ失語	言葉が言えない，言葉数が減る	ブローカ野 (area44, 45)，中心前回
行為障害	道具の強迫的使用	目前のブラシを右手が意志に反して握り，髪をとかす	脳梁，帯状回
	他人の手徴候	左手が勝手に動いてしまう	脳梁，帯状回
認知過程の障害	流暢性の障害	しりとりの語が想起できない	前頭前野　背外側面
	遂行機能障害	銀行口座に預金するなどの一連の目的動作ができない	前頭前野　背外側面
	ワーキングメモリーの障害	深く考えることができない	前頭前野　背外側面 (area 46)
	概念ないし"セット"の転換障害	新しい事柄に思考を切り替えることができない	前頭前野　背外側面
	フィルター機能の障害	気が散る，集中できない	前頭前野　背外側面
	抽象化の障害	個々の例から共通の特徴を推論することができない	前頭前野　背外側面
	運動維持困難	閉眼しながら舌を出しつづけることができない	前頭前野　背外側面
	注意障害（維持・分散・集中）	気が散りやすい，他に注意が向かない	前頭前野　背外側面，底面
	展望性記憶の障害	約束した時刻に待ち合わせができない	前頭前野　背外側面 (area 46, 9)
器質性精神障害	自発性の低下	1日中，ぼーとしている，やる気がない	両側前頭葉，帯状回
	脱抑制	怒りやすい，興奮しやすい	両側前頭葉底面
	病識 (awareness) の低下	自分の障害がわからない，正常だと思っている	両側前頭葉
	感情の鈍麻，平坦化	表情は乏しく，感情に変化がみられない	帯状回
	うつ状態	気分が落ちこんでいる	前頭前野　背外側面，底面，内側面

〔渡邉 修：前頭葉障害．Journal of CLINICAL REHABILITATION 13(5)：423，2004より引用〕

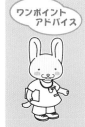

ワンポイントアドバイス
前頭葉の損傷があっても遂行機能に症状が現れにくい人もいます．損傷部位から読み解くよりも，どのような症状が何を行いにくくしているのかを探っていきましょう．

参考文献

1）前川喜平：高次脳機能—知能の発達．バイオメカニズム学会誌32(2)：74-82，2008
2）渡邉 修：前頭葉障害．Journal of CLINICAL REHABILITATION 13(5)：421-429，2004
3）遠山正彌：前頭葉・側頭葉の基本構造と繊維連絡．"脳神経外科エキスパート前頭葉・側頭葉"伊達 勲 編．中外医学社，pp1-9，2008
4）元木順子：社会的行動障害のみかた．Journal of CLINICAL REHABILITATION 21(1)：63-67，2012
5）三村 將：前頭葉機能障害のリハビリテーション．老年医学雑誌15(6)：737-747，2004
6）加藤元一郎：高次脳機能障害回復のストラテジー．老年医学雑誌12(11)：1288-1295，2001
7）村岡香織：損傷部位と症状の関係．"高次脳機能障害Q＆A 70（リハビリナース2012年秋季増刊）"鈴木孝治 編．メディカ出版，pp18-28，2012
8）Cummings JL：Frontal-subcortical circuits and human behavior. Archives of Neurology 50(8)：873-878，1993

Q54 遂行機能障害の患者さんのリハビリテーションについて教えてください

数々の方法が報告されていますが，画一的な方法はありません．個々の特性に合わせた介入方法を検討し，具体的に問題解決方法を理解して行うことが重要です．

エビデンスレベルⅡ

回答者
森田将健

1 遂行機能のベースとなる訓練

●遂行機能の訓練を行う際には遂行機能のベースとな

る機能からの訓練を先行させる必要があります．ニューヨーク大学ラスク研究所の神経心理ピラミッド（Q22の図1を参照）にあるように，遂行機能の

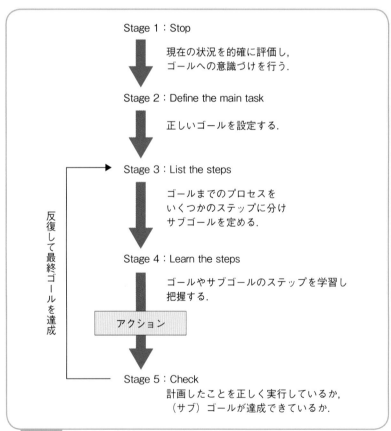

Stage 1：Stop
現在の状況を的確に評価し，ゴールへの意識づけを行う．

Stage 2：Define the main task
正しいゴールを設定する．

Stage 3：List the steps
ゴールまでのプロセスをいくつかのステップに分けサブゴールを定める．

Stage 4：Learn the steps
ゴールやサブゴールのステップを学習し把握する．

アクション

Stage 5：Check
計画したことを正しく実行しているか，（サブ）ゴールが達成できているか．

反復して最終ゴールを達成

図1　ゴールマネジメント訓練の5ステージ
治療者がついて1時間の治療セッションを行う．机上の課題や調理など実生活の行為に対してこの5ステージを適応し，問題解決プロセスを学習させる．
〔豊倉 穣：遂行機能障害. Journal of CLINICAL REHABILITATION 18(9)：796, 2009 より引用〕

ベースとなる，覚醒レベル，発動性，注意，記憶レベルの訓練から行いましょう．

●しかしながら，ベースとなる機能は完全に個別で分かれているわけではないので，同時進行的に遂行機能の訓練を行うことで相乗効果的に能力を引き上げる必要があります．

2 一般的に行われている方法

●ゴールマネジメント訓練（GMT）：エビデンスが高いといわれている訓練です．GMTは5つのステージからなります．**図1**に豊倉がわかりやすくまとめたGMTの流れを示します．

●問題解決法：問題解決のプロセスを細分化し意識化することで，①問題の分析をし，②解決方法を発見するためにプロセスをいくつかの工程に分割化し，③結果の成否を判定しながら誤りの検出を行います．

●自己教示法：行おうとしている動作の目標や企画，解決手順，見通しなどを実際に言語化する方法です．①はじめは大きな声で，②徐々に小さく囁くようにし，③最後は自分に話しかけるように頭の中で言語化して解決方法を意識化します．

●環境調整：本人の周辺環境を本人に合わせて設定する方法です．Q55でもう少し詳細に説明します．

●その他，集団の特性を活用したグループ訓練や，機能だけにとらわれず包括的に多職種で全人的なアプローチの必要性も求められています．

ワンポイントアドバイス

本人が問題を意識できるか，できないかによってアプローチも変わってきます．最終的に本人が問題意識をもつことが重要になってきます．家族などの支援や自宅での生活，環境設定自体が遂行機能のリハビリテーションになってきます．

参考文献

1）立神粧子：「脳損傷者通院プログラム」における前頭葉障害の定義（前編）．総合リハビリテーション 34（5）：487-492，2006
2）豊倉 穣：遂行機能障害．Journal of CLINICAL REHABILITATION 18（9）：790-798，2009
3）青木重陽：遂行機能障害．Journal of CLINICAL REHABILITATION 22（11）：1101-1106，2013
4）元木順子：社会的行動障害のみかた．Journal of CLINICAL REHABILITATION 21（1）：63-67，2012
5）渡邉 修：病院で行う高次脳機能障害リハビリテーション．Journal of CLINICAL REHABILITATION 21（11）：1060-1068，2012
6）三村 將：前頭葉機能障害のリハビリテーション．老年医学雑誌15（6）：737-747，2004
7）加藤元一郎：高次脳機能障害回復のストラテジー．老年医学雑誌12（11）：1288-1295，2001
8）新川寿子：遂行機能障害．"高次脳機能障害Q＆A 70（リハビリナース2012年秋季増刊）"鈴木孝治 編．メディカ出版，pp252-232，2012

Q55 遂行機能障害の患者さんへの対応について教えてください

リハビリテーションと一緒で画一的な方法はありません．個々の特性に合わせた対応が必要になりますが，対応や環境設定自体が重要なリハビリテーションになってきます．環境設定が最も効果的であるとの文献もみられます．

エビデンスレベルⅡ

回答者
森田将健

1 環境設定

●環境設定の基本は，本人の気づき（awareness）のレベルによって変化します．本人の気づきがない場合は外的な環境設定がメインとなり，気づきが高まるにつれ本人の内的なアプローチが可能となります．ゴールマネジメント訓練（GMT）や問題解決法，自己教示法を利用することで，生活の中で汎化が得られやすくなります（**図1**）．

●環境設定の基本は混乱させないことです．**表1**に簡単に示します．

a）気づきがない場合

●環境設定をメインにし，本人がわかりやすい環境を設定し適度な日課の設定を行います．

b）気づきが出始めている場合

●「なんとなくおかしい」と漠然としたイメージをもち始めます．そのため現状から将来への不安が大きくなり始めます．具体的な短期目標を本人と一緒に考え，退院や復職までに「どうすればクリアできるのか」を本人に意識してもらいながら行動の調整を行います．

c）気づきがあるが十分でない場合

●自己の内的アプローチへと移行します．どこに自分の困難が生じるか，どのような場面でどのような対応をすればよいのか，どこに手助けが必要なのかを自覚し，行動の習慣化から汎化を目指します．

2 病棟でできること

●入院時は自己の気づきが得られていないことが多いため，気づきが得られるように遂行機能障害そのものに対する教育を行います．また並行的に，ロールプレイをしながら今までとの変化を実感してもらいます．家族に対しても同じように遂行機能障害の理解を進めます．

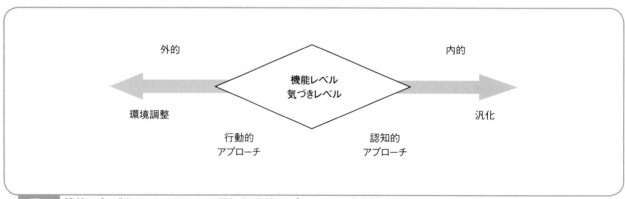

図1　機能・気づきのレベルによる認知行動的アプローチの方向性
〔三村 將：社会的行動障害への介入─精神医学的観点からの整理．高次脳機能研究 29（1）：28，2009より引用〕

●病棟生活の中では，1日のスケジュール管理，困ったときに相談する相手の設定，1日の行動での具体的な目標（自己トレーニングや課題）の設定などを行います．また，人によって返答が異ならないように，できる限りスタッフ全員が共通した対応をとれるようにします．

3 自宅でできること・家族のサポート

●家族の遂行機能障害の理解度と障害受容は患者さんに大きく影響を与えます．具体的にどのようにサポートすれば本人が行えるのか，本人が何によって混乱するのかを把握しておきましょう．何ができて，何に混乱するのか，具体的に対応策を考え，できることを一つひとつ増やしていくことが可能となります．患者さん本人に気づきが得られ「何かがおかしい」と思い始めると不安感が強くなります．患者さん本人を肯定的に捉え，本人が自分の行動に対しての自信が得られることが重要です．

●また，急激な変化に戸惑うのは本人だけでなく，家族（特に配偶者）も同様です．サポートすることに一生懸命で疲れきってしまうことも少なくありません．自分たちだけで抱え込まず，解決策をみつける手段としても周辺の家族会（高次脳機能障害の家族会，友の会）の紹介は重要です．

表1 環境設定の基本

基本事項	対応	例
感覚刺激の調整	・周辺からの雑音を遮断する ・過剰な視覚情報を入れない	・テレビをつけっぱなしにしない ・部屋の中を整理する
活動量の調整	・過剰な運動を抑制する ・だらしないと思わない	・職場での業務量の調整 ・家事負担の調整 ・自己トレーニングを過剰にしない ・無理矢理やらせない ・段階をおって行動してもらう
感情の調整	・一方的に患者を責めない	・患者さんを他の場所に移す ・患者さんの話を聞く ・家族と話して一呼吸間をおく

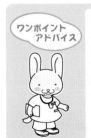

ワンポイントアドバイス

日常生活の中でみられる問題を本人の性格のせいにせず，どのようなサポートで解決できるのかを具体化することで，医療側だけではなく家族も，職場や当事者以外への説明が行いやすくなります．

参 考 文 献

1）先崎 章 他：社会的行動障害への精神心理学的アプローチ・治療．Journal of CLINICAL REHABILITATION 18（12）：1087-1093，2009
2）三村 將：前頭葉機能障害のリハビリテーション．老年医学雑誌15（6）：737-747，2004
3）三村 將：社会的行動障害への介入法—精神医学的観点からの整理．高次脳機能研究29：26-33，2009
4）豊倉 穣：遂行機能障害．Journal of CLINICAL REHABILITATION 18（9）：790-798，2009
5）青木重陽：遂行機能障害．Journal of CLINICAL REHABILITATION 22（11）：1101-1106，2013
6）元木順子 他：社会的行動障害のみかた．Journal of CLINICAL REHABILITATION 21（1）：63-67，2012
7）加藤元一郎：高次脳機能障害回復のストラテジー．老年医学雑誌12（11）：1288-1295，2001
8）新川寿子：遂行機能障害．"高次脳機能障害Q＆A 70（リハビリナース2012年秋季増刊）"鈴木孝治 編．メディカ出版，pp252-232，2012

Q56 社会的行動障害では生活のうえでどんなことが困難なのでしょうか？どんな症状があるのでしょうか？

社会的行動障害は，社会性を保つ機能に問題が生じる障害で，社会生活上問題となる行動が起きたり，円滑な社会生活が困難になったりします．症状としては，依存性・退行，欲求コントロール低下，感情コントロール低下，対人技能拙劣，固執性，意欲・発動性の低下，抑うつ，感情失禁，引きこもり，脱抑制，被害妄想，徘徊などがあります．

エビデンスレベルII

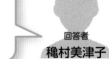

回答者
穐村美津子

● 高次脳機能障害は，主に記憶障害，注意障害，遂行機能障害，社会的行動障害などの認知障害によって，日常生活や社会生活に制約がある症状です．

● 記憶障害・注意障害・遂行機能障害が特定の情報処理過程の障害として定義され，脳の特定のネットワークの損傷がその神経基盤として想定されるのに対し，社会的行動障害は脳の特定の領域との明確な対応関係があるものではなく，さまざまな問題行動の総称として用いられます[1]．

● 社会的行動障害について考える際，その症状は，①脳損傷の結果，前頭葉が関与している社会的行動障害〔遂行機能障害・アパシー（興味関心の喪失）・脱抑制〕，②せん妄や健忘症候群といった認知機能障害を基盤とした社会的行動障害，③心理社会的要因の関与の大きい社会的行動障害，に分けることができると考えられます[2]．

● 国立障害者リハビリテーションセンターが作成した『高次脳機能障害者支援の手引き（改訂第2版）』[3]では，社会的行動障害の症状として，依存性・退行，欲求コントロール低下，感情コントロール低下，対人技能拙劣，固執性，意欲・発動性の低下，抑うつ，感情失禁，その他（引きこもり，脱抑制，被害妄想，徘徊など）が含まれており（**表1**），次のような特徴があるとされています．

・興奮する，大声を出す，暴力をふるう

・思い通りにならないと，決まって大声を出す

・他人につきまとって迷惑な行為をする

・訓練士に，付き合えと強要する

表1　社会的行動障害

① 意欲・発動性の低下：自発的な活動が乏しく，運動障害を原因としていないが，一日中ベッドから離れないなどの無為な生活を送る．

② 情動コントロールの障害：最初のいらいらした気分が徐々に過剰な感情的反応や攻撃的行動にエスカレートし，一度始まると患者はこの行動をコントロールすることができない．自己の障害を認めず訓練を頑固に拒否する．突然興奮して大声で怒鳴り散らす．看護者に対して暴力や性的行為などの反社会的行為が見られる．

③ 対人関係の障害：社会的スキルは認知能力と言語能力の下位機能と考えることができる．高次脳機能障害者における社会的スキルの低下には急な話題転換，過度に親密で脱抑制的な発言および接近行動，相手の発言の復唱，文字面に従った思考，皮肉・諷刺・抽象的な指示対象の認知が困難，さまざまな話題を生み出すことの困難などが含まれる．面接により社会的交流の頻度，質，成果について評価する．

④ 依存的行動：脳損傷後に人格機能が低下し，退行を示す．この場合には発動性の低下を同時に呈していることが多い．これらの結果として依存的な生活を送る．

⑤ 固執：遂行機能障害の結果として生活上のあらゆる問題を解決していく上で，手順が確立していて，習慣通りに行動すればうまく済ますことができるが，新たな問題には対応できない．そのような際に高次脳機能障害者では認知ないし行動の転換の障害が生じ，従前の行動が再び出現し（保続），固着する．

〔厚生労働省社会・援護局障害保健福祉部，国立障害者リハビリテーションセンター 編：高次脳機能障害者支援の手引き（改訂第2版）．pp4-5, 2008より引用〕

- ・不潔行為やだらしない行為をする
- ・自傷行為をする
- ・自分が中心でないと満足しない

- 社会的行動障害の症状として，攻撃行動（言語的攻撃性，身体的攻撃性），自己中心的行動，コミュニケーション障害などもあげられます[4]．
- 攻撃行動の言語的攻撃性とは怒りっぽいことで，人の目につくこと，騒音，痛み，過重な課題，特定の個人などが怒りを生じさせるきっかけになることがあります．身体的攻撃性とは暴れたり暴力をふるったりすることで，これもイライラするきっかけがあることがあります[4]．
- 自己中心的行動では，他者に命令する，嫉妬深い，他人の意見を理解しない，他人の要求・感情に無神経である，他者の悪口を言う，冗談を言ったりおど

けたりする，嫌な場面ではその場をすぐに立ち去る，などの行動がみられます[4]．
- コミュニケーション障害では，多弁だが意味が伝わりにくい，話題が次々に移って内容にまとまりがない，発話速度が遅い，不完全な発話や休止が多い，社会的常識にそぐわない，他者との共感が乏しい，自己中心的である，他者の話に割り込む，無礼な態度を示す，などのコミュニケーション行動がみられます[4]．
- 問題行動が起きるメカニズムについては，高次脳機能障害が，環境の変化を予測してあらかじめ対処することや自ら環境に働きかけることを困難にし，その結果起こった失敗体験が不安・混乱，無力・抑うつ感を生じて，問題行動の原因になりうる，とも報告されています（図1）[3]．

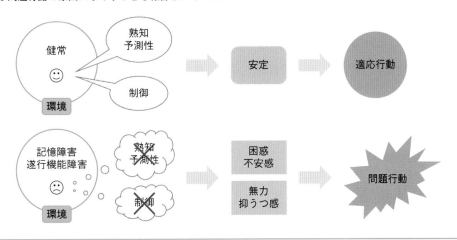

高次脳機能障害者に見られる記憶障害，遂行機能障害等が，環境の変化を予測して予め対処すること，自ら環境に働きかけることを困難にし，その結果起こった失敗体験が不安・混乱，無力・抑うつ感を生じ問題行動の原因になりうるとも報告されている．

図1　問題行動のメカニズム

〔図の説明文は厚生労働省社会・援護局障害保健福祉部，国立障害者リハビリテーションセンター 編：高次脳機能障害者支援の手引き（改訂第2版），pp20-21，2008 より引用〕

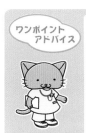

ワンポイントアドバイス

社会的行動障害は，病院などの環境の中では目立たないまま経過し，退院後，家庭や職場などの生活環境に戻ってから，家族や周囲の人が患者さんの変化に初めて気づく，ということも多くあります．

参 考 文 献

1) 生方志浦 他：社会的行動障害．BRAIN and NERVE 71 (10)：1091-1096，2019
2) 村井俊哉 他：社会的行動障害のリハビリテーションの原点とトピック．高次脳機能研究39 (1)：5-9，2019
3) 厚生労働省社会・援護局障害保健福祉部，国立障害者リハビリテーションセンター 編：高次脳機能障害者支援の手引き（改訂第2版），2008．http://www.rehab.go.jp/application/files/3915/1668/9968/3_1_01_.pdf
4) 種村 純：社会的行動障害に対するリハビリテーションの体系とわが国の現状．高次脳機能研究29 (1)：34-39，2009

Q57 社会的行動障害の診断にはどんな検査がありますか？

社会的行動障害の診断に際しては，定量的・定性的に評価できる標準化された検査法は存在しません[1]．社会的行動障害は，病院などの生活環境下や神経心理検査では明らかにならないことが多くあります．よって，神経心理検査の評価のみでなく，画像所見や詳細な問診，患者さんの行動観察や家族・周囲の人からの情報の聴取が必要です．

エビデンスレベルⅡ

回答者
穐村美津子

● 社会的行動障害は，神経心理検査の結果や入院中の言動からは気づかれず，退院後，日常生活や仕事に復帰した際に，家族や周囲の人が患者さんの変化や違和感に気づいて明らかになる，ということが多くあります．

● 患者さん自身が症状を自覚することもありますが，多くの場合，患者さん本人が問題の自覚がない，ということも少なくありません．よって，社会的行動障害の評価には，患者さんの行動観察や，家族や周囲の人からの情報の聴取が必須となります．

● 評価では，その社会的行動障害が「①脳損傷の結果，前頭葉が関与している社会的行動障害〔遂行機能障害・アパシー（興味関心の喪失）・脱抑制〕」[2]である

のか，「②せん妄や健忘症候群といった認知機能障害を基盤とした社会的行動障害」[2]であるのか，「③心理社会的要因の関与の大きい社会的行動障害」[2]であるのか，を検討したうえで，神経心理検査を行い，さらに日常生活やリハビリテーションの場面における社会的行動障害のきっかけを記録・分析します（文脈の調査）．

● 患者さんの社会的行動障害が，何によって生じるのか，なぜ生じているのか，を含めた評価を行い，リハビリテーションで介入すべき問題点を見極めます．

● 『高次脳機能障害者支援の手引き（改訂第2版）』[3]には，社会的行動障害の評価として，以下（**表1**）が記載されています．

表1 社会的行動障害の評価

● 生活，訓練場面で，問題となる社会的行動障害がどのようなきっかけで生ずるか記録して分析する（文脈の調査）．
● 反社会的行動，退行については適応行動尺度（ABS），S-M社会生活能力検査などを用いることが出来る．
● 鎮痛剤の使用など，誘引となる原因がないか，検討する．

〔厚生労働省社会・援護局障害保健福祉部，国立障害者リハビリテーションセンター 編：高次脳機能障害者支援の手引き（改訂第2版）．p20，2008 より引用〕

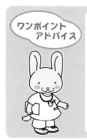

ワンポイントアドバイス

社会的行動障害の症例報告では，実際に神経心理検査での低下がない症例が存在します．神経心理検査のみでは診断が難しい高次脳機能障害です．

参考文献

1）平岡　崇 他：社会的行動障害．総合リハビリテーション43(11)：1031-1036，2015
2）村井俊哉 他：社会的行動障害のリハビリテーションの原点とトピック．高次脳機能研究39(1)：5-9，2019
3）厚生労働省社会・援護局障害保健福祉部，国立障害者リハビリテーションセンター 編：高次脳機能障害者支援の手引き（改訂第2版），2008．http://www.rehab.go.jp/application/files/3915/1668/9968/3_1_01_.pdf

Q58 社会的行動障害の脳の損傷（障害）部位について教えてください．どうして症状が現れるのでしょうか？

社会的行動障害は前頭葉の損傷例にみられることが多くありますが，画像に写らない脳損傷が広がっていることもあります．「画像所見で異常がない」＝「高次脳機能障害はない」と考えず，慎重に検討することが必要です．

エビデンスレベルⅡ

回答者
穐村美津子

- 社会的行動障害の脳の損傷（障害）部位については一概には限定されませんが，前頭葉の損傷によって社会的行動障害が起こることも多くあります．
- 前頭葉の前頭前皮質（運動前野および補足運動野の前方に位置する皮質）は解剖学的に3つの領域に区分され，社会的行動障害につながる脳機能（役割）を担っています．
- 背外側前頭前皮質（dorsolateral prefrontal cortex：DLPFC）は，遂行機能に主要な役割を担っています．
- 内側前頭前皮質（medial prefrontal cortex：MPFC）は，意欲と関連しています．
- 眼窩前頭皮質（orbitofrontal cortex：OFC）は，脱抑制と関連しているとされます．
- これらの3つの領域は，それぞれが神経連絡する皮質・皮質下の領域が異なっているため，認知や行動における役割もそれぞれ異なる，と考えられています（表1，図1）．
- 実際の脳損傷例では，損傷領域の広がりがさまざまであるため，損傷部位からそれぞれの症状を予測するのは難しいことです．特に外傷性脳損傷のように，脳画像で描出される病変部位以外にも損傷・機能低下部位が広がっていることが予測される病態では，前頭葉の機能障害が複合して生じる可能性も考えなくてはなりません[1]．
- 平岡らは，「社会的行動」が特定の脳領域のみで実現されているとは考えにくく，より広範な脳領域を包括的に活動させていると考えるのが妥当である[2]と述べています．

表1 前頭葉の前頭前皮質（運動前野および補足運動野の前方に位置する皮質）の3つの領域

背外側前頭前皮質 dorsolateral prefrontal cortex：DLPFC	遂行機能に主要な役割
内側前頭前皮質 medial prefrontal cortex：MPFC	意欲と関連
眼窩前頭皮質 orbitofrontal cortex：OFC	脱抑制と関連

症状からみた高次脳機能障害へのアプローチ

3

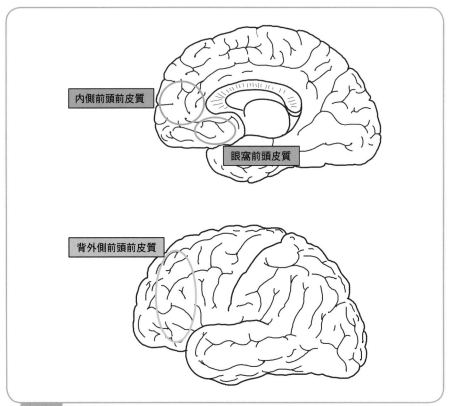

図1 社会的行動障害に関係する脳部位
背外側前頭前皮質（DLPFC），内側前頭前皮質（MPFC），眼窩前頭皮質（OFC）

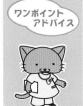

ワンポイント アドバイス

社会的行動障害の症状については，「脳損傷の結果として直接に社会的行動障害が障害されたのか」「他の認知機能障害の結果として二次的に生じた社会的行動障害なのか」を区別することが重要[1]です．精神科における社会的行動障害という観点では，精神病症状や情動調整障害，うつ状態，疲労も，行動障害の背景となりうる症状[3]と考えられます．

参考文献

1）村井俊哉 他：社会的行動障害のリハビリテーションの原点とトピック．高次脳機能研究39（1）：5-9，2019
2）平岡　崇 他：社会的行動障害．総合リハビリテーション43（11）：1031-1036，2015
3）生方志浦 他：社会的行動障害．BRAIN and NERVE 71（10）：1091-1096，2019

Q59 社会的行動障害の患者さんのリハビリテーションについて教えてください

社会的行動障害のリハビリテーションにおいては，患者さんの生活で必要となる具体的な能力の獲得を目指すことが大切です．リハビリテーションとしては，行動療法，認知療法が適しており，コミュニケーション能力や生活技能の改善を目標とする集団療法も行われます．

エビデンスレベルⅡ

回答者
穐村美津子

3 症状からみた高次脳機能障害へのアプローチ

● 社会的行動障害は，神経心理検査では障害が目立たないにもかかわらず，生活における行動や判断力の低下といった問題が目立つのが特徴です．よって，神経心理検査のみでなく，患者さんの行動観察や家族・周囲の人からの情報の聴取が必要となります．リハビリテーションを行ううえでは，患者さんの社会的行動障害が，何によって生じるのか，なぜ生じているのか，を含めた評価を行い，介入すべき問題点を見極めることが重要です．

● 村井らは，「低下した能力を改善するためのリハビリテーション」と「低下した能力を前提としたうえでの生活の枠組みの設定」との両方を，バランスよく組み合わせることが，社会的行動障害の治療の肝要な点[1]と述べています．

● リハビリテーションでは，行動療法，認知療法，集団療法が行われます．いずれにおいても患者さんの生活で必要となる具体的な能力の獲得を目標とします．

● 行動療法では，患者さんの望ましい行動に社会的な強化を与えるようにします．社会的な強化とは，適切な行動を「誉める，励ます」などすることです．反対に，患者さんが社会的に望ましくない行動をしたときには，それを強化させるような対応はしないようにします（**表1**）．例えば，患者さんが訓練を嫌がって大声をあげた場合，訓練を無理にしないようにしたり，課題のレベルを下げたりすると，患者さんはストレスからは解放されますが，これは社会的に望ましくない行動を強化したことになります[2]．

● 認知療法では，「障害のために何をやってもどうせ失敗する」という否定的な思考の歪みを修正するようにします．障害を認識し，適切な判断ができるようになるために，不適切な行動があったら直後にノートに「日付，きっかけ，患者さんの行動，最終結果」を記録します．患者さん自身の障害と自己に関する認識を高めて，適切な行動案を導きます．また，役割演技などをして，適切な行動ができるような対処

表1	行動療法的な対応

● 行動療法的な対応：ケース自身，何が問題になっていて，これにどう対処するか一緒に考える．できれば，誓約書を書いてもらったうえで実行する．
①正の強化：社会的な強化（誉める，励ます，注意を引くなど）を用いる．
②中断(time-out)：TOOTS(time-out on the spot)を用いて，不適切な行動をとった場合，そのような行動を無視して担当者はその場からしばらく姿を消す．あるいは，ケースを訓練室の外に数分置く．
③反応コスト(Response cost)：行動に対価を与える．行動を抑制できれば対価は高いままで，特定の品物と交換ができる．
④飽和による回避行動の治療：大声を発するケースが，大声を発するたびに，数分間大声を出させておく．
⑤陽性処罰：使用は余り好ましくないと考えられる．

〔厚生労働省社会・援護局障害保健福祉部，国立障害者リハビリテーションセンター 編：高次脳機能障害者支援の手引き(改訂第2版)．p20，2008 より引用〕

法を教えていきます[2].

●集団療法では，代替手段の習得や，遂行機能の改善，コミュニケーション行動の改善などを目指します．スケジュール管理や料理などの作業を通して遂行機能の訓練を行ったり，コミュニケーションにおける送り手・受け手の役割交代をしながら，自分のコミュニケーションスキルを認識し，問題点や解決法を話し合ったりします．例えば，「対人関係を良好に形成・維持する」「自分の意思を伝える」ことを目標として，会話をするときの姿勢や身だしなみ，挨拶の仕方，話をするタイミング，ふさわしい言葉遣い，伝えたい内容の要点が伝わる簡潔な話し方，自己主張の仕方，質問への答え方，ユーモアのセンス，他者とのトラブルの解決の仕方などについて話し合います．そして実際の場面を想定したロールプレイで練習し，その後実際にコミュニケーションを実践します[2].

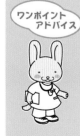

ワンポイントアドバイス

社会的行動障害の原因は多様で，症状もさまざまであるため，結果として「個々のケースに応じた適切な対応」が必要となりますが，1日の予定や週間予定などの生活リズムを確立することや，日々の生活・業務をパターン化・構造化して，遂行機能への負荷が少ない生活にする工夫をすることが，有効なことも多くあります[1].

参考文献

1）村井俊哉 他：社会的行動障害のリハビリテーションの原点とトピック．高次脳機能研究39（1）：5-9，2019
2）種村 純：社会的行動障害に対するリハビリテーションの体系とわが国の現状．高次脳機能研究29（1）：34-39，2009
3）厚生労働省社会・援護局障害保健福祉部，国立障害者リハビリテーションセンター 編：高次脳機能障害者支援の手引き（改訂第2版），2008．http://www.rehab.go.jp/application/files/3915/1668/9968/3_1_01_.pdf

Q60 社会的行動障害の患者さんへの対応について教えてください

社会的行動障害への対応法は「個々のケースに応じた適切な対応」[1]が必要となりますが，社会的行動障害を起こさないような環境に調整することや患者さんに適切なかかわり方をすることも大切で，患者さんの社会的行動障害を強化させないことが重要です．また，家族が主に患者さんの社会行動にかかわり，支えることになるため，家族への支援も不可欠です．

エビデンスレベル**Ⅲ**

回答者
糠村美津子

● 社会的行動障害は，その症状やきっかけが多様であるため，どの患者さんにも対応できる統一された基準があるわけではありません．よって，個々の症状に適した対応を行う必要がありますが，社会的行動障害を助長させない対応をする，ということが原則になります．

● 社会的行動障害を誘発させないための環境調整も大切です．静かな環境，あまりたくさんの人に囲まれない環境，疲れさせない環境を整えることも，不適切な行動を起こさないために望ましいことです（**表1**）．

● 対応の原則的な考え方について，下記にまとめます[2]．

a) 攻撃行動への対応

● 過重な課題や注意されたことなどがきっかけとなっ

て，攻撃的行動が出現することがあります．そのとき，周囲はそれに対して怒ったり，説教したり，動転しないようにします．攻撃的行動に反応すると，患者さんの興奮を増大させてしまい，その結果，攻撃的行動を強化させてしまうことになりかねません．

b) 言語的攻撃性（怒りっぽさ）への対応

● 患者さんの怒りを生じさせる刺激が何か（他人の気配，騒音，痛み，過重な課題，特定の個人など）を確認します．怒っていることに周囲が反応すると余計に興奮を高めてしまうことになるため，患者さんの怒りに対して周囲は直接には反応しないようにします．

c) 身体的攻撃性への対応

● まず，攻撃行動に発展する前のいら立つ原因となる

表1 社会的行動障害への対応

● 環境の調整
　①静かな環境に置く
　②余りたくさんの人に囲まれない環境
　③疲れさせない環境に置く
● 行動療法的な対応：ケース自身，何が問題になっていて，これにどう対処するか一緒に考える．できれば，誓約書を書いてもらったうえで実行する．
　①正の強化：社会的な強化（誉める，励ます，注意を引くなど）を用いる．
　②中断（time-out）：TOOTS（time-out on the spot）を用いて，不適切な行動をとった場合，そのような行動を無視して担当者はその場からしばらく姿を消す．あるいは，ケースを訓練室の外に数分置く．
　③反応コスト（Response cost）：行動に対価を与える．行動を抑制できれば対価は高いままで，特定の品物と交換ができる．
　④飽和による回避行動の治療：大声を発するケースが，大声を発するたびに，数分間大声を出させておく．
　⑤陽性処罰：使用は余り好ましくないと考えられる．

〔厚生労働省社会・援護局障害保健福祉部，国立障害者リハビリテーションセンター 編：高次脳機能障害者支援の手引き（改訂第2版）．p20，2008より引用〕

事柄を察知するようにします．いら立っている患者さんには，緊張を和らげるように，静かに落ち着いてゆっくりと話をします．患者さん本人に話をさせて，気晴らしをさせたり，必要であれば隔離を行います．

- ・タイムアウト：身体的暴力が生じたときは，興奮した患者さんを他者から隔離します．
- ・スポット・タイムアウト：望ましくない行動は無視して，周囲の人は何も言わずに数秒患者さんから離れます．その後，何も起こらなかったように元に戻ります．
- ・状況的タイムアウト：患者さんを他の部屋に数分移します．患者さんを余計に興奮させないために，言葉をかけない，視線を合わせないようにします．部屋には壊れやすいものは置かないようにします．患者さんが落ち着いたら話をして，今後はこのようなことはしないと約束させます．このような対応をするときは，患者さんとスタッフを2人きりにしないようにします．

d）自己中心的行動への対応

●自己中心的行動は人の気を引こうとする行動です．自らの要求ばかりで他者の要求に無関心な行動に対しては，周囲は無視するようにします．不適切な行動に反応すると，この行動が強化されることになってしまいます．問題となる行動は，時間で制限するなどのルールを決めて，依存や甘えの関係を高めないようにします．

e）コミュニケーション障害への対応

●行動障害のある人は，コミュニケーション上でも不適切な表現をすることが多くあります．例えば，共同作業の場面で皆の妨げとなるような言動があったら，共同作業を中断します．そして，妨害となる発言のたびに，再び最初から作業の説明をします．患者さん本人が，妨害となった発言が「作業を中断させた」「不適切であった」と認識できるようにします．その後，患者さんと，妨害となった言動をどの程度減らしていくか，望ましい言動はどういうものか，を話し合い，適切な行動を患者さんが確認できるようにします．

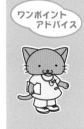

ワンポイントアドバイス

患者さんの社会的行動障害に主に対応するのは家族です．患者さんの就労・就学の困難や，他者との交流の欠如など，患者さんと社会との結びつきの弱さに直面し，また家族自身も，家族関係の変化や経済的不安，外出の制限などの生活の変化や葛藤も抱えることになります[2]．家族支援をすることも重要な対応となります．

参考文献

1）村井俊哉 他：社会的行動障害のリハビリテーションの原点とトピック．高次脳機能研究39(1)：5-9，2019
2）種村　純：社会的行動障害に対するリハビリテーションの体系とわが国の現状．高次脳機能研究29(1)：34-39，2009
3）厚生労働省社会・援護局障害保健福祉部，国立障害者リハビリテーションセンター 編：高次脳機能障害者支援の手引き（改訂第2版）．2008．http://www.rehab.go.jp/application/files/3915/1668/9968/3_1_01_.pdf

Q61 病識欠如とは何ですか？どんな疾患に伴いますか？

病識とは，「自分が病気である」という患者自身の自覚・理解であり，それが欠如した状態を病識欠如といいます．病気の自覚・理解の乏しさから治療を拒否したり，社会生活上では病気に配慮した行動がとれず失敗や事故につながるおそれがあり，周囲の理解やサポートを必要とすることがあります．病識欠如は器質的な脳損傷による神経学的要因や心理的要因で起こるため，脳神経疾患から精神疾患まで多岐に伴います．

エビデンスレベルⅠ

回答者
中村さやか

1　症状（図1）

●病気の自覚・理解の乏しさから，治療や介護の拒否がみられます．
●病気に配慮した行動がとれず，社会生活上で失敗や事故につながることがあります．患者自身が自覚できていない場合には繰り返され，社会生活に支障をきたすことがあります．

2　病識欠如を呈す主な疾患

●脳血管障害→右頭頂葉損傷（左半側空間無視）
　　　　　　　→左頭頂葉〜側頭葉損傷（ウェルニッケ失語）
　　　　　　　→前頭葉損傷（自己認識の低下）
●認知症→前頭側頭型

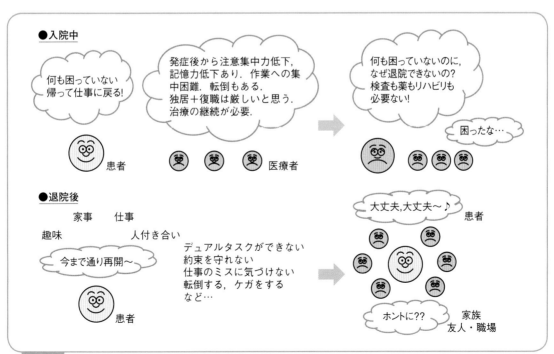

図1 病識欠如を呈す脳卒中患者さんの一例

→アルツハイマー型

●統合失調症類縁疾患

3 要因

●病識欠如の要因は大きく分けて2つあるといわれています．1つは脳損傷など脳に受けたダメージによって起こる神経学的要因，もう1つは心理学的要因です．前者は脳のダメージにより「自分が病気である」という患者自身の自覚・理解が低下します．後者は病気の自覚はありますが受容が困難（気持ちが受け入れられない）となります（**図2**）．

●神経学的要因は主に2つの神経学的症状に分けられます．

a) 病態失認

●運動・感覚・言語など限局的な機能に関して，その障害の程度と患者自身の認知にズレが生じます．ダメージを受けた脳の部分と一致する機能に限局して起こるのが特徴です（例：右頭頂葉損傷による左麻痺の自覚の低下，左半側空間無視）．

b) セルフアウェアネス障害

●セルフアウェアネスとは自分に意識を向け，自分自身を深く理解することです．自分の身体のこと（病気や障害の程度）から社会的な自分の立場に至るまで，人は無意識に自分で自分を理解し，心身の安全を保って社会生活をおくっています．この自己に対する意識や理解が困難になるのがセルフアウェアネスの障害です．自分のキャパシティに見合った行動がとれないことで大幅に活動量が落ちたり，あるいはキャパシティを超えた危険行動が起こったりします．セルフアウェアネスは脳の最も高次な機能であり，前頭葉（特に前頭前野）と関係しています．

●前頭前野と後方脳は神経線維で連絡し合っているといわれています．前頭前野が障害されれば自己の全体像の把握が障害され（セルフアウェアネスの障害），後方脳の一部が障害されればその部分に一致した機能の病識低下（病態失認）が起こるといわれています（**図3**）．

●心理学的要因では，自尊心（自分の人格を大切にする気持ち）や肯定的な将来展望を保つため「自分が病気である」ことを否定し精神の安定を図ろうとします．

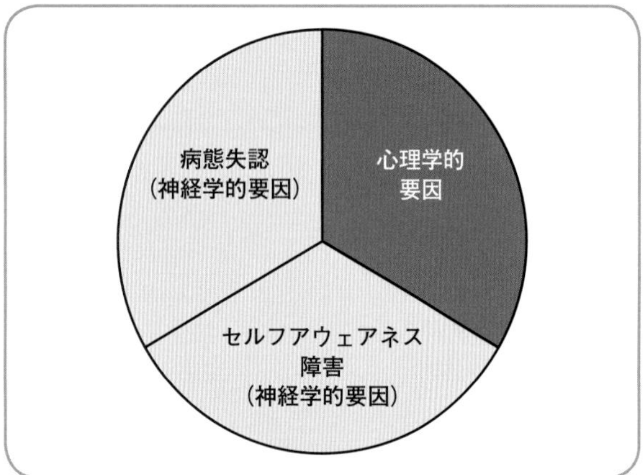

図2　病識欠如の要因

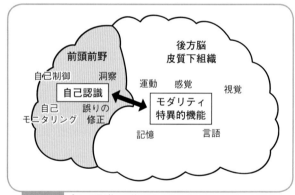

図3　自己認識の階層システム

（渡邉　修：前頭葉損傷に起因する病識低下に対するリハビリテーションアプローチ．Medical Rehabiritation 265：8，2021より引用）

ワンポイントアドバイス：病識欠如とは状態であり，いくつかの症状がそれを構成しています．病識を「ある」「なし」で判断せず，背景にある症状に注目することで患者さんをより深く知ることができます．

参考文献

1）岡村陽子：病識に関する理論的基盤．Medical Rehabilitation 265：1-6，2021
2）渡邉　修：前頭葉損傷に起因する病識低下に対するリハビリテーションアプローチ．Medical Rehabilitation 265：7-14，2021
3）小山充道 他：病識低下を示した高次脳機能障害者に対する神経心理学的アプローチと病識段階仮説．Medical Rehabilitation 265：53-60，2021

Q62 病識欠如の患者さんへのリハビリテーションについて教えてください

病識欠如はさまざまな要因で起こり，個人によって異なります．そのため，万人に共通する効果的なリハビリテーションはありません．患者さんごとに病識欠如の状態を評価し，早期から具体的なゴール設定をすることで，何を目標に，何に対してどうアプローチすべきかリハビリテーションの方向性がみえてきます．

エビデンスレベルⅢ

回答者
中村さやか

1 評価

● 病識の説明にはさまざまな考え方が存在し，それらの概念がモデルとなって提案されています．モデルを利用することで患者さんの病識を総合的に理解しやすくなります．

a)病識欠如の構成要因を理解する/生物心理社会モデル（図1）

● 病識欠如は生物的要因（神経学的要因），心理的要因，社会的要因というさまざまな要因が相互作用して起こるため，患者さんごとの病識欠如の成り立ちを理解するのに役立ちます．

● このモデルを患者さんと家族，かかわるスタッフが共有することで病識欠如に対し多角的にアプローチすることができます．

b)病識の程度（本人の気づきの深さ）を理解する/アウェアネスの階層モデル（図2）

● 知的アウェアネス，体験的アウェアネス，予測的アウェアネスで構成されるピラミッド型の階層モデルです．

● 知的アウェアネスは，単に知識として自分の病気や障害を「知っている」段階です．

● 体験的アウェアネスは，以前はできていたことができなくなった体験をし，「これまでの自分と今の自分の違いを認識する」段階です．

● 予測的アウェアネスは，自分の病気や障害によって起こる問題を予測して対応し，問題を未然に防ぎながら適応的に社会生活をおくれる段階です．

心理
● 精神の安定を図るための疾病の否認

生物
（神経学的要因）
● 脳の器質的変化による認知機能の低下
例）右頭頂葉損傷による左麻痺の自覚の低下，認知症による全般的な認知機能の低下

社会
● 高次脳機能に対する知識がない
● 患者さんにかかわる人の態度
● 病気や障害によって今の仕事が続けられない

図1 病識欠如における生物心理社会モデル

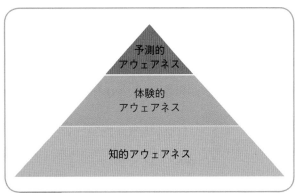

図2 アウェアネスの階層モデル

〔Crosson B et al：Awareness and compensation in postacute head injury rehabilitation. J Head Trauma Rehabil 4(3)：46-54, 1989 より引用〕

●病識の程度（本人の気づきの深さ）には段階があり，知的アウェアネスを土台に体験的アウェアネスが構築され，予測的アウェアネスが構築されていきます．これを評価することで，社会生活をおくれるようになるために，今どの段階にいて，次の段階にいくためにリハビリテーションで何を刺激すればよいか，方向性がみえやすくなります．

c) 最終ゴール設定

●病識欠如のリハビリテーションにおいて，最終ゴール設定は重症度にかかわらず有効性が明らかとなっています．

●患者さん主体で具体的に設定します（独居や復職など）．

●設定した最終ゴールは家族やかかわるスタッフとも共有すると，患者さんがより最終ゴールを意識しやすい療養生活をおくることができます．

2 治療

a) 神経学的要因に対するアプローチ

●病識欠如の要因が脳損傷による高次脳機能障害である場合は，高次脳機能に対してアプローチを行います．

●神経心理学者のBen-Yishayは高次脳機能を階層構造で捉え，その最上部を「自己認識」（病識を含む自己に対する意識）としました（図3）．階層の最下部は覚醒（目が覚めた状態を維持できる），その上に抑制・発動性（自分の意思で行動を起こす・抑制できる），その上に注意・集中（意識を向ける場所を選択し一定時間持続できる），その上に情報処理（外から得た情報から必要な内容を取り出して整理できる），

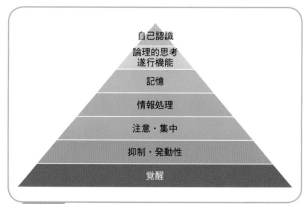

図3 認知機能の階層

その上に記憶，その上に論理的思考・遂行機能（誰でも納得できる理屈に合った思考ができる・目的をもった一連の活動を効果的に行うことができる）としました．病識を含む「自己認識」はこれらの健全な脳機能構造により形成される高い機能であることがわかります．

●そのため病識欠如へのアプローチは，患者さんが高次脳機能の階層のどこで躓いているのかを評価（観察や検査で判断）することが重要です．

●図4は高次脳機能の階層に合わせたリハビリテーションの流れです．覚醒〜注意・集中が安定しないうちは，病識云々よりも，まずストレスなく療養生活がおくれることを目標としましょう．この段階では患者さんが混乱しないよう病室の環境を整えたり，家族やスタッフが十分に介助します．

●机上訓練課題に取り組める程度の注意・集中が可能となったら，患者さんの高次脳機能の階層に合わせ

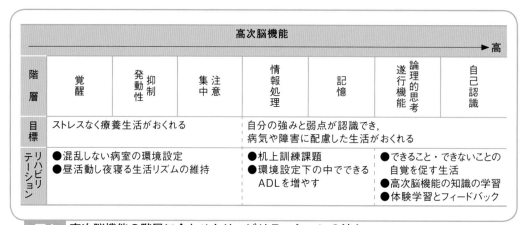

	高次脳機能 → 高						
階層	覚醒	発動性 抑制	集中 注意	情報処理	記憶	論理的思考 遂行機能	自己認識
目標	ストレスなく療養生活がおくれる			自分の強みと弱点が認識でき，病気や障害に配慮した生活がおくれる			
リハビリテーション	●混乱しない病室の環境設定 ●昼活動し夜寝る生活リズムの維持			●机上訓練課題 ●環境設定下の中でできるADLを増やす		●できること・できないことの自覚を促す生活 ●高次脳機能の知識の学習 ●体験学習とフィードバック	

図4 高次脳機能の階層に合わせたリハビリテーションの流れ

た机上訓練課題を開始するとよいでしょう．最初は無理なくできる課題を完遂することを目標とし，徐々に弱点を刺激する課題に移行し，最終的には強みと弱点が明確に認識しやすい課題に移行します．療養生活では，整った病棟環境の中で徐々に介助の手を減らし，できるADLを増やしていきます．

● 環境設定下で療養生活がおくれるようになったら，徐々に環境設定も元の状態に戻し，患者さんが自分のできること・できないことに気づけるよう支援します．またこの時期，一般的な高次脳機能の知識の学習や画像所見に基づく高次脳機能障害の説明を行い，今患者さんに起きていることと結びつける作業も有効です．最終ゴールに必要な作業にも段階的にチャレンジしましょう．作業を行う前に，患者さんに何ができそうで何ができなさそうか予測して紙面に記録してもらい，実際の行動結果と比較して患者さん自身が問題点の抽出や修正ができるよう支援します．患者さんが作業しているところを撮影し，撮影したものを観ながら問題点を抽出する方法も有効です．患者さん自身が不安や問題意識をもつとリハビリテーションの動機づけになります．最終的には患者さん自身がさまざまな活動に挑戦して自己フィードバックを行い，新たな自己を形成して社会参加につなげていけることが理想です（図5）．

b) 心理的要因のアプローチ

● 患者さんが意識的，あるいは無意識的に病気や障害を認めない場合，その要因は心理的な否認や病前からの性格，ストレスに対するコーピングスタイルが影響していることがあります．自分の弱さを認めたくない気持ちや，元から困難に立ち向かうことを好まない性格などが疾病否認につながることがあるの

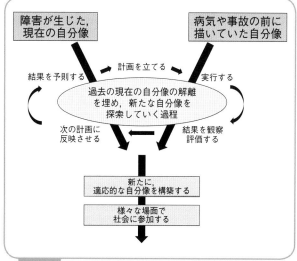

図5　Y shape モデル

（渡邉　修：前頭葉損傷に起因する病識低下に対するリハビリテーションアプローチ．Medical Rehabiritation 265：12，2021 より引用）

です．

● この場合，病気や障害を認めさせようとするのは逆効果です．ノーマライゼーションの考えのもと，誰にでも起こりうる反応であり，決して患者さんが異常な体験をしているわけではないという姿勢でかかわりましょう．ノーマライゼーションが適切に行われると患者さんの孤立感やセルフスティグマが低減し，治療意欲も向上すると考えられています．

● 治療に関しても病識を直接扱うのではなく，日常生活での困りごとを題材とします．解決するための検討の中で患者さんの自己内省力が高まるよう支援します．

ワンポイントアドバイス

家族やかかわるスタッフと情報共有し，連携して取り組みましょう．

参 考 文 献

1）岡村洋子：病識に関する倫理的基盤．Medical Rehabiritation 265：1-6, 2021
2）渡邉　修：前頭葉損傷に起因する病識低下に対するリハビリテーションアプローチ．Medical Rehabiritation 265：7-14, 2021
3）石垣琢磨：精神疾患患者の病識と認知行動療法．Medical Rehabiritation 265：26-31, 2021

Q63 病識欠如の患者さんへの対応について教えてください

患者さんのステップアップを支援するために，どのような入院生活を送るかは大変重要です．覚醒もままならない早期の段階では，安心して生活できる環境づくりを心がけましょう．意思の疎通が少しずつとれ，入院生活に慣れてきた段階でリハビリテーション科とともに自己の障害と向き合う時間をつくっていきます．これからともに生活していく家族の理解を得ることも重要です．

エビデンスレベルⅡ

回答者
中村さやか

1 覚醒・意欲が低下している早期

●情報入力，処理が浮動的のため混乱しやすい状態です．情緒安定のためにも安心して過ごせることを優先させましょう．

a) 物理的環境でできること ━━━━━

●経過と現状，入院目的がいつでもわかるよう，簡単なメモを病室に貼る．

●病室，トイレ，食堂など毎日使う場所に迷わずたどり着ける工夫をする．

●病室でナースコールを見失わない工夫をする．

b) 人的環境でできること ━━━━━

●なるべく決まった担当者がかかわる．

2 意思疎通がとれるようになってきたら

●傾聴し，患者さんの思いを受け止めます．ステップアップの支援には信頼関係が最も重要です．

●病識の乏しい発言が聞かれても，自覚しづらい現状を受け止め「まずは入院生活を気分よく送れるようにしましょうね」とプラスに返していきます．

3 患者さんの混乱，緊張がなくなってきたら

●生活の中で，一人でできること，できないことの気づきが得られるようにかかわります．

●また，自由会話場面では「～なことでお困りではないですか」と具体例を出し，症状と生活上の困難さが結びつくような支援をしていきます．高次脳機能障害に関して知っている知識を話してもらうのもよいです．

4 家族への働きかけ

●面会や外泊後には家族に感想を聞きましょう．「今までと違う」と感じたときが説明するチャンスです．退院後に想定される問題と結びつけて説明するとより理解が得られるでしょう．

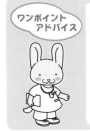

ワンポイントアドバイス

患者さんの状態に合わせてかかわり方を変化させる必要があるため，患者さんの言動，自身がどうかかわったかなど，スタッフ間の情報共有が大事です．

参考文献

1) 堤 美穂：高次脳機能障害のある患者への標準看護計画. リハビリナース 7 (2)：128-137, 2014
2) 中村由美子：糖尿病と言われたけれど，私は痛くもかゆくもないんだ！治療なんてしたくない！. 糖尿病ケア 11 (7)：826-829, 2014

4章
高次脳機能障害と鑑別が必要な症状

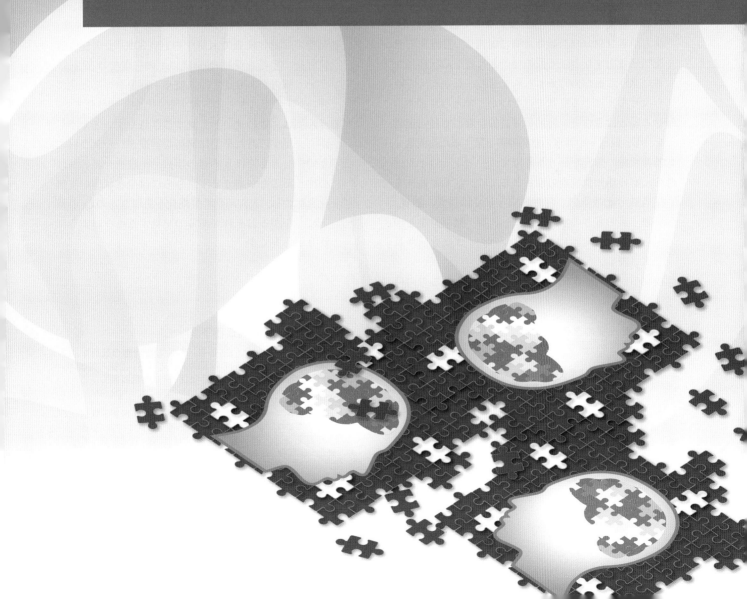

Q64 せん妄とはどのような症状ですか？ 何が原因ですか？

せん妄は薬剤や身体疾患，環境の変化などにより脳機能が低下をきたし，一過性で軽度〜中等度の意識障害を主体とした認知機能・精神機能の障害が起きた状態です．症状としては，注意障害や失見当識，突然落ち着きがなくなる，幻覚が見える，無気力になるなどが症状としてみられます．

エビデンスレベルⅠ

回答者
森田真理

1 せん妄の症状

●高齢者の身体疾患を呈した入院患者さんが夜間に落ち着きなくつじつまの合わないことを言い始める．夕方からソワソワし始め点滴に固執し，注意すると突然怒り出すなど，普段の様子とは異なる状態になり戸惑うことがあるかもしれません．しかし，これらはせん妄による症状ではないかと考えられます．

●せん妄とは急性で一時的・可逆的な障害で日内変動を生じ，軽度〜中等度の意識障害を呈する認知機能・精神機能の障害を伴う状態です．

●せん妄の認知機能面の症状としては，注意障害・失見当識・記憶障害，精神症状としては錯覚，幻覚，妄想，落ち着きのなさや不安・興奮・無気力などがみられます．症状によって3つのタイプに分類されます（表1）．

●夜間や術後，終末期など特定の時期に起こるものは

それぞれ，夜間せん妄・術後せん妄・終末期せん妄とよばれています．終末期の場合は，不可逆的であることが多いです．術直後の侵襲的な治療やICUなどの特殊な環境下ではせん妄が生じやすくなります．

●発症率は身体疾患で入院中の10〜30%[3]，大腿骨近位骨折で手術を受けた65歳以上の患者では52.2%[4]という報告があります．入院や手術患者の高齢化に伴い，発症率はさらに増加することが予想されます．

●せん妄は「歳のせい」と見すごされやすいです．しかし，見すごされ早期に適切な治療が行われないことで，せん妄に伴う不慮の事故，治療や介護の妨げが生じることがあります．さらには全身状態の重篤化を起こし，入院期間の長期化や患者さんのQOL低下につながるおそれがあるので見すごさないように注意が必要です．

表1 せん妄のタイプ

	症状・特徴
過活動型	落ち着きがない・興奮・幻覚・不眠 ルートの自己抜去や転倒・転落などの問題行動が起こる
低活動型	傾眠・無気力・無表情・活動低下 見すごされやすく，うつや不眠との鑑別が必要
混合型	上記の2つが混在し交互に症状が現れる 一番多くみられる

表2 せん妄の発症因子

①準備因子 せん妄の本態である脳機能低下を起こしやすい状態	①高齢者，②脳血管障害の既往などの脳の器質的病変の存在，③認知症ないしその前駆症状（認知機能障害）
②誘発因子 直接的ではないが，せん妄を促通・重篤化・遷延化させること	①環境，②感覚遮断，③睡眠・覚醒リズムの障害，④治療上の身体拘束・臥床，⑤不快な感覚症状（疼痛・呼吸困難・便秘・排尿障害）
③直接因子 単一で意識障害をきたしうること	①薬物，②代謝異常，③感染症，④血液学的異常，⑤中枢神経の病変（脳転移など），⑥手術侵襲

2 せん妄の原因

- せん妄は1つではなくさまざまな複数の原因が重なって生じると考えられています．原因は準備因子，誘発因子，直接因子の3つに分類されています（**表2**）．
- 65歳以上の高齢者（準備因子）が肺炎（直接因子）を発症，呼吸苦を呈し入院し睡眠リズムが崩れ（誘発因子），結果としてせん妄を発症することが多くあります（**図1**）．

3 せん妄を引き起こす薬剤

- 高齢者においては，作用の弱い薬でもせん妄を引き起こすことがあります．高齢者におけるせん妄全体のうち薬剤誘発性のあるものは10～20%[5]という報告があります．

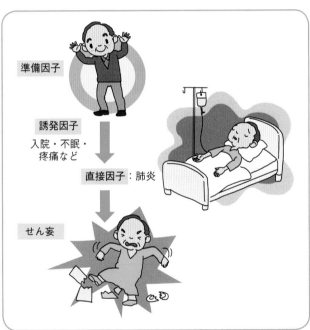

図1 せん妄発症の構図

準備因子

誘発因子
入院・不眠・
疼痛など

直接因子：肺炎

せん妄

- せん妄を引き起こす薬剤として，代表的なものはパーキンソン病治療薬や抗うつ薬などの抗コリン作用のあるものです．パーキンソン病の抗コリン薬とドパミン作動薬はともに幻覚・幻聴を伴ったせん妄の原因になります．また，抗コリン作用のある抗うつ薬には覚醒や認知機能に関与する神経伝達物質のアセチルコリンを阻害する作用があるため，せん妄の本態である意識障害を引き起こすことがあります（**表3**）．
- 高齢者で多くみられる不眠に対し，ベンゾジアゼピン系の抗不安薬や睡眠導入剤を投与することがあります．しかしこれらは逆に脱抑制を起こし，せん妄を引き起こすことがあります．特に半減期の短い短時間作用型の薬で多いため，長時間作用型が望まれます．また，突然の服薬中止は離脱症状としてせん妄を引き起こす可能性があるため注意が必要です．

表3 せん妄を引き起こすことのある薬剤

①パーキンソン病治療薬：抗コリン薬，レボドパ製剤
②向精神病薬：抗不安薬（ベンゾジアゼピン系），抗うつ薬（三環系），気分不安薬
③睡眠薬：バルビツール酸系，非バルビツール系，ベンゾジアゼピン系
④消化性潰瘍治療薬
⑤副腎皮質ステロイド
⑥鎮痛薬
⑦高圧薬，循環器病薬：抗不整脈薬，心不全治療薬，利尿薬

ワンポイントアドバイス

低活動型のせん妄は症状や行動が目立たず見すごされやすいです．無表情・傾眠・意欲の低下などの他に，自発的な会話が減る，リハビリや清拭を嫌がる，周囲に無関心になるなどの症状もみられます．うつ病との鑑別も必要なため，発症時期や睡眠覚醒リズムをアセスメントする必要があります．

参考文献

1）馬場華奈己：せん妄患者のケア．がん患者と対処療法22(1)：32-37，2011
2）小路純央 他：せん妄と認知症の違い．整形外科看護15(12)：82-87，2010
3）一瀬邦弘 編："せん妄(精神医学レビュー-26)"．ライフサイエンス，pp5-15，1998
4）藤野涼子 他：高齢者の大腿骨骨折術後におけるせん妄発症状況と発症要因の検討．日本看護学会論文集．老年看護(35)：44-46，2005
5）柴田敬祐 他：高齢者せん妄を誘発する物質と薬物．老年精神医学雑誌17(6)：610-615，2006

Q65 せん妄は意識障害の種類の1つですか？ 認知症との違いは何でしょうか？

せん妄は軽度～中等度の意識障害を呈する状態であり，意識障害の1つです．認知症とせん妄の症状は似ているようで全く違うものです．認知症は進行性で非可逆的な疾患ですが，せん妄は一過性で可逆的なため原因の改善により回復します．

エビデンスレベルⅠ

回答者
森田真理

1 意識障害とせん妄について (図1)

● 意識清明とは「覚醒しており，自分自身と周囲の状況や環境を把握し反応できる」という状態です．これらが何らかの原因で困難となった状態を意識障害とよびます．そのため，意識障害を基盤とするせん妄では日付や場所がわからなくなってしまう（失見当識），幻覚が見えてしまうなど，環境が正しく理解できず周囲の状況に正しく反応できなくなってしまう症状がみられます．意識障害を日本では主にJCSを使い評価しています（表1）．

● せん妄の他に意識障害に含まれるものとして，傾眠やもうろう状態などがあります．

2 せん妄と認知症の違い

● 認知症の症状は中核症状と行動・心理症状（BPSD）に分けられます．中核症状とは記憶障害・失語・失行・遂行機能障害など脳の機能低下により生じた認知機能の障害です．BPSDとは，自発性の低下，興奮や不穏，不安，徘徊，食行為異常，他者への攻撃性などの行動異常や精神症状のことをいいます．

● せん妄と認知症は見当識障害や記憶障害，生活リズムの乱れなど類似する点が多くありますが，両者は全く異なったものです（表2）．

● 発症時期の違い：せん妄では「風邪をひいてから」「睡眠薬を飲んでから」など急激に発症するため発症

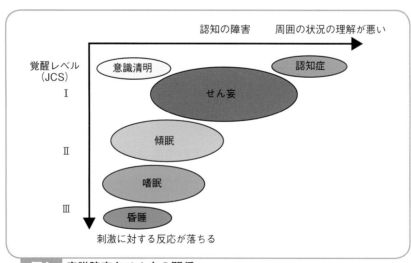

図1 意識障害とせん妄の関係
（小川朝生：国立がん研究センター東病院 院内勉強会資料「せん妄」より引用）

時期の特定が可能ですが、認知症では「1年くらい前からなんとなく物忘れが増えた」など緩徐に発症するため具体的な発症時期の特定が困難です。

●日内変動の違い：せん妄は症状の日内変動が大きいです。日中は穏やかに過ごしていても、夜間での増悪を生じやすいです。認知症は終日症状の変動は少

ないです。

●経過の違い：せん妄は原因の改善で基本的には可逆的ですが、認知症は進行し不可逆的です。

●Q64で示したように、認知症がせん妄の「準備因子」となるため認知症患者さんが入院する際には注意が必要です。

表1 Japan Coma Scale（JCS）

I（1桁）	刺激しないでも覚醒している状態	1	だいたい意識清明だが、今ひとつはっきりしない
		2	見当識障害がある
		3	自分の名前、生年月日が言えない
II（2桁）	刺激すると覚醒する状態	10	普通のよびかけで容易に開眼する
		20	大きな声または体を揺さぶると開眼する
		30	痛み刺激を加えつつ、よびかけを繰り返すとかろうじて開眼する
III（3桁）	刺激しても覚醒しない状態	100	痛み刺激に対し、払いのけるような動作をする
		200	痛み刺激で少し手足を動かしたり、顔をしかめたりする
		300	痛み刺激に反応しない

表2 せん妄と認知症の鑑別点

	せん妄	認知症
発症	急激（数時間〜数日）	緩徐（数ヵ月）・階段的に増悪
日内変動	夜間で悪化しやすい	終日変化ない
経過	数日〜数週間・可逆的	年単位で進行・不可逆的
意識障害	常に伴い・変動する	清明
見当識	変動する	固定している
知覚	視覚性の錯覚・幻覚が多い	異常は目立たない
会話	まとまりがなく散乱する	語健忘、保続が目立つ
睡眠・覚醒リズム	常に障害	断片的睡眠
身体疾患	多い	時にある
環境の関与	多い	少ない

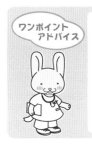

ワンポイントアドバイス

入院中や術後の患者さんに、認知機能低下や精神症状が短時間で急激に出現し、1日の中で症状の動揺がみられる場合は、認知症ではなくまずせん妄を疑いましょう。

参考文献

1）小路純央 他：せん妄と認知症の違い．整形外科看護15（12）：82-87、2010
2）塚本竜生：認知症やせん妄への予防的ケアと対策のポイント．整形外科看護13（9）：41-45、2008
3）小川朝生：国立がん研究センター東病院 院内勉強会資料「せん妄」．

Q66 せん妄の評価について教えてください

重症患者に対するせん妄スケールはCAM-ICUとICDSCという2つのものが使われています．

エビデンスレベル I

回答者
森田真理

●重症患者に対するせん妄スケールとしてCAM-ICU（Confusion Assessment Method for the ICU）[1]とICDSC（Intensive Care Delirium Screening Checklist）[2]という2つのスケールが主に使われてい

ます．どちらも簡易的に短時間で評価でき，挿管や気管切開中の発声困難な患者さんにも使用できます．そして，それぞれに特徴があります．

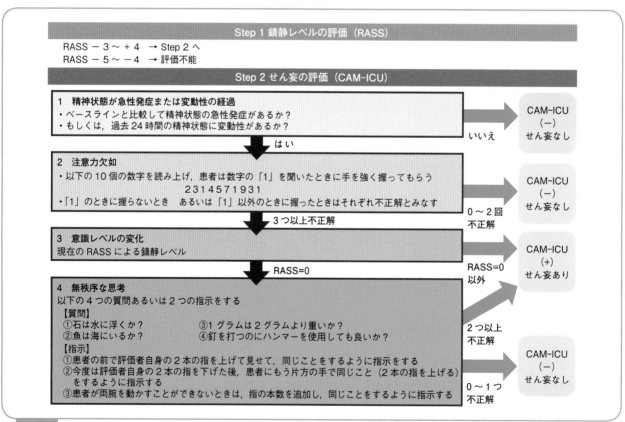

図1　CAM-ICU（Confusion Assessment Method for the ICU）

〔山田 亨：せん妄スケール．呼吸器ケア11(3)：27, 2013. CAM-ICU Flowsheet. ICUのためのせん妄評価法（CAM-ICU）トレーニング・マニュアル. CAM-ICU Flowsheet. http://www.mc.vanderbilt.edu/icudelirium/docs/CAM_ICU_flowsheet.pdf. ICUのためのせん妄評価法（CAM-ICU）トレーニング・マニュアル. ICU Delirium and Cognitive Impairment Study Group. http://www.mc.vanderbilt.edu/icudelirium/docs/CAM_ICU_training_Japanese.pdfより引用〕

●CAM-ICU（**図1**）はStep 1として，鎮静スケールであるRASS（Richmond Agitation-Sedation Scale，**表1**）を使用し，−3〜＋4に該当すれば次のStepに進むようになっています．Step 2では患者さんにいくつかの質問をしてその結果を評価します．そのため，患者さんの協力が必要になります．感度・特異度ともに非常に高いので，せん妄スケールとして適しています．

●ICDSC（**表2**）は比較的長い時間（8時間または24時間以内）の観察の結果を総合して評価するものです．患者さんに質問などをする必要がなく，客観的に評価できます．8項目のうち4項目が該当した場合に「せん妄」と判断されます．

表1 RASS

スコア	用語	説明	
＋4	好戦的な	明らかに好戦的な，暴力的な　スタッフに対する差し迫った危険	
＋3	非常に興奮した	チューブ類またはカテーテル類を自己抜去　攻撃的な	
＋2	興奮した	頻繁な非意図的な運動　人工呼吸器ファイティング	
＋1	落ち着きのない	不安で絶えずそわそわしている　しかし動きは攻撃的でも活発でもない	
0	意識清明な，落ち着いている		
−1	傾眠状態	完全に清明ではないが，呼びかけに10秒以上の開眼およびアイ・コンタクトで応答する	呼びかけ刺激
−2	軽い鎮静状態	呼びかけに10秒未満のアイ・コンタクトで応答可能	
−3	中等度鎮静状態	呼びかけに動きまたは開眼で応答するがアイ・コンタクトなし	
−4	深い鎮静状態	呼びかけに無反応　しかし，身体刺激で動きまたは開眼	身体刺激
−5	昏睡	呼びかけにも身体刺激にも無反応	

表2 ICDSC（Intensive Care Delirium Screening Checklist）

①意識レベルの変化

（A）反応がないか，（B）何らかの反応を得るために強い刺激を必要とする場合は評価を妨げる重篤な意識障害を示す．もしほとんどの時間
（A）昏睡あるいは（B）昏迷状態である場合，ダッシュ（―）を入力し，それ以上評価を行わない．
（C）傾眠あるいは，反応までに軽度ないし中等度の刺激が必要な場合は意識レベルの変化を示し，1点である．
（D）覚醒，あるいは容易に覚醒する睡眠状態は正常を意味し，0点．
（E）過覚醒は意識レベルの異常と捉え，1点である．

②注意力欠如

会話の理解や指示に従うことが困難．外からの刺激で容易に注意がそらされる．話題を変えることが困難．これらのうちいずれかがあれば1点．

③失見当識

時間，場所，人物の明らかな誤認．これらのうちいずれかがあれば1点．

④幻覚，妄想，精神異常

臨床症状として，幻覚あるいは幻覚から引き起こされていると思われる行動（例えば，空を掴むような動作）が明らかにある．
現実検討能力の総合的な悪化．これらのうちいずれかがあれば1点．

⑤精神運動的な興奮あるいは遅滞

患者自身あるいはスタッフへの危険を予防するために追加の鎮静薬あるいは身体抑制が必要となるような過活動（例えば，静脈ラインを抜く，スタッフをたたく）．活動の低下，あるいは臨床上明らかな精神運動遅滞（遅くなる）．これらのうちいずれかがあれば1点．

⑥不適切な会話あるいは情緒

不適切な，整理されていない，あるいは一貫性のない会話．出来事や状況にそぐわない感情の表出．これらのうちいずれかがあれば1点．

⑦睡眠／覚醒サイクルの障害

4時間以下の睡眠，あるいは頻回な夜間覚醒（医療スタッフや大きな音で起きた場合の覚醒を含まない）．ほとんど1日中眠っている．これらのうちいずれかがあれば1点．

⑧症状の変動

上記の徴候あるいは症状が24時間の中で変化する（例えばその勤務帯から別の勤務帯で異なる）場合は1点．

このスケールはそれぞれ8時間のシフトすべて，あるいは24時間以内の情報に基づき完成される．明らかな徴候がある＝1ポイント：アセスメント不能，あるいは徴候がない＝0で評価する．

＊Bergeron N, Dubois MJ, Dumont M, et al.：Intensive Care Delirium Screening checklist：evaluation of a newscreenig tool. Intensive Care Med：27：859-864, 2001. Dr. Nicolas Bergeron の許可を得て逆翻訳法を使用し翻訳．
＊翻訳と評価：卯野木 健（筑波大学附属病院），櫻本秀明（筑波大学附属病院ICU），水谷太郎（筑波大学大学院人間総合科学研究科）

ワンポイントアドバイス
せん妄の患者さんは不安や興奮しやすい状況にあり，評価や質問されることに対し不安が高まったり，拒否をされる場合があります．会話のやりとりの中で自然に導入し，本人の精神症状に配慮することも大切です．

参考文献

1）Ely EW et al：Delirium in mechanically ventilated patients:validity and reliability of the confusion assessment method for the intensive care unit（CAM-ICU）. JAMA 286（21）：2703-2710, 2001
2）Bergeron N et al：Intensive Care Delirium Screening Checklist：evaluation of a new screening tool. Intensive Care Med 27（5）：859-864, 2001
3）山田 亨：せん妄スケール．呼吸器ケア11（3）：26-28, 2013

Q67 せん妄の治療法について，またせん妄の患者さんへの対応を教えてください

まずはせん妄の予防・早期発見が重要です．せん妄の治療には原因となる身体疾患の治療・全身状態の改善，薬剤の調整が必要です．また，せん妄の改善には誘発因子の軽減・除去が大切です．対処療法として抗精神病薬が使用されます．患者さんへの対応としては，不安を除き安心して過ごせるように環境・関係をつくることが大切です．転倒・転落などのリスク管理が必要となります．

エビデンスレベルⅠ

回答者
森田真理

1 せん妄の予防・早期発見

●せん妄は重症化すると改善が遅れ，治療の効果も減少するため，せん妄の発生を予測し予防・早期発見と介入が重要です．

●入院時のアセスメント：せん妄を発症する可能性はないか，入院時や早期からアセスメントすることが大切です．脳機能の低下を起こしやすい状態ではないか，準備因子や直接因子の有無や程度を評価することで，せん妄のリスクが高い患者さんをある程度予測することができます．

●早期発見：せん妄が顕在化する2〜3日前より軽度の意識障害が先行します．自分の状態や外界の様子を把握できなくなっているため，戸惑いや不安，困惑，落ち着きのなさなどが出現します（**図1**）．「いつもと違う」「何かがおかしい」などのわずかなサインに注意を払う必要があります．

2 全身状態の改善

●せん妄の治療の原則は，肺炎や脳卒中などせん妄の原因となる身体疾患の治療が必要です．

3 薬剤調整

●薬剤誘発性によるせん妄の場合は原因となった薬剤の調整が必要です．

4 環境調整（誘発因子への介入）

●見当識を強化：時計・カレンダーを見えるところに置き，昼夜がわかるようにカーテンを開けます（**図2**）．また，適時日時・場所を伝えることも大切です．見当識を本人に確認することもあると思いますが，自尊心を傷つけないように配慮する必要があります．

●不快な刺激や身体症状の軽減：せん妄のある患者さんは疼痛や不快感を具体的に訴えられない場合がよくあります．排泄リズムができているか，疼痛はないか，食事はとれているか，患者さんの状態をよく観察し，想像力を働かせて積極的に不快な刺激や身体症状を解決する必要があります．

●感覚障害への対応：視聴覚の低下している高齢者は普段使っている眼鏡や補聴器を使用し感覚情報を遮断しないようにします．

●睡眠障害への対応：まず睡眠・覚醒リズムを正確に把握します．昼寝は夜の睡眠を妨げない1〜2時間程度がよいでしょう．昼間はベッドではなく車いすで過ごしリハビリを行う，日が当たる場所で過ごすなど，日中の覚醒を促すことが重要です．日中に本人の趣味や興味のあることを行い精神賦活することも大切です．

5 薬物療法

●薬物療法は主に，リスペリドン（リスパダール®），クエチアピン，ハロペリドール（セレネース®）などの抗精神病薬の投与が行われます．

●リスペリドン：幻覚を減らし認知機能を改善，睡眠増加作用や睡眠覚醒リズムを改善させる効果を有しています．

●ハロペリドール：幻覚や妄想を改善させる効果があるが錐体外路症状の出現のリスクがあるため注意が必要です．また，静脈内投与となるため，経口可能

なときは侵襲性，定型抗精神病薬は避ける傾向にあります．

●「不穏だから抗精神病薬を使って寝かせる」というの

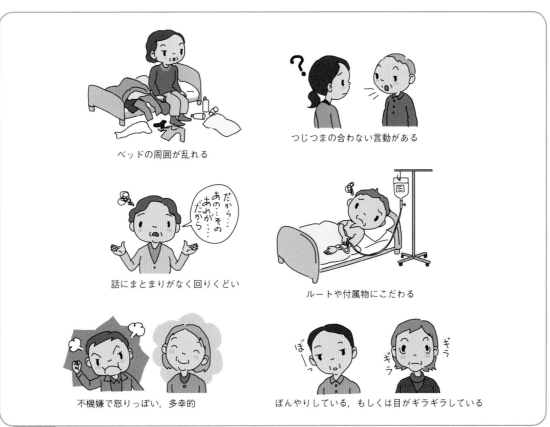

ベッドの周囲が乱れる

つじつまの合わない言動がある

だから…．あの…そのあれが…だから

話にまとまりがなく回りくどい

ルートや付属物にこだわる

不機嫌で怒りっぽい，多幸的

ぼんやりしている，もしくは目がギラギラしている

図1 せん妄の初期症状

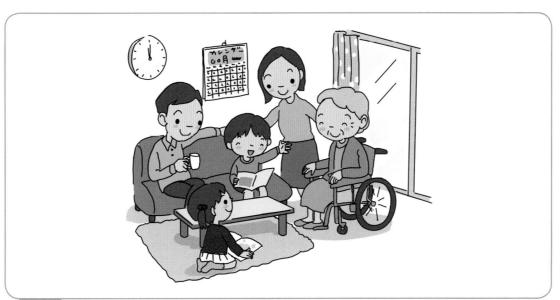

図2 誘発因子への介入
時計やカレンダーを見えるところに置いたり，昼夜がわかるようにカーテンを開けたりすることで，見当識を強化できる．

は誤解であり、せん妄は意識障害であるため鎮静し寝かせただけでは改善しません。意識障害に対する治療が必要であり、抗精神病薬は意識障害、幻覚などの症状を改善する目的で使用されています。患者さんや家族が服薬の必要性を理解できるような服薬支援が必要です。

●せん妄の再発防止のため症状安定後も一定期間服薬を続けることが望ましいです。

6 せん妄の患者さんへの対応の仕方

a) 基本的なかかわり方

●受容的な対応：患者さんの言動を否定するとかえって混乱を生んでしまいます。幻覚や幻聴の訴えは患者さんにとっては事実であるため、否定はしないようにします。その体験からくる感情に焦点をあてて「つらかったですね」など、理解と支持を提供し不安を除去するように対応します。

●説明の仕方：記憶力などの認知機能低下を考慮し、理解力に応じて必要な説明はわかりやすく繰り返し行います。専門用語は使わず短い文章で伝えます。

●環境：ラジオやテレビがついている状態では注意が逸れてしまうので、会話をする際は消して対応します。

●話し方：低いトーンでゆっくり、はっきりと話し、短い文で具体的に話すように心がけます。

●距離感：注意障害を考慮し、目線は患者さんよりやや低めにし、会話をするときは視線を合わせ自分に注意を向けられるようにします。

●なじみのある環境づくり：高齢者は環境変化に適応しにくいため部屋移動やベッドの移動は最小限にするようにします。スタッフも顔なじみのある人が担当し入れ替わりを少なくするようにします。家族には、安心できるように可能な範囲で面会にきてもらう、自宅で使っているなじみの日用品などの小物を

病室に置くなどの工夫も必要です。

b) 患者さんへの対応

●せん妄を起こした患者さんをみることは家族にとっては大きな衝撃です。「認知症になったのではないか」「突然人が変わってしまった」など、困惑している家族に対して、せん妄が身体疾患に関連して応じた一過性の症状であること、治療により改善することなど予測性をもった説明が重要です。場合によって身体拘束が必要なときは家族の同意・理解を得る必要があります。家族の負担を考慮しつつ、せん妄について理解していただき目標を共有することが大切です。

7 リスク管理

●転倒・転落のリスク：せん妄により、興奮し体動が激しい、歩行時ふらつきがあるがナースコールが認知障害により認識できない状況により転倒・転落のリスクが高くなります。そのような場合には離床センサー・体動コール・低床ベッドなど使用し転倒・転落や二次的なけがを回避する必要があります。

●点滴の自己抜去：点滴や尿カテーテルなどは活動制限をつくってしまい患者さんには不快な要因となり、自己抜去してしまうことがあります。付属物を最低限にするため必要性の検討を常時行うことが必要です。点滴のラインが目に入らないように服の下に通す、包帯を巻くなどの工夫も有効です。

●身体拘束：自害・他害のリスクが高い場合には、安全確保のために抑制帯使用の検討が必要です。しかし、患者さんにとって拘束されることが不快な刺激となりせん妄を助長してしまう、より興奮してしまうなどの場合もあります。それでもやむをえず身体拘束を行う必要があると判断された場合には、深部静脈血栓症や褥瘡の発生に注意しましょう。

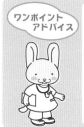

ワンポイントアドバイス

せん妄の早期発見と治療には、医師・看護師・薬剤師・リハビリテーションスタッフなど患者さんにかかわる多職種や家族との連携、情報共有が必要不可欠です。

参 考 文 献

1）馬場華奈己：せん妄患者のケア。がん患者と対処療法22（1）：32-37，2011
2）塚本竜生：認知症やせん妄への予防的ケアと対策のポイント。整形外科看護13（9）：41-45，2008

Q68 不穏にはどんな症状があり ますか？　どんな原因で起こ るのでしょうか？

不穏の症状には，落ち着きのなさ，易怒的，また，それによる疎通のとりにくさなど，さまざまあります．原因としては，脳血管障害，認知症，長期入院，援助する側の不適切な対応などがあげられます．

エビデンスレベルⅡ

回答者
鈴木千咲子

●不穏とは，穏やかな状態でないこと，あるいは興奮することが予測できる状態にあること，とされています．具体例としては，ソワソワして落ち着かない様子がある，急に怒り出す，大きな声をあげる，など普段の様子とは異なる状態になることがあげられます．また，不穏な状態が継続すると，他者に対して攻撃的になったり，大きな声を出したり興奮状態になることもあります．

●不穏に至る要因は大きく分けて，①個人的要因，②環境要因，③不適切な対応が考えられます（**表1**）．

1 個人的要因

●急性期の脳血管障害には，意識障害からの回復過程で，精神運動興奮や著しい見当識障害，被害的な外界の把握による不穏な状態がみられることがありますが，これは通過障害とよばれます．この時期には，自分のおかれている状況がわからないために興奮して暴れるなどの行動がみられますが，一過性であり時間の経過とともに消失していきます．

●認知症の人は，自分自身の状況把握が難しくなります．それにより，不安な精神状態になりやすいため，不穏を引き起こしやすいです．

2 環境要因

●長期入院，入院で寝たきり状態の人は，受け身の生活が長く続く，人とかかわる時間が少ない，という生活になります．また，日中に体を動かす機会が少なく，夜間眠れず生活リズムが崩れる人もいます．高齢者の場合，そのような環境にいる人は認知機能が低下しやす

く，結果的に不穏状態が引き起こされる場合があります．

3 不適切な対応

●一連の不穏行動に対して，適切な対応，十分な対応がされていないと，より不穏状態が継続，興奮が助長される場合があります．その結果，援助する側が疲弊してしまうこともあります．

●不穏状態にある人に対しては，多職種で対応していくことが大切となります．カンファレンスなどで情報の共有，対応策を考えていくことがよいでしょう．

●予防する方法の提案として，離床を促す，人とのかかわりを増やす，環境の配慮で，室内に時計・カレンダーを設置，日付や時間を伝える，朝・夕が体感できるようにカーテンを開け閉めすることで時間の把握，生活リズムの崩れは軽減できます．

表1　不穏の要因

個人的要因	脳血管障害の症状で認知症・意識障害・見当識障害がある，精神疾患がある，など
環境要因	長期入院により人とかかわる機会が少ない，生活リズムの崩れ，など
不適切な対応	援助する側が十分に対応しきれていない，誤った対応をしている，など

ワンポイントアドバイス：不穏な状態を引き起こさないようなかかわり，環境設定が大切です．

参考文献

1）岩間伸之：支援困難事例と向き合う③不穏．ケアマネジャー 13（8）：38-40，2011
2）エキスパートナース編集部 編："おさえておきたい看護用語 聞き言葉・略語・カタカナ語"．照林社，p414，2013
3）阿部順子："困った行動"を生じさせる高次脳機能障害の基礎知識．リハビリナース5（4）：328-334，2012

Q69 暴力・暴言のある患者さんにはどのように対応したらいいですか？

怒りにつながる刺激を減らす，怒りの理由を聞き一緒に解決することで落ち着くことがあります．あまり度を超すものは医師に相談したほうがよいでしょう．

エビデンスレベルⅡ

回答者
鈴木千咲子

1 暴力・暴言はなぜ起こるのか

● 不穏により興奮状態となり，暴力・暴言がみられる人がいます．興奮状態にある人の性格の変化はなぜ起こるのでしょうか．それは，社会生活を営むうえで必要となった高位の抑制がとれ，その人本来の性格が露骨に出てくる，ということが考えられます．

● 急性期，亜急性期，一過性の脳機能障害，急激な身体的変化により，意識の錯乱状態を起こしている場合は，全身状態が回復するにしたがって回復することが多いです．

2 暴力・暴言行為のある患者さんへの対応

● 暴力・暴行のある患者さんにはどのように対応することがよいのでしょうか．

a) 易怒性がみられる場合

● 脈絡なく突然怒り出すようにみえても，外的な刺激が影響している場合や，怒り出す閾値が低い場合など原因があります．このような場合は，その刺激を避ける工夫，刺激を小さくすることが有効です．ま

た，怒りの内容にもそれなりの理由があることが多いので，よく原因を聞き，その人のペースで一緒に解決することで落ち着くこともあります．

b) 攻撃的になっている場合

● 緊急時には物理的に制止するしかなく，対応する人数を集めることが必要です．患者さんの年齢，体格にもよりますが，少なくとも職員4名程度，できれば筋力の強い男性職員が望ましいです．万が一殴られても避けることのできる位置関係を保つことも大切です．大勢の職員を見てさらに興奮してしまう人もいますので，対応には配慮してください．

c) 度を超す暴言・暴力がある場合

● 薬物での対応も必要になりますので，医師へ報告したほうがよいこともあります．

d) その他

● 患者さんの中には，強い態度を示してもよい人を判断し，あたられる場合もあります．若い，やさしそうに見える，小柄，など見た目で判断されることもあります．そのような場合は，担当者を変更することも大切です．まずは，自分の身を守ることを最優先に考えましょう．

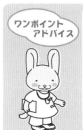

ワンポイントアドバイス

暴言・暴力行為にあったら，無理に一人で解決するのではなく周囲に声をかけ助けを得ましょう．また，チーム間で情報を共有し，危険のないようにしましょう．

参 考 文 献

1）水尻強志 他編："脳卒中リハビリテーション 第3版"．医歯薬出版，p163，2013
2）小畑信彦：リハビリテーションにおける精神症状への対応．総合リハビリテーション35（6）：589-594，2007

Q70 リハビリテーションにのらない患者さんにはどのように対応したらいいですか？

自発的に取り組むことのできる活動を評価し，展開していくことがよいでしょう．目的に近づけた設定をすることで，活動が応用できます．

エビデンスレベルⅢ

回答者 鈴木千咲子

● 入院中の患者さんの中には，リハビリテーション（以下，リハビリ）が進まない人がいます．不穏によるものでは，ソワソワしてリハビリができる状況でない，自分の状況把握だけで精一杯である人，リハビリへの意欲がない・リハビリへの拒否がある人など「リハビリにのらない」という状況にはさまざまあります．

1 リハビリテーションができる状況にない場合

● 精神状態が不安定であり，自分の状況把握で精一杯である人は，リハビリに向かうことは困難です．そのような人には無理にリハビリは行わず，落ち着いて過ごすことができるようにかかわる，環境設定をする，ということがよいと思われます．これもリハビリの1つです．

2 リハビリテーションの意欲がない・拒否がある人

● 意欲には障害によるものと，もともとの性格によるものがあります．
● 障害によるものは，リハビリだけでなく生活内のほとんどのことに取り組むことが難しくなります（表1）．

3 もともとの性格によるもの

● 患者さんの中には必要以上にかかわってほしくないと思っている人や，体を動かすことに抵抗がある人もいます．そのような人でも医療側の評価上，リハビリを行う必要があると判断された場合は，介入す

る必要が出てきます．
● まず，なぜリハビリが必要か説明し，同意を得る必要があります．また，患者さん側，医療者側で入院中の目標，入院後の目標を統一することでリハビリに取り組んでいただけるのではないかと思います．

4 障害によるもの，かつもともとの性格によるもの

● もともとリハビリなどに抵抗がある人で，障害により意欲が向かない人には，どのようなことであれば抵抗がないかを確認することが大切です．本人に尋ねることが難しければ家族に情報収集するのもよいと思います．本人が抵抗なく行えることから展開させていくのがよいでしょう．また，職員や職種によってリハビリができるのであれば，そこから範囲を広げていくのもよいでしょう．
● その人のリハビリ目標がはっきりしていれば，設定

表1　障害による意欲の変化

意欲の易変化	意欲が持続せずに不安定な状態になること．自発的に活動はするが，特定の活動に取り組むことが困難で，活動が移り変わりやすい状態．興味や関心が変わりやすい，気移りが激しい，落ち着きがない，乱雑である，などの様子がみられる．
意欲の低下	自発的・積極的に活動しようとすることがなくなる状態．周囲と交流しようとしなくなる，生活態度に積極性がなくなるなど．重度になると，自分から話しかけることがなくなる，身の回りのことをやらなくなる，など生活が受身になることもある．

次第で目的となる活動に近づけることは可能です.

5 リハビリテーションという言葉の印象

●リハビリには,関節可動域訓練,リラクセーションなどの受身的な内容と,筋力訓練,歩行訓練など自分で体を動かす必要のある自発的な内容に大きく分けることができます.リハビリと聞くと,「厳しいこ とをしなくてはいけないのでは」「積極的に動かないといけないのでは」と思う人もいます.中には,受身的な内容だったらできそうだという人もいるかもしれません.意識障害,認知機能の低下のある人,高齢者などには「体操」「散歩」などの取り組みやすい言葉で言い換えてあげることで抵抗感は減るかもしれません.

ワンポイント アドバイス

その人がどのようなことなら行えるか,職員間での情報共有をすること,家族から情報を提供してもらうことが大切です.

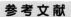

参 考 文 献

1)坂爪一幸:"脳卒中最前線—急性期の診断からリハビリテーションまで 第3版".医歯薬出版,pp280-292, 2003
2)前田真治:"老人のリハビリテーション 第7版".医学書院,pp236-239, 2008

COLUMN

高次脳機能障害患者の自宅復帰

高次脳機能障害が単発でみられる患者さんと,重複してみられる患者さん.いったいどちらの患者さんが自宅復帰をする確率が高いのでしょうか?

答えは個人によって異なります.一人暮らしでも独居に戻る方もいますし,家族に受け入れてもらえないこともあります.軽度の注意障害でも復帰を拒否するご家族もいらっしゃいます.逆に,重度の失語で失行を伴う患者さんでも自宅復帰をする患者さんもいらっしゃいます.記憶障害があっても,自治体や近所の知人・友人の力を借りて一人で暮らす方もいらっしゃいます.

受け入れる家族の介護力,経済力,家族間の関係性,地域のサポート体制などさまざまな理由によって退院先は大きく左右されます.そのため自宅に帰って,どんなことが起こりうるのか,何に困るのか,どのような介助が必要なのかを具体的に説明し,解決策を提示する必要があります.

時折「△△ができないから帰れません」「○○が大変だから自宅での介助量が多い」とネガティブな印象を強く説明するスタッフをみかけます.もちろん家族は受け入れに対してよいイメージがもてません.「□□はこう介助すれば大丈夫」「○○は大変だからヘルパーで介助してもらいましょう」と具体的な解決策を提示し,自宅復帰に向けた外泊訓練を繰り返すことで,受け入れる家族も自信を得ることができます.また,退院後もサポートしてくれる場所をみつけておくことは,退院後の生活に対する不安感を軽減させ,実生活に戻ってからの具体的な問題解決の大きな助けとなります.

(森田 将健)

Q71 認知症を疑う徴候について教えてください. また, 高次脳機能障害との鑑別点について教えてください

認知症を疑う徴候として初期からみられやすいものは人の名前を思い出せない, 同じ話を繰り返すなどの記憶障害です. 高次脳機能障害との鑑別点は進行性疾患を原因とするか否かです.

エビデンスレベルⅡ

回答者
鈴江璃野

1 認知症とは

- 器質的な損傷や疾病などの後天的原因による全般的な認知機能低下のことで, 日常生活や社会生活に支障をきたした状態をいいます.
- 認知症をきたす原因疾患はさまざまです (**表1**).
- 治療可能な認知症としては, 正常圧水頭症や慢性硬膜下血腫などがあります. 脳出血・脳梗塞は生活習慣を見直すことで, くも膜下出血は動脈瘤の治療により予防可能です. 治療可能なものは10%程度といわれています.
- 認知症の出現頻度はアルツハイマー病が半数以上を占めています (**図1**).

2 認知症の病態

a) 軽度認知症 (Mild Cognitive Impairment: MCI)

- 認知症の診断基準は満たさない境界域の状態で, 日常生活に支障はない状態です. 将来的にアルツハイマー病などの認知症に進行する可能性があります.

b) アルツハイマー病 (Alzheimer's Disease: AD)

- 記憶障害 (初期には近時記憶・エピソード記憶が障害され, 進行するにつれ即時記憶や遠隔記憶が障害される) の他, 見当識障害・言語障害・視空間認知障害がみられます.

c) 脳血管性認知症

- 脳血管障害後に出現し, 病巣が大きいほど出現率が高くなります.

表1 認知症をきたす原因疾患
＊ □□□ などは治療可能, ＿＿＿ は予防可能

脳血管性認知症	脳出血, 脳梗塞, くも膜下出血, 多発性脳梗塞, 慢性硬膜下血腫など
変性疾患	アルツハイマー病, レビー小体型認知症, 前頭側頭型認知症, 原発性進行性失語, パーキンソン病, 進行性核上性麻痺など
腫　瘍	原発性脳腫瘍, 転移性脳腫瘍など
内分泌機能異常	甲状腺機能低下症, 下垂体機能低下症など
中毒・代謝異常	ビタミンB12欠乏症, 肝性脳症, 薬物中毒, 一酸化炭素中毒, 慢性アルコール中毒など
感染症	脳炎, 脳膿瘍, クロイツフェルト・ヤコブ病など
その他	正常圧水頭症, 頭部外傷, 低酸素脳症など

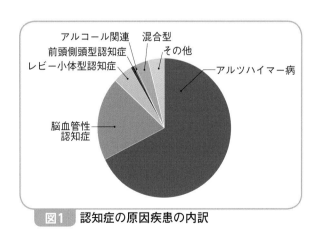

図1 認知症の原因疾患の内訳

d) レビー小体型認知症

● 症状が変動しながら徐々に進行します．幻視・パーキンソニズム・認知機能の変動の三徴候がみられます．

e) 前頭側頭型認知症

● 反社会的行動・脱抑制・常同行動・常同的食行動異常がみられます．

f) 原発性進行性失語

● 進行性の失語症状から発症し，認知機能低下が徐々に進行します（**表2**）．

3　認知症の初期症状

● 認知症の初期症状として約60％の頻度でみられるのが記憶障害です．次いで視空間認知・見当識・注意障害が約10％，幻覚・妄想が約5％，易怒性・焦燥が約4％，抑うつ・不安，自発性低下・引きこもり，日常生活での変化，言語障害（喚語困難）がそれぞれ約3％の頻度でみられます．

4　認知症の鑑別

a) 高次脳機能障害

● 脳出血，脳梗塞，くも膜下出血，多発性脳梗塞，慢性硬膜下血腫などによる脳血管性認知症では，脳血管障害後に出現し，さらなる脳血管障害で段階的に進行します．感情失禁（強制泣き・強制笑い）・抑うつ状態がみられます（**表3**）．

b) 脳腫瘍

● 画像所見で鑑別が可能です．

c) 正常圧水頭症

● くも膜下出血，頭部外傷，脳腫瘍などの術後に起こることが多いですが，1/3以上は原因不明に起こります．認知症・歩行障害・尿失禁の三徴候がみられます．脳室内シャント術で改善が期待できます．

d) 良性健忘（通常の物忘れ）

● 認知症は出来事すべてを忘れますが，良性健忘は出来事の一部を忘れます（**表4**）．

e) 意識障害

● 認知症は食事・排泄などの本能的機能は比較的保たれますが，意識障害は低下します（**表5**）．

f) うつ状態

● 認知症は自分の症状に自覚がなく楽観的な場合が多いですが，うつ病では悲観的になります（**表6**）．

表2　原発性進行性失語

分　類	失語症状
進行性非流暢性失語	失文法・発語失行などを呈する運動性失語の病態を示す
意味性認知症	呼称能力低下・意味理解障害などを呈する語義失語の病態を示す
ロゴペニック型原発性進行性失語	語想起障害・短文復唱障害などを呈する伝導失語の病態を示す

表3　高次脳機能障害と認知症の違い

	認知症	高次脳機能障害（脳血管性認知症）
画像所見	全般性の脳萎縮がある	脳血管障害がある
経　過	緩徐に生じ，進行する	脳血管障害後，急に生じる
感情失禁・抑うつ状態	少ない	多い
神経学的異常所見	なし	あり
まだら症状	なし	あり

表4　良性健忘と認知症の違い

	認知症	良性健忘
経　過	進行する	物忘れは増えるが進行しない
記憶障害	出来事のすべてを忘れる	出来事の一部を忘れる
見当識障害	あり	なし
日常生活への影響	あり	なし
もの忘れの自覚	なし	あり
人　格	低下	維持
幻覚・妄想	あり	なし

表5　意識障害と認知症の違い

	認知症	意識障害
経　過	徐々に生じる	急に生じる
症　状	固定性，非可逆性，持続性	浮動的，可逆性，一過性
治　療	困難	可能

表6　うつ状態と認知症の違い

	認知症	うつ状態
経　過	徐々に生じる	急に生じる
性　格	楽観的	悲観的
悲哀感・罪責感・自殺念慮	なし	あり
行　動	外出しなくなる	目的のない行動・徘徊がある
不眠・食思低下	なし	あり
治　療	困難	可能

ワンポイントアドバイス
認知症の初期はしっかりしている部分もあり，本人もそれに気がついているため不安も強くなりやすいです．安心させるような接し方を心がけましょう．

参考文献

1）前田真治："老人のリハビリテーション 第7版"．医学書院，pp223-243，2008
2）中島健二：認知症とは？認知症はなぜ起こるのか？．臨牀と研究91：863-865，2014
3）橋本康子 他：シンポジウム認知症と高次脳機能障害　5認知症におけるリハビリテーション．日本病院会雑誌62：14，2015
4）瀬川 浩："認知症のリハビリテーション—ケア，薬物療法から施設入所まで"．金原出版，pp11-14，2015
5）中島健二 他編："認知症ハンドブック"．医学書院，pp116-119，148-151，2013

Q72 認知症の中核症状について教えてください

中核症状と周辺症状を合わせたものが認知症症状です．中核症状は，記憶障害・失語・失行・失認・遂行機能障害です．

エビデンスレベルⅡ

回答者
鈴江璃野

1　中核症状

a) 記憶障害

●日付や曜日がわからないなどの見当識障害や，同じことを何度も言う・探しものが見つからない・よく知っている人の名前が出てこないなどの物忘れです．アルツハイマー病では近時記憶・エピソード記憶から障害されます（**表1**）．

b) 失　語

●言葉が出てこない・理解できないなどの言語障害です．アルツハイマー病では健忘失語，前頭側頭型認知症では超皮質性感覚性失語を呈します（**表2**）．

c) 失　行

●リモコンが使えない・電車に乗れないなど，麻痺がないのに日常動作ができなくなる障害です．主に頭頂葉障害でみられます．アルツハイマー病では構成失行・着衣失行がみられます（**表3**）．

d) 失　認

●見ているものを理解できない・左右がわからないなど，感覚器官に異常がないのに対象を認知できなくなる障害です．アルツハイマー病やレビー小体型認知症で視覚失認・地誌的失見当識がみられます（**表4**）．

表1　記憶の分類

即時記憶	約1分間の記憶
近時記憶	約3〜4分間の記憶
遠隔記憶	個人の生活史や社会的出来事についての記憶
エピソード記憶	個人の出来事に関する記憶
意味記憶	日常生活に必要な一般知識に関する記憶
手続き記憶	技能・操作に関する記憶

表2　失語の分類

運動性失語	ブローカ失語	発話非流暢，復唱障害，発語失行，失文法
	超皮質性運動性失語	発話非流暢，保続，復唱良好
感覚性失語	ウェルニッケ失語	発話流暢，復唱障害，聴理解障害，錯語，ジャーゴン
	超皮質性感覚性失語	発話流暢，聴理解障害，反響言語，復唱良好
混合性失語	全失語	重篤な発話，呼称，理解，復唱障害
	混合型超皮質性失語	重篤な発話，呼称，理解障害，反響言語，復唱良好
伝導失語		発話流暢，復唱障害，音の自己修正，聴理解良好
健忘失語		発話流暢，迂言，復唱良好，聴理解良好
語義失語		呼称能力低下，復唱可能な語の意味理解障害

表3　失行の分類

肢節運動失行	動作の拙劣化
観念運動失行	社会的習慣性の高い身振りなどの意図した動作が困難
観念失行	物品の使用障害
着衣失行	着衣動作の障害
構成失行	身体模倣，描画など空間的に配置する行為能力の障害

表4　失認の分類

視覚失認	色彩，相貌，物体，画像など見ているものの認知が困難
聴覚失認	聴いている音の認知が困難
触覚失認	触っているものの認知が困難
地誌的失見当識	方向定位障害，道順障害，わが家の間取りや周辺の地図が書けない

e）遂行機能障害

- ●目標の設定・行為の計画・計画の実行・効果的な行動ができなくなります．脳血管性認知症・前頭側頭型認知症でみられます．

2 認知症の診断

- ●診療で用いられる診断基準に米国精神医学会のDSM-IVがあります．
- ●血液検査，画像検査，神経心理学検査などで鑑別診断を行い，意識障害やうつ病などを除外します．
- ●神経心理学検査はまずは簡便なスクリーニング検査を実施し，必要に応じてより詳細な検査を実施します（**表5**）．観察式の検査は，非協力的な患者さんや視聴覚障害のある患者さんに対しても実施可能です．

表5 認知症の神経心理学的検査

	検査の名称		略語	評価項目	特徴
スクリーニング	改訂長谷川式簡易知能評価スケール		HDS-R	見当識・記憶・注意機能など	・日本で最も用いられている ・記憶項目が多い
	Mini-Mental State Examination		MMSE	見当識・記憶・注意機能・言語・視空間認知など	・国際的に最も用いられている
	Japanese Version of Montreal Cognitive Assessment		MoCA-J	見当識・記憶・注意機能・言語・視空間認知・実行機能・概念的思考など	・MCIのスクリーニングに有用
	日本版COGNISTAT認知機能検査		COGNISTAT	覚醒水準・見当識・注意・言語・構成能力・記憶・計算・推理	・保たれている能力と低下している能力の把握が可能 ・脳器質性の損傷による認知障害の特徴把握に有用
	時計描画テスト		CDT	視空間認知・プランニングなど	・他の検査と併せて評価する必要がある
	The Seven Minutes Screen		7MS	時間見当識・記憶・視空間認知・言語表出	・ADのスクリーニングに有用
	Memory Impairment Screen		MIS	言語性記銘力	・ADのスクリーニングに有用 ・4分以内に実施可能
記憶	ウェクスラー記憶検査		WMS-R	記憶全般（言語性記憶・視覚性記憶・注意・集中・遅延再生）	・論理的記憶の遅延再生はエピソード記憶機能の評価が可能であり軽度認知症の検出に優れている
	日本版リバーミード行動記憶検査		RBMT	日常記憶全般（言語・視空間・近時記憶・即時記憶）	・スクリーニング点は記憶障害，標準プロフィール点は日常生活に及ぼす影響を評価
	聴覚性言語性学習検査		AVLT	言語性記憶	・聴覚性（単語）の学習能力を評価する
	ベントン視覚記銘検査		BVRT	視覚認知・視覚記銘力・視覚構成能力	・非言語性記憶の検査であり失語症者に有用
	三宅式記銘検査			言語性記憶	・言語性記憶の評価
	標準言語性対連合学習検査		S-PA	言語性記憶	・三宅式記銘検査が標準化されたもの
	レイ複雑図形検査		ROCFT	視覚記銘力	・非言語性記憶の検査であり失語症者に有用
知能	ウェクスラー知能検査		WAIS-Ⅲ, Ⅳ	知能全般（言語性知能・動作性知能）	・IQ・群指数を測定
	レーヴン色彩マトリクス検査		RCPM	視空間認知・推理能力	・非言語性記憶の検査であり失語症者に有用
言語	標準失語症検査		SLTA	言語機能全般	・言語障害の評価に有用
認知	標準視知覚検査		VPTA	視覚・視空間・地誌的認知機能	・失認の評価に有用
行為・遂行	前頭葉機能検査		FAB	前頭葉機能（概念化・柔軟性・運動プログラミング・行動抑制）	・前頭側頭型認知症の評価に有用
	標準高次動作性検査		SPTA	行為・構成など	・失行の評価に有用
進行・重症度	アルツハイマー病評価スケール		ADAS-Jcog	言語表出・言語理解・構成行為・見当識・言語記憶	・ADの進行を評価
	観察式	Functional Assessment Staging of Alzheimer's Disease	FAST	日常行動	・ADの進行を7段階に分類
	観察式	N式老年者用精神状態尺度	NMスケール	家事，身辺整理・関心，意欲，交流・会話・記銘，記憶・見当識	・認知症の程度を5段階に分類 ・介護施設で用いられることが多い
	観察式	Clinical Dementia Rating	CDR	記憶・見当識・判断力／問題解決能力・社会適応・家庭状況・介護状況	・観察式の評価のうち最も用いられている ・認知症の程度を5段階に分類
認知の変動	観察式	認知機能変動評価尺度	CFI	認知機能の変動で起こる代表的な行動	・レビー小体型認知症の認知機能の経時的変化を評価 ・薬の効果を測定可能

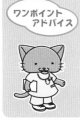

ワンポイントアドバイス 認知症症状が明らかでなくても，だらしなくなる・塞ぎこむことが増える・片づけができなくなるなどがあれば，認知症を疑い経過を追っていくことが重要です．

参考文献

1）日本脳ドック学会脳ドックの新ガイドライン作成委員会 編：“脳ドックのガイドライン2014”．響文社，pp35-36，2014

2）鈴木宏幸 他：軽度認知症をスクリーニングするための神経心理学的検査—Montreal Cognitive Assessment（MoCA）の日本語版作成とその有効性について．老年精神医学雑誌21：198-202，2010

3）前田真治：“老人のリハビリテーション 第7版”．医学書院，pp223-243，2008

Q73 認知症の行動・心理症状（BPSD）について教えてください

A 認知症の行動・心理症状（behavioral and psychological symptoms of dementia：BPSD）は攻撃的行動，徘徊，睡眠障害，食行動異常，介護への抵抗，弄便などの行動障害と，妄想，幻覚，不安，焦燥，依存，抑うつ，多幸などの心理症状があります．

エビデンスレベルⅡ

回答者
鈴江璃野

1 BPSD（表1）

- 軽度では抑うつ・不安，中等度では妄想・幻覚・徘徊，重度では食行動の異常などが多くみられます．
- 認知症におけるBPSDの合併率は約8割で，夜間せん妄が多くみられます（図1）．アルツハイマー病では活動性低下・攻撃性，前頭側頭型認知症では無気力，レビー小体型認知症では幻覚が多くみられます．

表1 BPSD

攻撃的行動	興奮・不穏・暴力・暴言
徘 徊	目的なく歩き回ったり迷子になったりする
睡眠障害	不安による不眠や体内時計の乱れによる生活リズムのズレ
食行動異常	異食・盗食・過食・拒食
介護への抵抗	拒薬・入浴拒否・着替え拒否
弄 便	便をいじる
妄 想	現実とは異なることを現実と思い込む・訂正不可能な間違った考え
幻 覚	実際にはないものが見える
不安・焦燥	理解した状況と現実が異なることで混乱する
依 存	不安なため誰かに頼る・つきまとう
抑うつ	元気がなくなり塞ぎこむ・不眠や食思不振になる
多 幸	場にそぐわず幸せそうにしている

2 BPSDの評価（表2）

表2 BPSDの評価

検査の名称	略 語	特 徴
Neuropsychiatric Inventory	NPI	精神症状の頻度と重症度を評価
Behavioral Pathology in Alzheimer's Disease	Behave-AD	ADの異常行動と精神症状の重症度を評価
Cohen-Mansfield Agitation Inventory	CMAI	一定期間の行動障害の頻度を評価

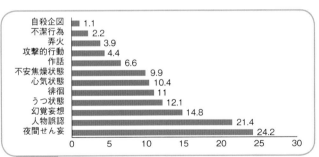

図1 BPSDの出現比率（%）　　n＝182

ワンポイントアドバイス

BPSDは対応によってひどくなることも，よくなることもあります．感覚や感情などの残された機能に働きかけ，穏やかに過ごせるような対応を考えることが最良の方法です．

参考文献

1）今井幸充：BPSDの病態と治療．老年期認知症研究会誌18：66-68, 2011
2）神崎恒一：アルツハイマー病の臨床診断．日本老年医学会雑誌49：419-423, 2012
3）前田真治："老人のリハビリテーション 第7版"．医学書院，pp223-243, 2008

Q74 認知症の患者さんのリハビリテーションについて教えてください

A
現実見当識訓練法（RO），記憶延長法，記憶訓練法，回想法，理学療法，作業療法などがあります．

エビデンスレベルⅡ

回答者
鈴江璃野

1 認知症の治療

●薬物療法と非薬物療法があります．リハビリテーションやケアは非薬物療法で，認知機能・生活能力・生活の質（QOL）の向上を目的としており，日常生活のさまざまなかかわり中でのアプローチを重視しています．

●現実見当識訓練法（RO），記憶延長法，記憶訓練法，回想法などは記憶障害や見当識障害に対するアプローチであり，残存機能の維持・強化に効果的です．

●理学療法は基本的日常生活動作（ADL）に対するアプローチであり（図1），生活能力の向上・BPSDや介護負担の軽減に効果的です．

●作業療法は手段的日常生活動作（IADL）に対するアプローチであり（図2），屋内生活（移動やセルフケア能力）の向上・生きがいの提供に効果的です．

2 認知症のリハビリテーション

a) リハビリテーションの原則

●原則に基づいてかかわることが効果的です（表1）.

b) 現実見当識訓練法（reality orientation training : RO）

●カレンダーや時計を示しながら説明する，食事のメニューから季節を感じてもらうなど，認知症高齢者の見当識を中心とした認知機能を強化・訓練する方法です．

●少人数のグループでスタッフ進行のもと決められたプログラムに沿って繰り返し学習する定型ROと，スタッフが患者さんに対して時間や場所に関係なく認識の機会を繰り返し提供する非定型ROがあります．

c) 記憶延長法・記憶訓練法

●レベルに応じた簡単な読み書きや計算などの頭を使う課題を行い，満点をとることでポジティブな感情を引き出す，なじみのある昔話を音読し内容を振り返りながら説明してもらう，得意な献立の材料を思い出してもらうなど，記憶機能を中心とした認知機能を強化・訓練する方法です．

●同一の刺激を何度も刺激間隔を延ばしながら反復して提示することにより記憶の定着をはかる記憶延長法と，物語学習課題・単語想起課題などを行う記憶訓練法があります．これは記憶障害に対する認識があり，前向きに取り組もうとする軽度認知症者に適しています．

d) 回想法

●昔よく聴いた音楽や遊んだおもちゃ，懐かしい写真などを見ながら思い出を話してもらうなど，認知症高齢者が回想を通して自分の人生の意味や価値を再認識し，肯定的に受容する可能性を高めることを助ける方法です．

●専門職が1対1で時間をともに過ごし，高齢者の回

表1 認知症のリハビリテーションの原則	
快刺激を与える	学習意欲・やる気の向上につながる
ほめる	自己の尊厳を高める
受容的にかかわる	安心感が生まれる
社会的役割を担うことができるようにかかわる	生きがいが生まれる
誤りなし学習をする	成功体験とポジティブな感情を残す

想を共感的，支持的に傾聴する個人回想法と，専門職と複数の高齢者とで行うグループ回想法があります．グループでは高齢者が思い出を語るとともに聴き手の役割も果たし，お互いに思い出を共有し支え合います．

e) 理学療法

●高齢者の身体能力に応じた運動を提供します．歩行レベルの高齢者には散歩やマシントレーニングを取り入れたり，集団で行う場合は坐位で音楽に合わせた体操をしたりします．

f) 作業療法

●炊飯・園芸・洗濯など個人にとって意味のある活動を提供します．社会参加を促すことで失われた生活や生き方を取り戻し，生きがいをつくります．できることは自分でやっていただけるよう，能力に合わせた方法を検討します．

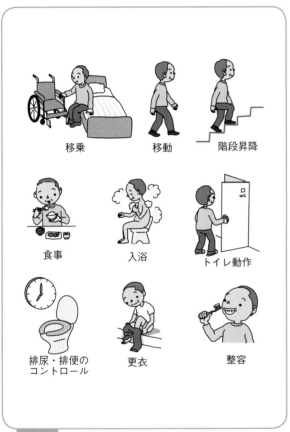

図1 基本的日常生活動作（ADL）

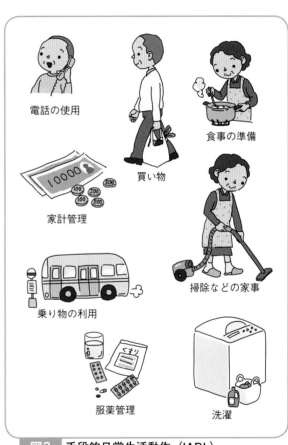

図2 手段的日常生活動作（IADL）

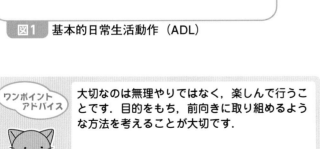

ワンポイントアドバイス
大切なのは無理やりではなく，楽しんで行うことです．目的をもち，前向きに取り組めるような方法を考えることが大切です．

参考文献

1）中島健二 他編："認知症ハンドブック"．医学書院，pp261-290，2013
2）山口智晴 他：アルツハイマー病の非薬物療法．日本老年医学会雑誌 49：437-441，2012
3）神崎恒一：アルツハイマー病の臨床診断．日本老年医学会雑誌 49：419-423，2012

Q75 認知症の患者さんへの対応について教えてください

A その人らしさが維持できるよう手助けすることです．症状が進行しても感情は保たれています．その行動の意味を考え，どうしたら目的を実現できるのかを患者さんの立場になって考え，感情を傷つけないような言葉かけをすることが大切です．

 エビデンスレベルⅡ

 回答者 鈴江璃野

1 認知症のケア

a) パーソンセンタードケア (person-centered care)
●認知症高齢者に接する際の基本的な姿勢で，その人らしく暮らせるように支援することです．周囲の人とかかわりをもつことが重要だと考えられています．

b) 接し方
●認知症高齢者のペースに合わせることが大切です（表1）．

2 事故防止

●認知症高齢者の主なけがの要因としては，徘徊，判断力の欠如，身体機能の低下，環境要因があります．
●けがから守るために，名前や連絡先を洋服やブレスレットに書いて常に携帯してもらう，近所の人やよく行く店があれば連絡してもらうようあらかじめお願いをしておくなどの工夫があります．自動車や自転車の鍵を勝手に持ち出せないように見えないところにしまう，転倒防止には段差をなくす，手すりをつける，夜間の照明をつけるなどの対応が必要です（図1）．

表1 認知症高齢者との接し方

共感と受容	叱る・訂正するなど否定的なことを言わない
傾聴	話を聞く
行動制限をしない	相手のペースに合わせ，忍耐強く，柔軟性のある態度で接する
自己選択を促す	常に受け身にならないようにする

3 在宅介護

●在宅介護には地域の協力体制が必要であり，それを支えるためのさまざまな援助があります（表2）．

4 認知症症状と対処法

●症状の経過は一定のパターンをとることが多いです（表3）．

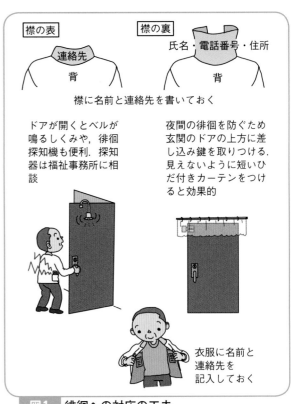

襟の表　連絡先　背
襟の裏　氏名・電話番号・住所　背
襟に名前と連絡先を書いておく

ドアが開くとベルが鳴るしくみや，徘徊探知機も便利．探知器は福祉事務所に相談

夜間の徘徊を防ぐため玄関のドアの上方に差し込み鍵を取りつける．見えないように短いひだ付きカーテンをつけると効果的

衣服に名前と連絡先を記入しておく

図1 徘徊への対応の工夫

表2 在宅介護を支える援助

介護療養型医療施設	医療行為を必要とし在宅介護が困難な人が長期入所する施設
介護老人保健施設（老健）	在宅介護を目指し医療やリハビリを受ける入所施設
介護老人福祉施設＝特別養護老人ホーム（特養）	介護が常時必要なため在宅介護困難な人が余生を過ごす入所施設
ショートステイ	家族の介護負担軽減のため老健や特養などに短期間入所する
デイサービス（通所介護）	入浴や食事など介護を目的とする通所介護施設
デイケア（通所リハビリ）	心身機能の回復や維持を目的とする通所リハビリ施設
ホームヘルプ（訪問介護）	ホームヘルパー（訪問介護員）が利用者宅を訪問し介護・生活支援をする
訪問入浴介護	看護職員と介護職員が利用者宅を訪問し利用者の身体の清潔保持を行う
訪問看護	看護師が利用者宅を訪問し療養上の世話・診療補助を行う
訪問リハビリ	理学療法士，作業療法士，言語聴覚士が利用者宅を訪問しリハビリを行う
往診・訪問診療	医師が患者宅を訪問し診療を行う
通　院	精神科，神経内科，物忘れ外来などがある
居宅介護支援（ケアマネジメント）	ケアマネジャーが利用者に応じた介護サービスを利用するためのケアプランを作成し，適切なサービスが提供されるよう連絡・調整を行う
認知症対応型共同生活介護（グループホーム）	認知症の利用者を対象にした専門的なケアを提供する入所施設
地域包括支援センター	地域の高齢者の総合相談・介護予防に必要な援助を行う施設

表3 認知症の症状とその対処法

	症　状	対処法
初　期	突然おかしなことを言い出す	本人は正しいことを言っているつもりなので話を合わせる
	人の名前を思い出せない	無理に思い出させず，一度は説明する
	前日の記憶がうすれる	正しい答えを何度でも言う　日記のようなものでメモする
	同じ話を繰り返す	何度でも辛抱強く聞き，何度でも同じ答えを繰り返す
	探しものを始める	ないということに基づいて一緒に探してあげる
	作り話をする	本人のプライドを傷つけないよう聞いてあげる
	スイッチを入れっぱなしにする	危なければコンセントを抜いておくなどの工夫をする
	意味のない行動を繰り返す	違うことで気を逸らす
中　期	嘘が多くなる	記憶のないことをごまかすので，受容的な態度で接する
	1日中寝ている	うつ状態の可能性もあるので医師に相談する
	昼夜逆転している	生活リズムをつけるために昼間は起こしておく　睡眠薬を使う
	いらないものを集める	いなくなったときに片づける
	食事をしたのにしてないと言う	「今準備しています」と話を合わせてお菓子を渡す
	自分の家なのに違うと言う	「一緒に帰りましょう」と言って一回り散歩して自宅に帰る
後　期	食事をしなくなる	「毒が入ってる」など被害妄想によることがあるため医師に相談
	手づかみで食べる	おにぎりを作るなど，手づかみで食べられるものを工夫する
	暴れる	被害妄想，幻聴，幻視などが原因のことがあるため医師に相談
	夜中に奇声を発する	寝る場所は明るくしておき，話をしてなごませる
	失禁	トイレへの道順を表示する　おむつを外さない工夫が必要

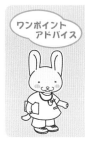

ワンポイント
アドバイス

日常生活では，急激に環境を変えない，生活リズムを確立する，過食・低栄養を防ぐ，十分な水分を摂る，清潔を保つなどの注意が必要です．

参考文献

1）橋本康子 他：シンポジウム認知症と高次脳機能障害　5認知症におけるリハビリテーション．日本病院会雑誌62：200-208，2015
2）瀬川 浩：“認知症のリハビリテーション―ケア，薬物療法から施設入所まで”．金原出版，pp23-30，2015
3）前田真治：“老人のリハビリテーション 第7版”．医学書院，pp223-243，2008

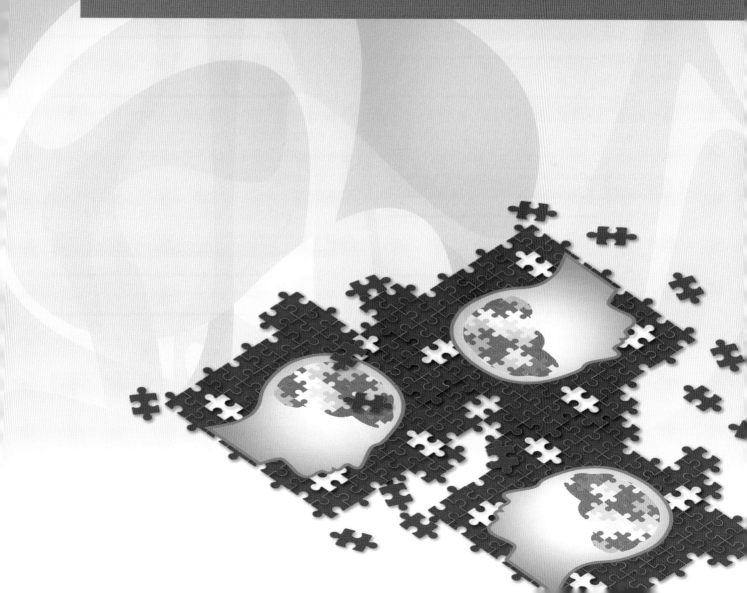

5章
事例からみた高次脳機能障害
へのアプローチ

Q76 食事動作がうまくいかなかった人にはどう対応すればいいですか？

A 食事動作のどの場面で失敗をしているのかを確認する必要があります．食べ物と認知していないか，咀嚼ができないのか…症状を確認した後に，食べる場所，道具，食形態，周囲のかかわり方を工夫する必要があります．

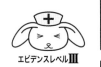
エビデンスレベル**Ⅲ**

回答者
神林洋平

●摂食・嚥下をするまでに5つのステージに分けられます（**表1**）．ここでは①認知期，②準備期で生じる問題への対応について述べていきます．

1　覚醒していない方

a)生じる問題

●食べている途中で眠ってしまう．

b)対　応

●環境調整：坐位姿勢を調整，車いすの変更，クッションの導入（**図1**）

●食物の工夫：好物，香りが強い物を提供する．

2　失行症状のある方

a)生じる問題

●道具の使い方がわからない，スプーンを逆に持ってしまう．

b)対　応

●食具の工夫：馴染みのある箸やフォークなど，本人が理解できる物を使う．

表1　摂食・嚥下をするまでの5つのステージ

①認知期	食べ物の認知，食べることの理解の段階
②準備期	口への取り込みから，咀嚼して食塊を形成する段階
③口腔期	食塊を舌によって咽頭まで送り込む段階
④咽頭期	嚥下反射が起こり，食塊を咽頭から食道入り口まで移送する段階
⑤娯食道期	食道の蠕動運動と重力とで食塊を胃に移送する段階

●食形態の工夫：道具のいらないおにぎりなどに変更する．

3　注意障害の方

a)生じる問題

●他人の物を食べてしまう，物音に敏感に反応をして食事が続かない．

b)対　応

●環境調整：静かな場所，個人の机を使用する，整理整頓された場所で食べる．

●課題調整：自分の食器を用意してもらい，自分の物とわかるようにする．

●周囲のかかわり方の工夫：一度に多くの指示を与えない，視線が他人の食事にいった場合に注意を促す．

4　半側空間無視の方

a)生じる問題

●左右どちらかの食物を食べられない．

b)対　応

●環境調整：カーテンで仕切る，整理整頓する．

●道具の工夫：1つの食器に食材を集める．

5　その他

●食べ物と認識していない場合があるときには，声をかけたり，匂いを嗅いでもらうなど，対象者が一番理解できる方法で認識してもらう．

●手順を理解できない方には一つひとつの行動を確認する，手順を声に出す．

●食べることは1つの楽しみであると同時に，機能維

持するために必要不可欠な行為です．高次脳機能障害者はうまく食べられないことが積み重なり，食事を拒否するようになってしまう場合があります．早期に患者さんの症状を理解し，適切な対応，環境を整えることが必要です．

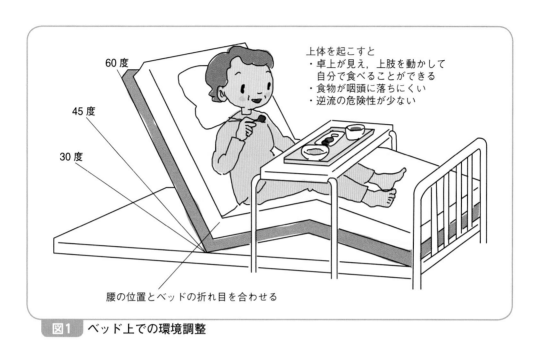

上体を起こすと
・卓上が見え，上肢を動かして自分で食べることができる
・食物が咽頭に落ちにくい
・逆流の危険性が少ない

60度
45度
30度

腰の位置とベッドの折れ目を合わせる

図1　ベッド上での環境調整

ワンポイントアドバイス

一緒に手を添えて口元まで運び，症状の改善を目指すかかわりも有効です．

参考文献

1）落合慈之 監修："リハビリテーションビジュアルブック（第2版）"．学研メディカル秀潤社，pp413-420，2016
2）鈴木孝治 編："高次脳機能障害Ｑ＆Ａ 70（リハビリナース2012年秋季増刊）"．メディカ出版，pp171-179，2012

Q77 移乗・移動がうまくいかなかった人にはどう対応すればいいですか？

移乗・移動がうまくいかなかった場合，覚醒レベルが十分でなければ覚醒を促します．失行症に対しては，動作を反復させパターン化させます．半側空間無視があれば，無視側からではなく非無視側からアプローチします．注意障害があれば，周囲に注意をそぐようなものがあれば排除します．

エビデンスレベルⅡ

回答者
茂垣美加

1 移乗・移動がうまくいかない場合の対応

a) 失行症

●観念運動失行は，言語・視覚的な指示情報を，これまで経験した行為の動作企画に伝達できない状態です．失行症状そのものの改善ではなく，獲得したいADLに関連した基本動作の改善を目的とした誘導を行います．

●観念運動失行の患者さんは意図的動作が困難であり，「ベッドから立ち上がって車いすへ移動してください」といった口頭指示に対して応答ができないため，自動的な動作をうまく誘導していくことが重要です．

●うまく誘導するには，患者さんの前方に鏡を置いて視覚情報を利用することが有効です．まず，患者さんの横で他者が立ち上がり動作を行う様子を見せることから始め，自動的な動作を促します．自分の動作と相手の動作を見比べることで，自分の動作に対して視覚的フィードバックが得られ，立ち上がりからの移動動作が行いやすくなります．

b) 半側空間無視

●左半側空間無視の患者さんに対しては，右側への刺激量を調節すると効果的です．左側への不注意は，左空間の認識に対する反応の減少と右空間の認識に対する過剰反応によって生じているため，人があまりいない空間や，右側に壁が位置するような環境設定を行うと，右側からの刺激量が減少し，相対的に左方向へ注意を向けやすくなります．

●頭部を無視側へ回旋させ，目的の誘導方向を示したり，体幹を無視側へ回旋させて無視側を視覚的に認識させる視覚刺激や，声かけするなどの聴覚刺激，タッチングにて触覚刺激を入れ，移動方向を誘導するなど，あらゆる刺激を入れることも有用です．

●ベッドサイドに移乗手順をイラストや写真で提示し，決められた手順を動作学習してもらいます．スタッフ間のアプローチ方法も統一化できるため，患者さんの混乱を軽減させる効果もあります．また，繰り返し練習することも大切です．

c) 注意障害

●注意機能の低下は，「ぼんやりして指示が入らない」「持続性がない」「落ち着きがなく集中力に欠ける」「見落としが多い」などの問題のため，移乗・移動動作にも問題が発生します．

●車いすレベルの患者さんで，車いす移乗を行うときにブレーキをかける動作や，フットプレートを上げる動作を忘れて，転倒のリスクのある人も多くいます．そういった人には，動作手順を言語で書いた張り紙を目につく所に貼って，注意を促す方法もありますし，カラーテープをブレーキ部分に貼るなど，目立つようにマーキングするのもよい場合もあると思われます．

2 転倒・転落を防ぐには

●左半側空間無視や左半側身体失認などを呈する患者さんは，障害側の空間や身体に注意を向けられないことにより，患者さんの身体が危険にさらされることがあります．最も避けるべきは移乗動作や移動動作中に起こる転倒や転落です．半側空間無視や半側

身体失認に起因する，移乗動作時の危険行為を**表1**にまとめます．

●危険行為があることを常に念頭におき，注意してかかわることが大切です．左側のストッパー忘れに関しては，ブレーキに筒状の物をはめて延長し，色をつけて目立たせることでブレーキを認識しやすくなります．また，曲がるべき場所をわかりやすくするため，部屋の入口に飾りを置いたり，番号を目立たせたりするなどの注意喚起も効果的です．

表1 移乗・移動動作における左半側空間無視や左半側身体失認に起因する危険行為
車いすから立ち上がるとき
・左側にあるストッパーをかけ忘れる ・左足をフットレストに乗せたまま立ち上がる ・左足が内側へ捻じれたまま，または左膝が屈曲したままでしっかりと左足底が床についていないまま，立ち上がる
車いすへ移乗してから
・移乗した後に左手を肘かけや膝の上に置くなどの誘導を行わない ・左足をフットレストに乗せない ・左側のストッパーを外し忘れる
移動している最中
・車いすや歩行器の左側を障害物にぶつけるが，どこに何が当たっているのかわからずに回避できない ・杖や独歩の場合は，障害物や人に衝突して，左半身をぶつける．衝撃のはずみで転倒する ・右へ曲がることしかできないために，道に迷って，一人で戻れない

〔太田久晶 他：半側空間無視についてのオーバービュー．Journal of CLINICAL REHABILITATION 19(11)：1022，2010より引用〕

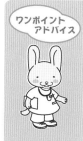

ワンポイントアドバイス

高次脳障害をもった人へ接する際は，できないことにばかり目を向けるのではなく，環境調整を含め，できることを増やしていくという考え方が重要です．失行症患者は，動作を理解してもうまく行えないことが多く，動作を反復させパターン化させることが大切です．また，1つの動作が他の動作に汎化しにくいため，患者さんに必要な動作を明らかにし，達成目標を明らかにすることが重要です．

参 考 文 献

1）杉本 諭：失行症を有する患者への理学療法士の関わり．理学療法31(5)：476-480，2014
2）杉本 諭 他：高次脳機能障害に対する理学療法―全般性注意障害と方向性注意障害に対する理学療法評価と治療の考え方．理学療法学40(4)：248-251，2013
3）落合慈之 監修："リハビリテーションビジュアルブック"．学研メディカル秀潤社，p399，2011
4）太田久晶 他：半側空間無視についてのオーバービュー．Journal of CLINICAL REHABILITATION 19(11)：1018-1029，2010
5）大沢愛子 他：半側空間無視のリハビリテーション．Journal of CLINICAL REHABILITATION 19(11)：1026-1029，2010
6）岡崎英人 他：半側空間無視への対応―ADLを中心とした対応．Journal of CLINICAL REHABILITATION 19(11)：1037-1042，2010

Q78 更衣がうまくいかない人にはどう対応すればいいですか？

A 着衣障害は身体機能障害，多様な高次脳機能障害の二次的な結果として起こります．そのため，個別にその要因を評価し，徐々に自立へと導く対応をしていきましょう．

エビデンスレベル I

回答者
中村さやか

1 陥りやすい反応からみた要因と対策

a)衣服の構造（上下・左右・裏表），身体部位とのマッチングに混乱している

● 構成障害で主にみられ，ときどき左半側空間無視でもみられます．

● 構成障害の場合は衣服と身体の空間的な位置関係の認知が困難なことが要因です．

● 左半側空間無視の場合は左側の認識が乏しいことで衣服や身体全体の認知が困難なことが要因です．

● 対策には以下のようなものがあります（**図1**）．

　①上下・左右・裏表が認識しやすい衣服選び：全体柄よりも胸ポイント柄のほうが前後の認識は容易です．タグが付いている衣服のほうが裏表の認識は容易です．承諾が得られれば患者さんの衣服に手を加えてもよいです．

　②衣服の構造を認識しやすい提供の仕方：衣服の構造は，たたんだりまるまったまま提供するよりも，ベッドなど広い場所に広げたほうが認識は容易です．患者さんとともに衣服の部位や，上下・左右・裏表を指さし呼称して確認するとより理解が得られやすくなります．

　③衣服の空間操作を減らす提供の仕方：衣服の前面を見せて提供すると裏返して着なければならず，混乱の要因となります．衣服の前面を下にし，身体を通すだけにしたほうが混乱は避けられます．

b)着衣手順に混乱している

● 観念失行で主にみられます．衣服の認識はあってもその取り扱いが困難なことが要因です．衣服と身体の空間的な位置関係の認知はたいてい保たれています．

● 対策には以下のようなものがあります．

　①手順書の作成：手順さえ覚えれば比較的早く自立するという報告があります．患者さんには手順書を見て，言語化して行ってもらい（必要あれば介助），一連の動作がスムーズに行えるようにします．

c)作業中に姿勢が崩れる，力まかせに動作を行おうとする

● 片麻痺で主にみられます．注意障害があるとより顕著となります．非対称の姿勢のため，両手が作業で使用されることにより姿勢保持が不安定になるためです．

● 対策には以下のようなものがあります．

　①姿勢の安定を確保：姿勢そのものの難易度を下げます（難易度：立位＞端坐位＞椅坐位＞ギャッチアップ坐位＞臥位）．また，支持面が固いほうが姿勢は安定します（立位なら絨毯よりも床，坐位ならベッドよりも椅子）．

　②不要な情報を減らす：注意障害を伴っている場合は更衣動作に集中できるよう，外乱の少ない環境で行います．場合によっては介助者自身も外乱になる場合があるので立ち位置や介入方法に注意します．

2 ステップアップの仕方

● c)に関しては，能力に応じて応用性を広げていってください．姿勢保持に困難さがある場合，ベッド

上で自立した人であれば，椅坐位→端坐位→立位と作業姿勢をステップアップしてみましょう．病院では普通の光景ですが，自宅で更衣のときにわざわざ座って行う人は少ないものです．

●注意・集中力に困難がある場合，特に聴覚刺激に反応しやすい人であれば，静かな空間から生活音のする環境へ，特に視覚刺激に反応しやすい人であれば，目のつくところの人・物を排除した環境から日常の雑多な環境へとステップアップしてみましょう．「この状況しかできない」から「どんな状況でもできる」にしていくことが上達であり「日常」です．

●a）b）に関しては「試行錯誤学習（トライ＆エラー）」か「エラーレスラーニング（誤りなし学習）」でス

テップアップをはかります．前者は間違いから学ぶ方法，後者は成功から学ぶ方法で，記憶障害の有無でどちらにするか判断するとよいでしょう．

●記憶障害は間違いを次に活かすことが難しく，試行錯誤が結果につながりにくい傾向があります（エピソード近時記憶の低下による）．しかし，潜在記憶は保たれている場合があり，自身の行動を印象的に記憶しているため，次も同じ誤りを繰り返して学習するおそれがあります．そのため記憶障害を伴う人には「誤りなし学習」で，介助しても毎回成功に導くことを心がけます．日々繰り返すうちにできる工程が増えてくれば，確実なところから徐々にその援助を減らしていきます（マニュアルガイダンス法）．

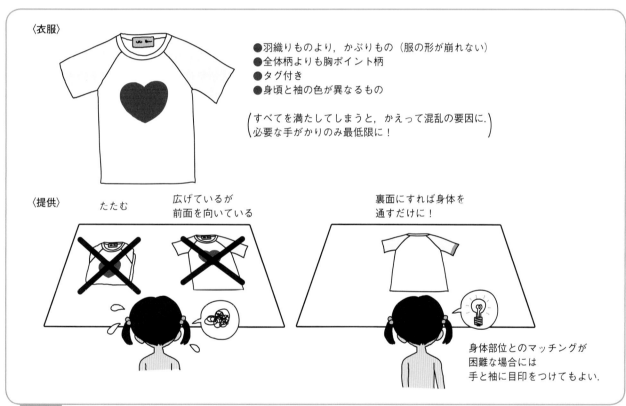

〈衣服〉

●羽織りものより，かぶりもの（服の形が崩れない）
●全体柄よりも胸ポイント柄
●タグ付き
●身頃と袖の色が異なるもの

（すべてを満たしてしまうと，かえって混乱の要因に．
必要な手がかりのみ最低限に！）

〈提供〉

たたむ　広げているが前面を向いている

裏面にすれば身体を通すだけに！

身体部位とのマッチングが困難な場合には手と袖に目印をつけてもよい．

図1 衣服の構造，身体部位とのマッチングに混乱している場合の対策

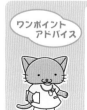

ワンポイントアドバイス

患者さんの上達への近道は，「何（症状）のためにどこ（工程）が難しいのか」を見きわめる観察がまずは大事です．

参考文献

1）鹿島晴雄 他編："よくわかる失語症セラピーと認知リハビリテーション"．永井書店，pp448-451, 2008
2）稲川利光 編：ナースの疑問に答えます！入院中のリハビリテーション．ナーシングケアQ&A 45：107-109, 2013
3）松井善也 他：着衣障害を呈した症例への作業療法─評価からアプローチまで系統的な着衣プロセスの使用が有効であった1例．作業療法33（2）：172-180, 2014

Q79 コミュニケーションがうまくいかなかった人にはどう対応すればいいですか？

まず落ち着いて，そこまでのやりとりや自分の態度を振り返ることが大切です．場合によっては，相手の了承を得て，その場を離れることも有効です．情報の行き違いがなかったか，可能であれば相手と一緒に確認します．

エビデンスレベルⅡ

回答者
金場理恵

●コミュニケーションがうまくいかなくなる要因にはさまざまなものがあります．失語症者とのコミュニケーション方法は，他の多くの状況へも応用できますので紹介します．

1 確認する

●訴えている内容は，体の不調やトイレなど緊急を要するものでしょうか？ それとも何かの情報を求めているのでしょうか？ 自ら情報を発信して，話題を共有したいのでしょうか？ 単にそばにいて会話をしてほしいのでしょうか？

●緊急を要する内容でなければ，じっくりと時間をとって向き合うことが大切です．ゆっくり時間がとれない場合は，後でまた時間をとることを約束します．焦った気持ちは相手にも伝染し，互いに必要な情報を見落とす要因になります．

●会話の内容について，一つずつ一緒に確認していきます．思い込みによる誤りや勘違いがないか，相手の理解が不十分な点がないか，あれば修正しながら会話を進めます．必要であれば書いて示すことも互いの理解を深めるうえで有効です．

2 望ましいコミュニケーション態度

①目を合わせる

●言葉に対する反応が低下していると，視界の外からの声かけに気づかないことがあります．反応しないからといって，腕や肩を掴んで振り向かせることは望ましくありません．相手にとっては突然襲われたのも同然です．相手の視界に入り，注目を得てから話し始めます．

②反応を待つ

●話を理解して，それに応答するまでには時間がかかります．表情や仕種を観察し，相手のペースに合わせます．五感＋勘を働かせて，相手が何を伝えたいのか汲み取ります．

③確認する

●逆の質問をして，応答内容が一致するか確認します．

●他の言い回しで聞いてみます．

●指や文字で示すことも有効です．

④落ち着いたトーンでゆっくり話す

●落ち着いた雰囲気の中では，自然と気持ちの表出が促されます．

⑤会話のための時間を十分にとる

●限られた時間では，意識に反して自然と早口になってしまいます．

⑥相手の会話スタイルを受け容れる

●音声言語だけが言葉ではありません．ジェスチャーや表情，指さしも会話スタイルの1つです．一般に普及している機器を利用する人もいます．また，ぶっきらぼうな話し方や悲観的な物の言い回しもその人の会話スタイルかもしれません．多様なコミュニケーション方法を個性と捉えて受け容れます（図1，2）．

⑦共感する

●わかった内容について，「○○なのですね」と確認するとともに「それはすごいですね」「よかったですね」など共感を示すことが大切です．たとえ伝えたかったことの一部しか共有できなかったとしても，共有できた部分に対する会話の満足度は高くなります．

3　どうしてもわからなかったとき

●お互い十分な努力をしても，コミュニケーションが
うまくいかないことはあります．そのようなときは
素直に謝り，再び会話をする機会をつくることを約
束します．そして会話を成立させようとした互いの
努力をねぎらい感謝します．真剣に向き合った時間
と努力の共有があれば，情報交換はうまくいかなく
ても満足感は得られます．

●単にやりとりを楽しみたいだけのことも多々ありま
す．その場合，当事者たちは情報の交換についてさ
ほど重きをおいていません．時間や空間の共有が目
的なのです．コミュニケーション弱者にとって，自
分との会話に向き合ってくれたその気持ちや態度が
とても貴重なものなのです（図3）．

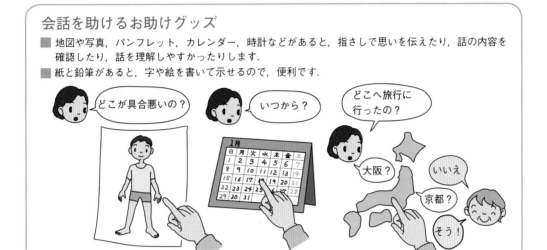

図1　会話を助けるお助けグッズ
（NTT東日本関東病院広報誌もしもしvol.45を参考に作成）

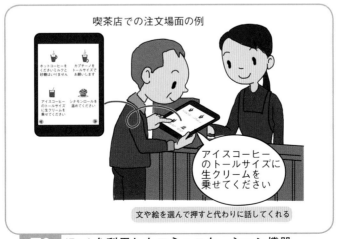

図2　iPadを利用したコミュニケーション機器
（指伝話の例）

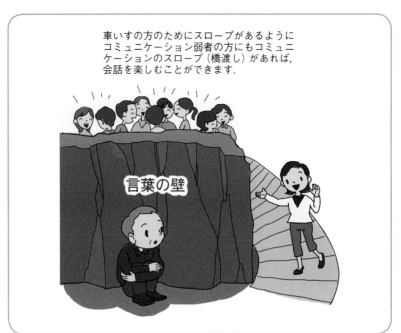

車いすの方のためにスロープがあるように
コミュニケーション弱者の方にもコミュニ
ケーションのスロープ（橋渡し）があれば,
会話を楽しむことができます.

言葉の壁

図3 コミュニケーション弱者の心境

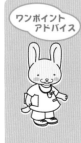

**ワンポイント
アドバイス**

相手のコミュニケーションの仕方に合わせて, 柔軟に自分のコミュニケーション方法や態度を変えることが重要です. 意思（動機づけ）があれば行動は変えられます. まずは相手に合わせることを意識してみてください.
失語症の人との会話は費した時間ややりとりの量に比べて情報量が少なくなることが一般的です. ですが, その共有された時間や量自体がとても貴重なコミュニケーションとなります.

参 考 文 献

1）Turner S et al : Clinicians' perceptions of canadidacy for conversation partner training in aphasia : How do we select canadidates for therapy and do we get it righr?. Aphasiology 20（7）, 2006
2）Simmons-Mackie N et al : Speaking for another : The management of participant frames in aphasia. Am j speech-lang pathol 13 : 114-127, 2004
3）Kagan A : Supported conversation for adults with aphasia : Methods and resources for training conversation partners. Aphasiology 12（9）816-830, 1998

Q80 道順がわからなくなった人にはどう対応すればいいですか？

検査結果から道順障害，街並失認，その他高次脳機能障害が原因なのか判定し，障害の特徴と残存能力から本人・家族にリハビリテーションや支援方法を提示します．生活状況によっては社会的支援サービスを導入する場合もあります．

エビデンスレベルⅢ

回答者
村木　慈

1 事例紹介（評価・解釈）

・基本情報：82歳，女性，無職，独居，病前 ADL 自立
・診断名：脳梗塞
・病巣部位：後頭葉梗塞
・障害名：道順障害
・現病歴および経過：頭痛とめまいを主訴に外来受診され，上記診断にて入院．身体機能，言語機能ともに良好であり医師の回診では早期退院方向だった．しかし，病室がわからず迷子になったり目的場所に一人で移動できないため介助を要した．患者から「道に迷っちゃう」と訴えがあった．

●検査結果（表1，2）
熟知した街並の同定，熟知した地域内における場所の特定は困難でした．また一度に見渡せない空間において建物を見落とす場面や「（OT/ST に対して）先生方の顔がわからない」との発言と検査結果から街並失認，道順障害，相貌失認が存在すると解釈しました．神経心理検査では WAIS-Ⅲ では動作性項目の低下，Kohs 立方体組み合わせテストにおいて視覚構成能力低下，その他の検査においても右半球障害における低下を認めました．

2 事例紹介（リハビリテーション介入・社会的支援）

●リハビリテーション介入：検査結果をもとに実動作

表1　その他神経心理検査

意識	清明，見当識良好
視空間認知	空間無視はない
視覚認知	VPTA：街並失認，道順障害，相貌失認において低下 RCPM：21/36，所要時間7分
記憶	論理的記憶は良好 記銘力は視覚性に低下 ベントン視覚記銘検査：正確数4，誤謬数11 レイ複雑図形検査：複写21/36，遅延再生2/36
神経心理検査	WAIS-Ⅲ：言語性 IQ57，動作性 IQ79，全検査 IQ88 言語理解100，知覚統合87，動作記憶105，処理速度94 Kohs 立方体組み合わせテスト：粗点11/131点　IQ51

表2　街並失認と道順障害の検査結果

熟知した街並の同定	旧知	×
	新規	×
街並の形態認知		○
熟知した街並の記憶	旧知	○
	新規	×
熟知した地域内	建物の位置の定位	×
	方角の定位	×
見取り図の描写	自宅内部	×
	院内内部	×

評価を行ったところ風景や建物からの情報は得られず道に迷う結果となりましたが，文字や看板の情報は有効に利用できました．検査結果より左半球機能である言語化と文字情報の活用がなされたからです．

●本人の知っている複数の建物を目印としました．また院内においては言語指示も用いて方角がわかるような道順を作成し，道順記憶訓練を行いました（図1）．

●行動範囲は院内から始まり，外出訓練も複数回繰り返しました．その中で家族に訓練風景を見学してもらい，退院後の生活に対して具体的な目線で家族指導を行いました．

●社会的サービスの導入として，屋内での生活は自立していましたが，介護保険の申請，ヘルパーの導入（散歩，買い物），家族やケアマネジャーに生活訓練に対する助言行い，自宅退院となりました．

●退院後はヘルパーと外出，友人と旅行に出かけるなど楽しそうに話しています．

3 他部門との連携

●医師や病棟看護師に対し，患者の症状を具体的に説明します．
①街並失認は視知覚障害の1つであり，道順障害は方角障害であること
②街並は見えているけれどもどの街並なのか，どっちの方角に何があるのか，現在地の把握などわからない状態なこと
③患者自身，病棟内を迷っている理由がわからないこと
④病院の外へ行っても戻れず離院という結果になる可能性もあること

●上記症状を伝えた後，複数の看板を目印に目的地まで誘導する方法など情報共有を行いましょう．

●入院中はリハビリテーションにおいて外出訓練への協力もしてもらいましょう．帰院後は看護師が外出時の様子を聞き，外界に対する本人の印象を聴取し，次回のリハビリテーションにつながる情報共有ができるとよいでしょう．

●地誌的障害は意識障害，記憶障害，失語症など他の高次脳機能障害が影響している状態とは異なります．したがってリハビリテーション科による地誌的障害の検査も必要となります．評価を行い，病棟生活でも行える訓練や行動範囲が拡大する方法など情報共有ができると離院や離棟防止に役立ちます．

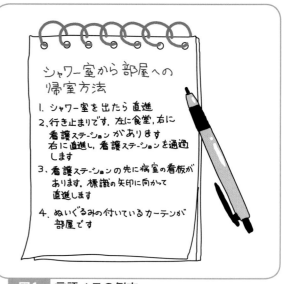

図1　言語メモの例文

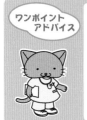

ワンポイントアドバイス
早期から障害特徴を理解し，残存能力を利用したリハビリテーションをリハビリテーションスタッフだけでなく，病棟スタッフも行うことで迷子などの事故防止につながります．

参考文献

1）揚戸 薫 他：道順障害のリハビリテーション．高次脳機能研究 30（1）：62-66，2010

Q81 復職を希望する人にどう対応しましたか？

高次脳機能障害のリハビリテーションにおいて復職（就労）は，社会復帰に向けての大きな目標の1つであり，個人側の問題・職場環境の問題を抱える中で，その目標を達成するためには，早期から復職を見据えた評価と実践的な介入・環境調整が必要です．

エビデンスレベル I

回答者
竹内奈緒子
成田弥生
森田将健

5

事例からみた高次脳機能障害へのアプローチ

● 高次脳機能障害者の職場復帰には，①個人要因，②職場・職務要因，③会社運営要因，④社会因子が考えられます．①個人要因としては重症度が重要であり，知的低下，記憶障害，注意障害，遂行機能障害，社会的行動障害のいずれも中等度以上の障害があれば職場復帰は難しく，特に脱抑制があり同僚や上司とトラブルを生じるようでは就労するのは困難です．そのため，まず標準化された神経心理検査を使用し，言語・思考・認知・記憶・行為・注意などを評価します．蜂須賀[1] は，高次脳機能障害者の職場復帰にはIQと記憶が重要な要因としていますが，神経心理検査のみでは職場復帰の予測は難しいため，職場の状況や職務内容，会社の運営方針や受け入れ状況など，総合的に評価し，職務内容が高次脳機能障害者に向いているか，当事者ごとの個別的な対応が必要です．

1 復職までの介入・環境調整（図1）

● 実際の仕事場面で何の症状がどのように影響するかが重要であり，当事者や家族からの情報だけでは職場環境が把握しきれない場合は，職場の責任者に直接確認することもあります．そのうえで，現状の高次脳機能と仕事内容を現実的にすり合わせ，機能回復と代償手段を考慮し，訓練内容を設定します．

● 発症後，状態が落ち着き復職に向けて現実的に考えるようになった時点で当事者・家族，職場の責任者との面談を行います．まず当事者の高次脳機能障害を説明し，今後の業務内容，場合によっては配置転換，時間の設定，勤務日数について話し合い，リハ

ビリ的復職（業務内容や勤務時間・日数を抑えた状態での復職）は可能であるかを確認し，勤務開始日の調整を行います．

2 復職後の支援

● 退院し復職した後は，外来で職場・家庭での様子を確認します．最も重要なのは復職後にどのようなエラーが生じたか，自身で対応できたかを確認し，対応できない場合は解決策を助言・提案し，必要に応じて職場と再調整を行います．

● また，入院中のリハビリテーション介入だけでは復職困難な場合は，回復期病院への転院，自宅退院後に外来でリハビリテーションを継続し，定期的に評価することや障害者職業センターと連携して復職へ

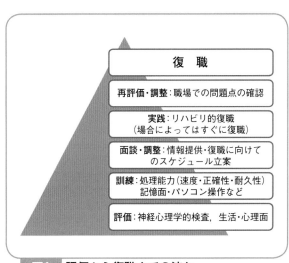

図1 評価から復職までの流れ

つなげていきます．

③ 症例

●それぞれ症状の異なる2例をあげ，どのように対応したのかをみてみましょう．

a）症例1

・年齢：50歳，男性，独身
・診断名：皮質下性失語，遂行機能障害，右不全麻痺
・職業：自営業（舞台・イベントなどの照明設備），一人で経営
・仕事内容：照明設営，電話対応，スケジュール管理，在庫管理・発注，伝票作成，売り上げ管理などの業務をすべてご自身で管理．夜間作業も多く不規則な勤務形態．

●身体機能面に問題はなくADLは自立している．

●失語症状も軽度であり，コミュニケーションは口頭で可能な状態であり，言語的にも一見問題はなかった．

●ご自身の会社で復職可能か，一つひとつ場面を想定した評価・訓練を繰り返し実施していくと，失語症状自体は軽度にもかかわらず，喚語困難や数字の錯語が頻出し，計算能力の低さから金銭管理困難であることがわかった．さらに，病識や自覚症状のなさが目立つようになり，これらが一番の問題と考え，復職自体が可能であるのかどうか再評価しながら進めていった．また，自営業でもあるため，ご自身での独立した業務が可能かどうか，同業者やアシスタントなど，業務を補ってくれる協力者が得られるかどうかなども確認しながら行った．

●訓練を続ける中で，少しずつ改善がみられたので，復職に向けて再度，業務内容の情報収集・把握をしていった．事前の準備や現場での作業，現場までの交通手段，業務体系などの確認をし，業務内容に合わせた評価・訓練を行った．その後もリハビリテーションを継続し，2ヵ月間訓練を進めていった中で，完全な独立は困難である可能性が高いと予測された．そのため業務内容を考慮した中で，同業他社への就労は可能であるかの再評価を行い，本人への提案，同業他社への働きかけも並行して行っていった．

●徐々に病識や自覚症状のなさに対し気づきの変化がみられ，条件つきでの復職の可能性が期待できるレベルとなった．復職に向けさらなる回復を目指し，回復期のリハビリテーション病院に転院の運びとなった．

b）症例2

・年齢：50歳代，男性，一部上場企業の支社長
・障害名：遂行機能障害，超皮質性感覚失語
・仕事内容：メールチェックした内容の対応がメインで，部下に指示を出していた．

●身体機能は良好．病院では長文把握訓練や，遂行機能に対して問題解決法，ゴールマネジメント訓練（GMT，Q54を参照）を実施．マニュアルがあれば問題解決は可能であったが，長文理解が困難なこと，瞬間的な判断，問題解決能力が消失したことにより現職への復帰は困難であると考えられた．しかし，グループ会社内にある授産施設的な子会社に移ることを本社から提案されたため，外来訓練で困ったときにどのようにすればよいのかを職場内容に合わせて実施した．しかし，産業医から「高次脳機能障害は何が起きるかわからないので復職不可」との判断が下され退職．地域のボランティア活動へと移行した．

●産業医の理解不足により，何ができるか，何ができないかの判断をする前に「高次脳機能障害」という病名だけで判断されてしまった．詳細な内容を担当スタッフや主治医からも説明できないまま退職となったため，病院スタッフ，家族，職場同僚などからも不満の残る状態となってしまった．地域とのかかわりをもてる生活へと移行したことが唯一の救いであった．

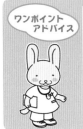

ワンポイントアドバイス

職場復帰は個人の問題ではありません．会社の同僚，上司の協力も重要ですが，何か問題が起きれば会社の責任問題にまで発展する可能性があります．問題解決の道筋をはっきりとさせ，復職先と合わせて継続的なフォローが必要です．

引用文献

1）蜂須賀研二：高次脳機能障害のリハビリテーションと職場復帰．認知神経科学 13（3）：203-208，2012

Q82 自動車運転を希望する人にどう対応すればいいですか？

公安委員会での臨時適性検査受検時に診断書が必要となります．医療職の対応は医学的問題による運転可否のチェックであり，運転可否の決定は公安員会が行います．そのため，包括的な運転評価が必要となります．

エビデンスレベルⅠ

回答者
森田将健

1 基本的な再開までの流れ

●大まかな流れを**図1**に示します．臨時適性検査や面接により運転の可否が判断されますが，障害受傷後なので，医学的見地からの判断として主治医の意見書が必要となり，適性検査を受ける前に医療機関における神経心理学的検査を受け，適応条件を満たす必要があります．**表1**の疾病に罹患した場合は免許の申請，更新時の更新申請書の筆問項目に疾病状態の自己申告が義務化されています．虚偽回答をした場合1年以下の懲役または30万以下の罰金となります．

●将来の回復の見込みが示唆されていれば最長6ヵ月の運転免許の効力停止がされ，その間に臨時適性検査を受けるように指示があり，その結果で再度判定をされます．

●臨時適性検査を受けるように指示されたにもかかわらず拒否した場合，免許の取り消しや停止の処分を受けることになります．

2 医学的にみた自動車運転再開のフローチャート

●日本高次脳機能障害学会BFT（Brain Function Test）委員会の運転に関する神経心理学的評価法小検討委

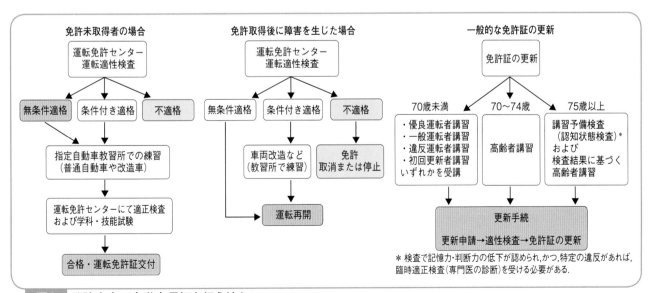

図1 脳障害者が自動車運転を行う流れ

員会から手順がフローチャートで示されています（図2）．適応する前に，除外基準を表2に示します．その後，失語症の有無により分けて評価を進めます．失語症がありの場合は非言語性の検査が遂行可能であることが前提となるため，遂行できないレベルの失語症では運転を控えるべきでしょう．

●運転適性判断のゴールドスタンダードは実車評価です．自己責任の自覚や自分の運転能力の自覚なども含めドライビングシミュレーターでは判断ができません．またほとんどの病院ではドライビングシミュレーターを配置していませんし，ドライビングシミュレーターを操作しても実際の場面と同じ結果が出るとは限りません．また，実車の運転能力の把握を病院で行うには限界があります．上記フローチャートに沿って判定を行い，「総合的判断」の時点で判定に迷う場合「脳卒中ドライバーのスクリーニング評価日本版（J-SDSA）」の実施が推奨されています．予測式に従って合否判定も出ますが，予測精度は十分とはいえないため，情報処理速度や感情のコントロール，両手，手足の協調運動や操作自体の手続き記憶

表1	免許の拒否または保留の事由となる病気等（道路交通法施行令　第32条2の3）

1　法第90条第1項第1号イの政令で定める精神病は，統合失調症（自動車等の安全な運転に必要な認知，予測，判断又は操作のいずれかに係る能力を欠くこととなるおそれがある症状を呈しないものを除く.）とする.
《追加》平14政024　《改正》平18政010
2　法第90条第1項第1号ロの政令で定める病気は，次に掲げるとおりとする.
一　てんかん（発作が再発するおそれがないもの，発作が再発しても意識障害及び運動障害がもたらされないもの並びに発作が睡眠中に限り再発するものを除く.）
二　再発性の失神（脳全体の虚血により一過性の意識障害をもたらす病気であつて，発作が再発するおそれがあるものをいう.）
三　無自覚性の低血糖症（人為的に血糖を調節することができるものを除く.）
《追加》平14政024
3　法第90条第1項第1号ハの政令で定める病気は，次に掲げるとおりとする.
一　そううつ病（そう病及びうつ病を含み，自動車等の安全な運転に必要な認知，予測，判断又は操作のいずれかに係る能力を欠くこととなるおそれがある症状を呈しないものを除く.）
二　重度の眠気の症状を呈する睡眠障害
三　前2号に掲げるもののほか，自動車等の安全な運転に必要な認知，予測，判断又は操作のいずれかに係る能力を欠くこととなるおそれがある症状を呈する病気
《追加》平14政024
4　法第90条第1項第5号の政令で定める行為は，次に掲げるとおりとする.
一　法第117条の2第1号又は第3号の罪に当たる行為（自動車等の運転に関し行われたものに限る.）
二　法第117条の罪に当たる行為（自動車等の運転に関し行われたものに限る.）
三　別表第2の一の表に定める点数が6点以上である一般違反行為

表2	神経心理学的検査実施にあたって除外すべき状態

●意識障害
●せん妄
●覚醒度，注意集中力を損なう薬物の影響
●症状が落ち着いていない精神疾患
●協力が得られない人格等の問題

（日本高次脳機能学会BFT委員会 運転に関する神経心理学的評価法検討小委員会：脳卒中，脳外傷等により高次脳機能障害が疑われる場合の自動車運転に関する神経心理学的検査法の適応と判断. p2, 2020年6月1日版より引用）

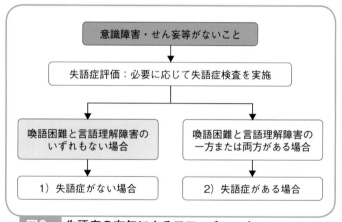

図2a	失語症の有無によるフローチャート

（日本高次脳機能学会BFT委員会 運転に関する神経心理学的評価法検討小委員会：脳卒中，脳外傷等により高次脳機能障害が疑われる場合の自動車運転に関する神経心理学的検査法の適応と判断. p2, 2020年6月1日版より引用）

などの評価や，精神反応速度検査やタイムプレッシャー下での注意機能検査，上肢機能評価など包括的に患者に合わせた能力を把握し，判断すべきです．
● 下位検査の得点から判断する方法もありますので，詳しくは日本高次脳機能障害学会ホームページを参照してください．

3 自動車運転再開に向けて

● 自動車運転は健康な人でも一定のリスクが伴います．そのため代替え手段がとれるのであれば自動車運転にこだわる必要はないと考えられます．しかし，少し都市部から離れた場合だと，自動車の運転ができないだけで周囲から孤立し生活に困窮する可能性があります．また，自動車を趣味としている方も多く

いるため，地域の特性や個人属性などを考慮し本人だけではなく，家族ともよく話し合う必要性があります．
● 近年自動運転の技術が急速に発展し，今後自動車運転のために詳細な評価や支援を必要としなくなる可能性もあります．しかし現状では受傷後の自動車運転は事故のリスクが高いため，1回の事故で多くの人を巻き込んで不幸を招いてしまう可能性があります．2019年の日本作業療法士協会の調べでは，自動車運転にかかわる体制がとれている作業療法士所属施設は750ヵ所以上あり，指定自動車教習所と連携している施設も200ヵ所を超えています．自分たちの所属している病院・施設だけではなく，近隣の支援体制がとれる病院と連携し，多職種で多方向から

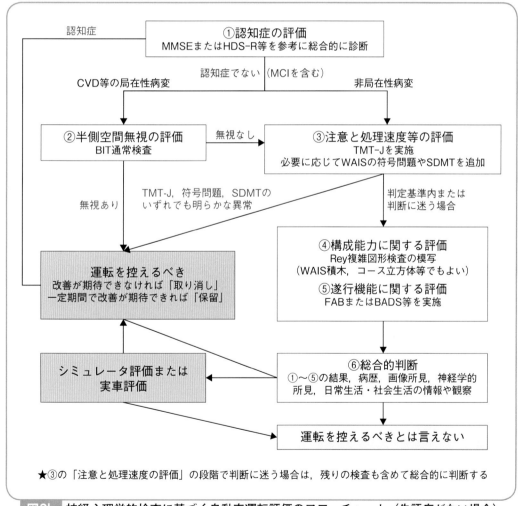

図2b 神経心理学的検査に基づく自動車運転評価のフローチャート（失語症がない場合）
（日本高次脳機能学会BFT委員会 運転に関する神経心理学的評価法検討小委員会：脳卒中，脳外傷等により高次脳機能障害が疑われる場合の自動車運転に関する神経心理学的検査法の適応と判断．p3，2020年6月1日版より引用）

包括的に評価・支援する体制を整えることが重要です.

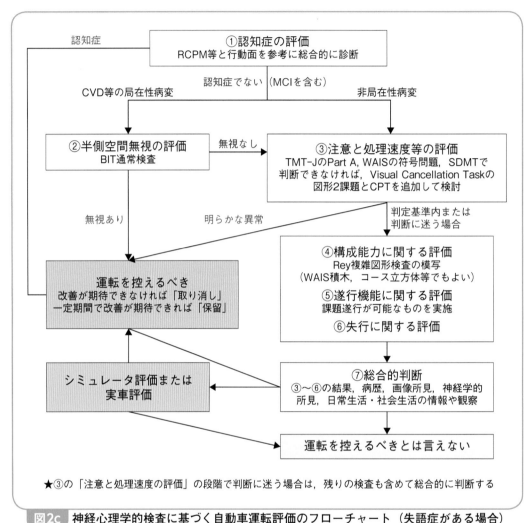

図2c 神経心理学的検査に基づく自動車運転評価のフローチャート（失語症がある場合）
（日本高次脳機能学会BFT委員会 運転に関する神経心理学的評価法検討小委員会：脳卒中，脳外傷等により高次脳機能障害が疑われる場合の自動車運転に関する神経心理学的検査法の適応と判断. p7, 2020年6月1日版より引用）

運転を許可されても事故を起こした場合，薬物の影響や高次脳機能障害の影響で事故を起こす可能性があることを自覚して運転したとみなされます．本当に運転することが必要なのか家族ともよく話し合いましょう.

参考文献

1）一杉正仁：運転再開に際して求められる法的知識．"脳卒中・脳外傷者のための自動車運転"林 泰史 他監修. 三輪書店, pp45-53, 2013
2）日本高次脳機能障害角界BFT委員会 運転に関する神経心理学的評価法検討小委員会：脳卒中，脳外傷等により高次脳機能障害が疑われる場合の自動車運転に関する神経心理学的検査法の適応と判断. 2020年6月1日版
3）日本作業療法士協会 運転と作業療法委員会：押さえておきたい！運転再開支援の基礎. 2021

6章
高次脳機能障害に
用いる薬の知識

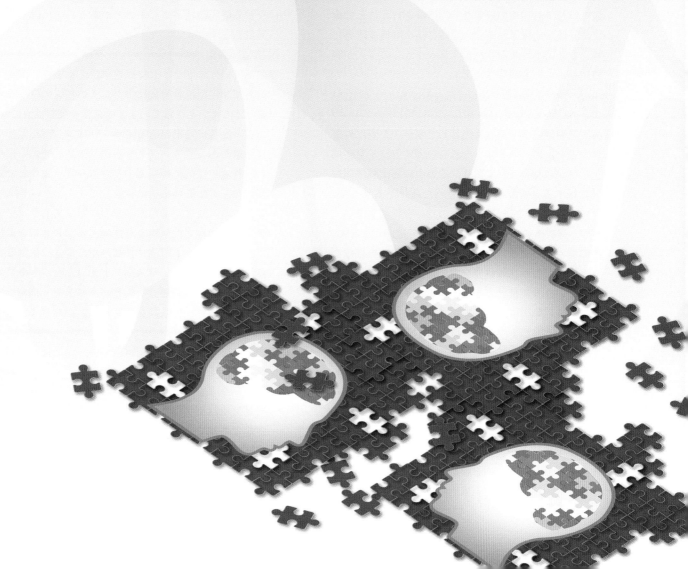

Q83 精神症状に有効な薬について教えてください

十分な科学的根拠はありませんが，症例報告や比較研究を参考に個々の症例に対して抗うつ薬，抗精神病薬，抗てんかん薬などを使用します．

エビデンスレベルⅡ

回答者
高山智行

1 薬物療法の目的

●高次脳機能障害による精神症状は患者さんやその家族の生活に多大な影響をもたらします．これらの症状に対し，対症的に適切な薬物治療を行うことで症状の軽減が期待されます．同時に高次脳機能障害に対して必要不可欠なリハビリテーションの導入が容易になることも期待されます．

2 薬剤選択の現状

●高次脳機能障害の原因疾患として脳卒中や頭部外傷が大半を占めています．それらのガイドラインが関連学会から発行されており，その中に高次脳機能障害に対する薬物療法が記載された項目があります．うつ症状に対しては抗うつ薬の投与を推奨していますが，選択薬剤の科学的根拠は十分ではありません．その他の精神症状に対しても十分な科学的根拠はなく，症例報告や比較研究を参考に投与を考慮してもよいという推奨にとどまっています．

●高次脳機能障害に対して使用される薬剤と主な副作用を**表1**に示します．そのほとんどが保険適用外です．

3 各薬剤の特徴

a)抗うつ薬

●脳卒中後や頭部外傷後のうつ症状に対しては各ガイドラインで抗うつ薬の投与が推奨されています．アミトリプチリンなどの三環系抗うつ薬は抗コリン作用があり，口渇や便秘，尿閉，ふらつき，眠気が起こる場合があります．セルトラリンなどの選択的セロトニン再取り込み阻害薬は嘔気や不眠などの副作用が現れる場合があります．また抗うつ薬を急激に中止すると，感冒様症状，頭痛，嘔気，不安，焦燥などの離脱症状が生じることがあるので，段階的に減量します．

b)抗精神病薬

●頭部外傷ガイドラインでは攻撃性，易怒性，興奮に対して非定型抗精神病薬のクエチアピンの投与を考慮してもよいとされています．抗精神病薬は他にも，幻覚・妄想に効果のあるオランザピン，抗幻覚作用に効果があるリスペリドンがあります．せん妄に用いられる定型抗精神病薬のハロペリドールなどで問題となる錐体外路症状は少ないですが，クエチアピンやオランザピンは糖尿病患者に禁忌であり，クエチアピンは起立性低血圧や眠気，オランザピンは抗コリン作用による口渇や便秘，ふらつき，眠気などに注意が必要です．リスペリドンはふらつきやプロラクチンの上昇が起こる場合があります．抗精神病薬はまれに悪性症候群を生じることがあります．

c)抗てんかん薬

●頭部外傷ガイドラインでは攻撃性，易怒性，興奮に対して抗てんかん薬のカルバマゼピンやバルプロ酸の投与を考慮してもよいとされています．カルバマゼピンやバルプロ酸は発疹，肝機能障害，眠気などが起こる場合があります．副作用を回避するため，定期的な薬物血中濃度の測定が推奨されます．

d)その他

●プロプラノロールは頭部外傷後の焦燥，攻撃性に効

果があるとされていますが，海外で行われた試験の用量がわが国で用いられる用量より多いため，慎重に選択する必要があります．喘息には禁忌であり，低血圧や徐脈などの副作用に注意が必要です．
●炭酸リチウムは頭部外傷後の興奮抑制に効果がある

とされています．てんかんなどの脳波異常がある場合は禁忌です．腎障害時は血中濃度が上昇し，リチウム中毒を起こす場合があり，定期的な薬物血中濃度のモニタリングが推奨されます．

表1　各症状に対する薬剤と副作用

薬剤名	商品名	主な副作用
興　奮		
プロプラノロール	インデラル®	喘息には禁忌，低血圧，徐脈
セルトラリン	ジェイゾロフト®	嘔気，不眠，離脱症状
炭酸リチウム	リーマス®	口渇，下痢，リチウム中毒
バルプロ酸ナトリウム	デパケン®	肝障害，眠気
アミトリプチリン	トリプタノール®	口渇，便秘，尿閉，ふらつき，眠気
脳外傷後うつ		
アミトリプチリン	トリプタノール®	口渇，便秘，尿閉，ふらつき，眠気
セルトラリン	ジェイゾロフト®	嘔気，不眠，離脱症状
幻覚・妄想		
オランザピン	ジプレキサ®	糖尿病は禁忌，口渇，便秘，ふらつき，眠気
注意障害		
ドネペジル	アリセプト®	食欲不振，嘔気，下痢，興奮
アマンタジン	シンメトレル®	嘔気，下痢，悪性症候群
記憶障害		
ドネペジル	アリセプト®	食欲不振，嘔気，下痢，興奮
シチコリン	ニコリン®	嘔気，不眠
遂行機能障害		
ブロモクリプチン	パーロデル®	嘔気，便秘，錯乱，悪性症候群

（山里道彦：高次脳機能障害のリハビリテーション：薬物療法．"高次脳機能障害のリハビリテーション—実践的アプローチ 第3版"本田哲三 編．医学書院, p258, 2016 より改変）

ワンポイントアドバイス

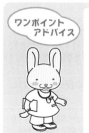

眠気やふらつきなど，リハビリテーションに影響する副作用が起こる場合があります．副作用発現時は，減量や薬剤変更を考慮しますが，同時に病態の評価と薬剤継続の必要性も検討すべきと考えます．

参 考 文 献

1）山里道彦：高次脳機能障害のリハビリテーション：薬物療法．"高次脳機能障害のリハビリテーション—実践的アプローチ 第3版"本田哲三 編．医学書院, p258, 2016
2）日本脳卒中学会 脳卒中ガイドライン委員会 編："脳卒中治療ガイドライン2021"．協和企画, pp285-289, 2021
3）頭部外傷治療・管理のガイドライン作成委員会 編："頭部外傷治療・管理のガイドライン 第4版"．医学書院, pp206-207, 2019

Q84 認知症に有効な薬について教えてください

コリンエステラーゼ阻害薬（ドネペジル塩酸塩，ガランタミン臭化水素酸塩，リバスチグミン）とN-メチル-D-アスパラギン酸受容体拮抗薬（メマンチン塩酸塩）が，認知症の中核症状に対して用いられます．

エビデンスレベルI

回答者
宇賀神　諭

●「日本における認知症の高齢者人口の将来推計に関する研究」では，2020年の65歳以上の高齢者の認知症有病率は16.7％と推計されています．認知症患者の増加に伴い，認知症治療薬を服用している患者さんの増加も予測されますので，認知症の薬物療法について知識を深めておく必要があります．

1 薬物療法の目標

●主な治療目標は，認知機能障害，行動異常・精神症状とせん妄，身体面の管理，介護者への配慮などがあげられます．記憶障害や遂行機能障害が中核症状といわれるのに対し，認知症に伴う行動異常や心理症状は BPSD（behavioral and psychological symptoms of dementia）といわれ，大脳病変に心理・環境要因が加わり表出されたものと考えられて

表1 日本で使用可能な認知症治療薬

一般名（商品名）	効能・効果	用法・用量
ドネペジル塩酸塩（アリセプト®など）	アルツハイマー型認知症およびレビー小体型認知症における認知症症状の進行抑制	【アルツハイマー型認知症における認知症症状の進行抑制】通常，成人にはドネペジル塩酸塩として1日1回3mgから開始し，1～2週間後に5mgに増量し，経口投与する．高度のアルツハイマー型認知症患者には，5mgで4週間以上経過後，10mgに増量する．なお，症状により適宜減量する．【レビー小体型認知症における認知症症状の進行抑制】通常，成人にはドネペジル塩酸塩として1日1回3mgから開始し，1～2週間後に5mgに増量し，経口投与する．5mgで4週間以上経過後，10mgに増量する．なお，症状により5mgまで減量できる．
ガランタミン臭化水素酸塩（レミニール®など）	軽度および中等度のアルツハイマー型認知症における認知症症状の進行抑制	通常，成人にはガランタミンとして1日8mg（1回4mgを1日2回）から開始し，4週間後に1日16mg（1回8mgを1日2回）に増量し，経口投与する．なお，症状に応じて1日24mg（1回12mgを1日2回）まで増量できるが，増量する場合は変更前の用量で4週間以上投与した後に増量する．
リバスチグミン（リバスタッチ®パッチ，イクセロン®パッチなど）	軽度および中等度のアルツハイマー型認知症における認知症症状の進行抑制	通常，成人にはリバスチグミンとして1日1回4.5mgから開始し，原則として4週ごとに4.5mgずつ増量し，維持量として1日1回18mgを貼付する．また，患者の状態に応じて，1日1回9mgを開始用量とし，原則として4週後に18mgに増量することもできる．本剤は背部，上腕部，胸部のいずれかの正常で健康な皮膚に貼付し，24時間ごとに貼り替える．
メマンチン塩酸塩（メマリー®など）	中等度および高度アルツハイマー型認知症における認知症症状の進行抑制	通常，成人にはメマンチン塩酸塩として1日1回5mgから開始し，1週間に5mgずつ増量し，維持量として1日1回20mgを経口投与する．

います.

● 中核症状に対する薬物療法としては，コリンエステラーゼ（ChE）阻害薬やN-メチル-D-アスパラギン酸（NMDA）受容体拮抗薬が選択されることが多くあります．しかし，これらの薬剤の作用は根治的なものではなく，あくまでも進行抑制であることに注意する必要があります.

● わが国で使用可能な薬剤はChE阻害薬では3剤，NMDA受容体拮抗薬は1剤のみであり，それぞれの薬剤に保険適用範囲や増量スケジュールの違いがあるので使用には注意が必要です（**表1**）．また，極めて限定的ではありますが，レビー小体型認知症に伴うパーキンソニズムに対して一部のゾニサミド製剤（トレリーフ®）が適応承認されています．ChE阻害薬であるリバスチグミンは貼付剤という特徴をもつため，嚥下状態や介護者の負担などといった問題への対応が可能となるかもしれません．最近では内服薬であっても口腔内崩壊錠や液剤といった多様な剤形が発売されています（**表2**）.

● 一方，BPSDはさまざまな臨床象を呈しうるため，適応外ではありますが，その症状に応じた薬剤が選択されることがあります．意欲低下や抑うつが主体であればドパミン作動薬や抗うつ薬が用いられること

表2	多様な剤形のある認知症治療薬
一般名	剤　形
ドネペジル塩酸塩	錠，口腔内崩壊錠，ドライシロップ，内服ゼリー
ガランタミン臭化水素酸塩	錠，口腔内崩壊錠，内用液
リバスチグミン	経皮吸収型製剤
メマンチン塩酸塩	錠，口腔内崩壊錠

もありますし，不安に対してベンゾジアゼピン系の薬剤が選択されることもあります．あるいは，激越などの症状に対して抗精神病薬が用いられることもあります．漢方薬の中では，抑肝散や抑肝散加陳皮半夏などが用いられます.

2 薬物療法の注意点

● いずれの薬剤も合併症や併用薬について十分に配慮した使用が望まれます．高齢者は生理的に肝機能，腎機能の低下があるため，薬剤によっては若年成人量の1/2～1/4の少量から投与することも検討されます．高齢者では過剰投与となりやすいため，最終的な投与量は肝機能や腎機能の有無や程度を勘案して決める必要があります．そして，患者さんが指示通り服薬できているかを確認する必要があります．また，副作用の発現にも細心の注意を払う必要があります.

● 特に抗精神病薬では錐体外路系障害や，一部の抗精神病薬〔オランザピン（ジプレキサ®など），クエチアピン（セロクエル®など）〕は糖尿病に対して禁忌となることに注意が必要です．ベンゾジアゼピン系薬をはじめとした中枢抑制系の薬剤では眠気やふらつきなどが出現する可能性があるため，十分に注意する必要があります．ChE阻害薬の副作用としては，投与初期にみられる消化器症状が一般的ですがChE阻害薬では失神や徐脈，QT間隔延長などの循環器系副作用が報告されています．NMDA受容体拮抗薬であるメマンチンの重大な有害事象としては失神，精神症状などが報告されており注意が必要です．貼付剤においては，貼付部位にかゆみなどの皮膚症状が現れることがあるので注意が必要です.

ワンポイントアドバイス
重症の認知症では本人が副作用を訴えることは難しく，客観的な評価が重要となります．また，高齢者では生理機能が低下している可能性があるため副作用に対して十分な注意が必要となります.

参 考 文 献

1）日本神経学会 監修：認知症疾患診療ガイドライン2017．2017
2）樋口輝彦 他編："今日の精神疾患治療指針"．医学書院，2012

Q85 てんかんに有効な薬について教えてください

初回のてんかん発作が認められた場合，原則として抗てんかん薬による治療は開始しません．一般的には2度目の発作後に，てんかんの発作型に応じて第一選択薬を開始します．ただし，患者さんのリスク因子に応じて再発率が高いとされる場合，初回てんかん発作から治療を開始することがあります．主なリスク因子は，神経学的異常，脳波異常，てんかんの家族歴，65歳以上の高齢者などです．

エビデンスレベルⅠ

回答者
大塚美澪

1 てんかんの薬物療法

● 原則として単剤治療により発作を抑制していきます．その際，少量から開始し，発作の抑制がみられるまで増量していきます．薬剤を変更する場合には急激な減量によるてんかん惹起を避けるため，慎重に切り換えます．

● 部分てんかんには第一選択薬としてカルバマゼピン，ラモトリギン，レベチラセタム，次いでゾニサミド，トピラマートが用いられます．無効の場合には，第二選択薬としてフェニトイン，バルプロ酸，クロバザム，クロナゼパム，フェノバルビタール，ガバペンチン，ラコサミド，ペランパネルが用いられます．一方，カルバマゼピンはミオクロニー発作や欠神発作の増悪，フェニトインは強直間代発作の増悪，ガバペンチンはミオクロニー発作の増悪を起こすことがあるため注意が必要です（**表1**）．

● 全般てんかんは発作型に応じて薬剤を選択します．全般性強直間代発作ではバルプロ酸が第一選択薬になります．第二選択薬として，ラモトリギン，レベチラセタム，トピラマート，ゾニサミド，クロバザム，フェノバルビタール，フェニトイン，ペランパネルが用いられます．欠神発作では，バルプロ酸，エトスクシミド，次いでラモトリギンが用いられます．ミオクロニー発作ではバルプロ酸，クロナゼパム，レベチラセタム，トピラマートが用いられます（**表1**）．

● 抗てんかん薬は長期服用することとなるため，薬剤ごとに起きうる副作用にも配慮して治療を進める必要があります．例えば，フェニトインは長期服用することにより歯肉肥厚，多毛，骨粗鬆症，小脳萎縮などが問題となることがあります．フェノバルビタールでは，認知障害が現れることがあるため，注意が必要です．また，レベチラセタムでは眠気が現れることがあります．さらに，ラモトリギンを服用している患者さんで発疹や発熱，眼の充血などがみられた場合には受診勧奨が必要です（**表2**）．

表1 新規発症てんかんの選択薬と慎重投与すべき薬剤

発作型	第一選択薬	第二選択薬	慎重投与すべき薬剤
部分発作	カルバマゼピン，ラモトリギン，レベチラセタム，ゾニサミド，トピラマート	フェニトイン，バルプロ酸，クロバザム，クロナゼパム，フェノバルビタール，ガバペンチン，ペランパネル，ラコサミド	
強直間代発作間代発作	バルプロ酸（妊娠可能年齢女性は除く）	ラモトリギン，レベチラセタム，トピラマート，ゾニサミド，クロバザム，フェノバルビタール，フェニトインペランパネル	フェニトイン
欠神発作	バルプロ酸，エトスクシミド	ラモトリギン	カルバマゼピン，ガバペンチン，フェニトイン
ミオクロニー発作	バルプロ酸，クロナゼパム	レベチラセタム，トピラマート，ピラセタム，フェノバルビタール，クロバザム	カルバマゼピン，ガバペンチン，フェニトイン
強直発作脱力発作	バルプロ酸	ラモトリギン，レベチラセタム，トピラマート	カルバマゼピン，ガバペンチン

（日本神経学会 監修：てんかん診療ガイドライン2018. 医学書院, p31, 2018より転載）

2 抗てんかん薬の薬物動態

- てんかんの薬物療法は，適切な薬剤を発作の起きる時間に適切な血中濃度に保つことが重要です．そのためには，それぞれの薬剤の薬物動態と血中濃度のモニタリングが重要となります．
- 薬剤の血中濃度は治療効果および副作用と関連があります．そのため，すべての抗てんかん薬ではありませんが血中濃度を測定することは大切なことです．しかし，実際には薬剤が有効とされる血中濃度以下でも発作が抑制されていれば投与量を増やす必要はなく，逆に副作用が起きていなければさらに増量して治療を行う場合もあります．
- 抗てんかん薬は，他剤と相互作用を起こすことが多くあります．難治性てんかんでは抗てんかん薬を併用することが多く，高齢者などでは他の疾患に対する治療として抗てんかん薬以外の薬剤を服用していることもあります．抗てんかん薬が追加となったとき，また用法・用量が変更となったとき，さらに併用薬が追加されたときなどは，抗てんかん薬の血中濃度が増減する可能性があるため，注意が必要です．
- また，カルバマゼピン，フェニトイン，フェノバルビタールは強力な薬物代謝酵素の誘導作用をもっています．そのため，他剤の作用が減弱することがあります．

3 抗てんかん薬を服用している患者さんへの服薬指導

- 抗てんかん薬は一度開始すると，長期にわたり服薬が必要となるため患者さんの服薬アドヒアランスを保つことが必要となります．長い間発作が抑制されている患者さんでは，服薬の必要性が感じられなくなり，アドヒアランスが低下する可能性があります．急な服薬の中断は重積状態を引き起こす可能性があるため，服薬していることにより発作の抑制ができていることを説明して，納得して服薬を継続できるよう理解してもらうことが重要です．

表2 主な抗てんかん薬の代表的な副作用

薬剤名	特異体質による副作用	用量依存性副作用	長期服用に伴う副作用
カルバマゼピン	皮疹，肝障害，汎血球減少(pancytopenia)，血小板減少，SJS，TEN，DIHS	複視，眼振，めまい，運動失調，眠気，嘔気，低Na血症，心伝導系障害・心不全，認知機能低下，聴覚異常	骨粗鬆症
クロバザム	まれ	眠気，失調，行動障害，流涎	
クロナゼパム	まれ	眠気，失調，行動障害，流涎	
エトスクシミド	皮疹，汎血球減少	眠気，行動異常	
ガバペンチン	まれ	めまい，運動失調，眠気，ミオクローヌス	体重増加
ラモトリギン	皮疹，肝障害，汎血球減少，血小板減少，SJS，TEN，DIHS	眠気，めまい，複視，興奮	
レベチラセタム	まれ	眠気，行動異常，不機嫌	
フェノバルビタール	皮疹，肝障害，汎血球減少，血小板減少，SJS，TEN，DIHS	めまい，運動失調，眠気，認知機能低下	骨粗鬆症
フェニトイン	皮疹，肝障害，汎血球減少，血小板減少，SJS，TEN，DIHS	複視，眼振，めまい，運動失調，眠気，末梢神経障害，心伝導系障害・心不全，固定姿勢保持困難(asterixis)	小脳萎縮，多毛，歯肉増殖，骨粗鬆症
プリミドン	皮疹，肝障害，汎血球減少，血小板減少，SJS，TEN，DIHS	めまい，運動失調，眠気	骨粗鬆症
バルプロ酸	膵炎，肝障害	血小板減少，振戦，低Na血症，アンモニアの増加，パーキンソン症候群	体重増加，脱毛，骨粗鬆症
トピラマート	まれ	食欲不振，精神症状，眠気，言語症状，代謝性アシドーシス，発汗減少	尿路結石，体重減少
ゾニサミド	まれ	食欲不振，精神症状，眠気，言語症状，代謝性アシドーシス，発汗減少，認知機能低下	尿路結石
ルフィナミド	薬剤性過敏症症候群，SJS，てんかん重積状態，攻撃性，QT間隔の短縮	食欲減退，眠気	
スチリペントール	注意欠如多動症，多弁，睡眠障害，攻撃性，QT延長	傾眠，不眠，食欲減退，運動失調	
スルチアム	発疹，白血球減少，呼吸促迫，知覚障害	食欲不振，眠気	

SJS：Stevens-Johnson症候群，TEN：中毒性表皮融解壊死症，DIHS：薬剤性過敏症症候群
〔処方にあたっては各薬剤の添付文書を参照すること〕

（日本神経学会 監修：てんかん診療ガイドライン2018. 医学書院，p75，2018より転載）

ワンポイント
アドバイス

抗てんかん薬は患者さん個人に合った用量を長期にわたって継続していくことが重要です．長期継続していると患者さん自身が副作用や体調の変化について申告しないことがあります．患者さんに寄り添って変化を感じとったり，聞き出してみる姿勢をとるとよいと思います．

参考文献

1）日本てんかん学会 編："てんかん専門医ガイドブック"．診断と治療社，pp134-158，2014
2）高折修二："グッドマン・ギルマン薬理書-上 第12版"．廣川書店，pp736-769，2013
3）日本神経学会 監修："てんかん診療ガイドライン2018"．医学書院，2018

7章
知っておきたい
社会福祉制度

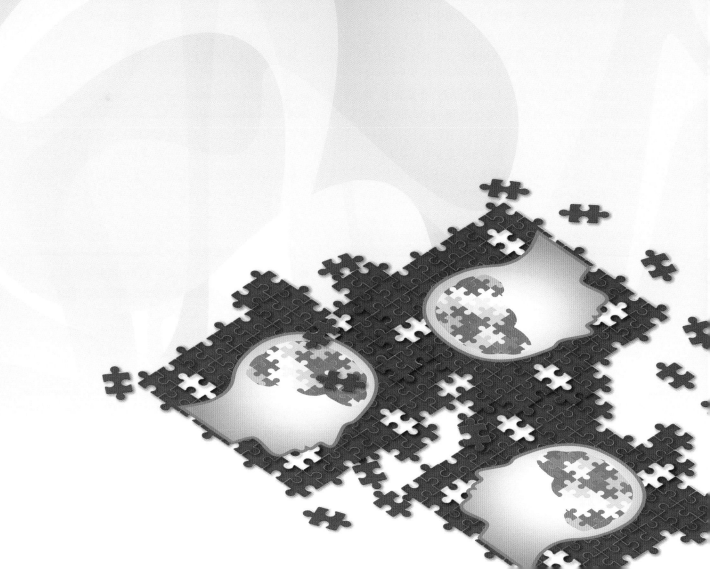

Q86 高次脳機能障害と地域連携について教えてください

A 高次脳機能障害は長い時間をかけて回復していくものです．家庭や職場など地域でのさまざまなかかわりや活動がリハビリテーションとなります．患者さんとその家族が孤立しないよう，周囲の理解と継続した支援が必要です．

エビデンスレベルⅡ

回答者
稲川利光

1　地域でのチームアプローチ

● 高次脳機能障害は長い時間をかけてゆるやかに回復していくものです．多くの患者さんは回復に年単位の期間を要します．医療機関での集中したリハビリテーションを行った後も，家庭や地域における生活，通所施設や作業所，職業訓練所などにおけるさまざまなかかわりや活動がリハビリテーションとなります．個別の訓練だけでなく，創作活動，作業訓練，趣味の場，憩いやふれあいの場など，集団での取り組みも重要な意味をもっています．

● 高次脳機能障害は，その障害が外見からは見えにくい場合が多く，また，理解しにくい症状なだけに，社会的支援の継続と周囲への理解を促していく活動が必要です．

2　生活支援の継続

● 患者さんや家族，介護者が孤立せず，安心かつ安全に生活が続けられるよう，長期的かつ日常的な地域での温かなかかわりと生活支援の継続が必要です．

3　情報提供・啓蒙活動

● 地域におけるスタッフ相互の連携は非常に重要です．患者さんを取り巻く周囲の人たちへの適切な情報提供と教育・啓蒙などを通じて地域全体で理解を深めていくよう活動の輪を強めていかねばなりません．

● 図1に高次脳機能障害者への地域支援ネットワークのイメージを提示します．これは東京都の例ですが，全国各地でこのようなネットワークが機能しており，高次脳機能障害の地域連携パスを有効に運用している所もたくさんあります．

4　区市町村相談窓口について

● 高次脳機能障害のある人やその家族から，障害サービスなどさまざまな相談を受ける窓口（生活福祉課，健康推進課，保健予防課，保健センターなど各区市町村で窓口の呼び名が異なる）が設置されています．

5　就労支援機関について

● 各区市町村において，就労支援・生活支援コーディネーターなどを配置し，職業相談，職業準備支援，職場開拓，職場定着支援などとともに，日常生活および社会生活上必要な生活支援を行っています．1例を以下に示します（就労支援については，Q88を参照）．

a) 市町村障害者職業センター

● 企業就労希望者から相談を受け，障害者雇用支援センター職場開拓，職業準備訓練，職業適応援助（ジョブコーチによる）支援などを行って障害者雇用を支援しています．また，障害者雇用に関して企業からの相談も受けています．研修会や情報提供も実施しています．

b) 障害者就業・生活支援センター

● 「障害者の雇用の促進等に関する法律」に基づいて設置されており，職業生活における自立をはかるために就業（就労支援ワーカーが中心に対応）およびこれに伴う日常生活支援（生活支援ワーカーが中心に対応）を行うものです．

c) 障害者職業センター

●ハローワークと連携をとりながら，職業相談，職業評価，職業準備支援事業，OA講習，ジョブコーチによる支援事業などを行っています．障害者手帳を有する人のみでなく，障害者手帳を有しない高次脳機能障害の患者さんも相談し，職業リハビリテーションの計画策定，各種事業の活用が可能です．

d) 通所施設

●地域や施設によってアプローチの内容は多少異なりますが，公の機関や民間の施設にてグループ指導・訓練，各種の作業，クラブ活動，その他種々のイベ

ントなどが行われています．木工や陶芸，ポストカードづくり，調理学習，パンやクッキーの製造・販売，などを通じて，仲間づくりと支え合いを促し，生活改善と社会参加の向上を目指しています．

e) 当事者・家族の会

●高次脳機能障害に悩む当事者や家族の日常的な交流は，互いに励ましたり，励まされたりする場として重要な意味をもっています．当事者としての切実な問題に共感し，ともに考えることで孤立や挫折を免れるケースも多いようです．

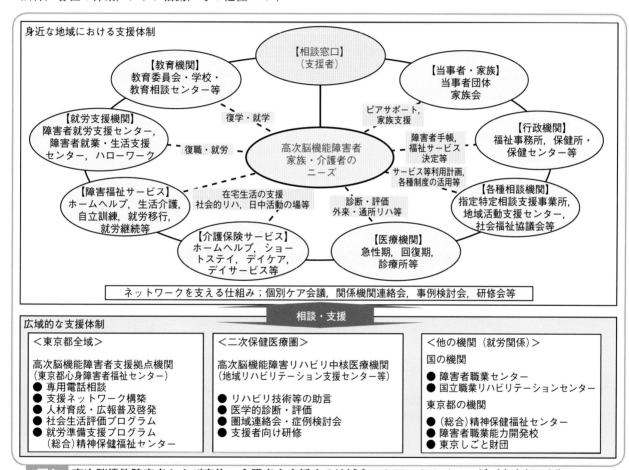

図1 高次脳機能障害者および家族・介護者を支援する地域ネットワークのイメージ（東京都の例）

〔東京都心身障害者福祉センター：高次脳機能障害者地域支援ハンドブック（改訂第五版）．p58, 2021より一部改変〕

ワンポイントアドバイス

高次脳機能障害の患者さんとその家族（介護者）が，必要なときに，適切な社会的支援を活用できるためには，地域でのネットワークが有効に働く必要があります．病院と地域との連携はもちろん，地域でかかわるスタッフ間の情報共有は非常に重要です．また，患者さんやその家族の日常的な交流の場も重要な意味をもっています．

参考文献

1）東京都心身障害者福祉センター：高次脳機能障害者地域支援ハンドブック（改訂第五版）．2021

7

知っておきたい社会福祉制度

181

Q87 高次脳機能障害の患者さんが利用できる制度は何ですか？

A 高額療養費制度，傷病手当金，自立支援制度，介護保険制度，障害者手帳，障害年金などがあります．発症・受傷の時期，障害の程度，年齢などにより利用できる制度は異なります（図1）．

エビデンスレベルⅠ

回答者
中山範子

1 急性期

●医療費については，公的医療保険に**高額療養費制度**があります．高額療養費制度では所得に応じた自己負担限度額（**図2**）が決められており，加入している健康保険で限度額適用認定証の手続きを行い，病院に提示することで，病院での支払いが自己負担上限額までとなります．

＊なお，業務上の負傷・疾病の場合は労災保険，交通事故の場合は自賠責保険での支払いとなります．

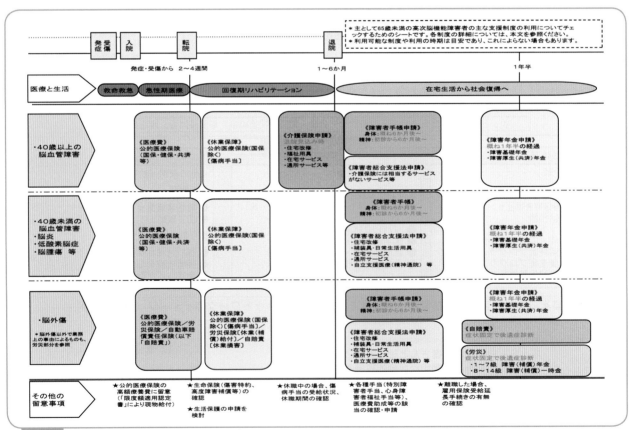

図1 高次脳機能障害者の制度等利用確認シート

〔東京都心身障害者福祉センター：高次脳機能障害者地域支援ハンドブック（改訂第五版）．p75, 2021 より引用．http://www.fukushihoken.metro.tokyo.lg.jp/shinsho/tosho/hakkou/pamphlet/kojinohandbook.html〕

- 会社員の休業保証制度として，健康保険組合などには傷病手当金もあります．また，あらゆる資産や制度を利用してもなお生活に困窮している場合は，生活保護制度の利用を検討していきます．
- 医療費の支払いや生活費の心配があれば，病院のソーシャルワーカーへ相談するように勧めてください．

2 回復期から在宅へ

- 自宅療養に介助が必要になった場合，障害者総合支援法における障害福祉サービスの介護給付あるいは，脳血管疾患の40歳以上65歳未満および65歳以上では介護保険制度の居宅サービスなどが利用できます．障害福祉サービスは市区町村の担当窓口，介護保険制度は地域包括支援センターが申請窓口となります．申請後，認定されサービス導入までに一定期間がかかるため，安心して在宅生活を始められるように申請を進めていく必要があります．入院中に気になる生活上の障害がみられる場合，家族やソーシャルワーカーなどの退院支援部門，ケアマネジャーなどの地域の支援者とも情報共有し，生活にどのようなサポートが必要かを検討し，在宅生活の準備をしていきます．
- 障害者手帳は一定の障害にあることを証明するもので，各種福祉サービスや交通費の割引，税金の障害者控除などのさまざまなサービスが受けられます．おおむね6ヵ月以降の障害の種類や程度により，取得できる手帳が異なります．例えば，身体の麻痺だけでなく，失語症や視野障害がある場合は身体障害者手帳，遂行機能障害や注意障害，記憶障害などが主な障害の場合は精神障害者保健福祉手帳となります．税の軽減や交通機関の割引，障害者枠での雇用などに利用できます．お住まいの地域により，サービスの内容が異なるため，詳しいサービス内容は住所地の市区役所・町村役場で確認が必要です．また自立支援医療には精神通院医療費の負担が軽減される制度もあります．
- 障害年金は法令により定められた障害の状態になった場合に支給される，生活を支えるための制度です．発症・受傷からおおむね1年6ヵ月以降の障害の状態だけでなく，年金の保険料納付要件などの支給要件があります．初めて医師の診療を受けたときに加入している年金の種類により申請窓口が異なります．国民年金の場合は住所地の市区役所・町村役場，厚生年金の場合は年金事務所となります．

●70歳未満の方の場合

所得区分	ひと月あたりの自己負担限度額
年収約1,160万円～の方 健保：標準報酬月額83万円以上の方 国保：年間所得901万円超の方	252,600円＋(医療費－842,000円)×1%
年収約770～約1,160万円の方 健保：標準報酬月額53万円以上83万円未満の方 国保：年間所得600万円超901万円以下の方	167,400円＋(医療費－558,000円)×1%
年収約370～約770万円の方 健保：標準報酬月額28万円以上53万円未満の方 国保：年間所得210万円超600万円以下の方	80,100円＋(医療費－267,000円)×1%
～年収約370万円の方 健保：標準報酬月額28万円未満の方 国保：年間所得210万円以下の方	57,600円
住民税非課税の方	35,400円

(注) 同一の医療機関等における自己負担(院外処方代を含みます．)では上限額を超えないときでも，同じ月の複数の医療機関等における自己負担(70歳未満の場合は2万1千円以上であることが必要です．)を合算することができます．
この合算額が負担の上限額を超えれば，高額療養費の支給対象となります．

図2 **高額療養費制度**
〔厚生労働省：高額療養費制度を利用される皆さまへ(平成30年8月診療分から)より引用．http://www.mhlw.go.jp/stf/seisakunitsuite/bunya/kenkou_iryou/iryouhoken/juuyou/kougakuiryou/index.html〕

ワンポイントアドバイス

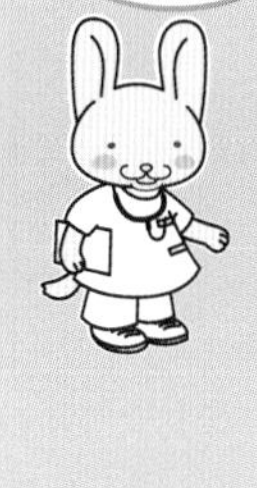

高次脳機能障害は，家族や周囲の人からもわかりにくく，退院した後に生活障害が明らかになることもあります．患者さんの状況や障害の状態によって利用できる制度もさまざまです．生活障害が起こりやすい障害のため，病院のソーシャルワーカーへの相談をお勧めします．

参 考 文 献

1) 東京都心身障害者福祉センター：高次脳機能障害者地域支援ハンドブック(改訂第五版)．2021. http://www.fukushihoken.metro.tokyo.lg.jp/shinsho/tosho/hakkou/pamphlet/kojinohandbook.html
2) 厚生労働省：高額療養費制度を利用される皆さまへ．http://www.mhlw.go.jp/stf/seisakunitsuite/bunya/kenkou_iryou/iryouhoken/juuyou/kougakuiryou/index.html
3) 日本年金機構：障害年金．https://www.nenkin.go.jp/service/jukyu/shougainenkin/jukyu-yoken/20150401-01.html
4) 高次脳機能障害情報・支援センター：高次脳機能障害支援に関する制度．http://www.rehab.go.jp/brain_fukyu/seido/

Q88 高次脳機能障害の患者さんの就労支援について教えてください

A 高次脳機能障害の患者さんでは記憶障害，注意障害，遂行障害などの障害で復職や新たな職場への就労が難しくなることが多く，早期から復職・就労を指向した評価と訓練を開始するとともに地域の各支援機関と連携した取り組みを継続していくことが必要です．

エビデンスレベルⅡ

回答者
稲川利光

1 早期からの就労を指向したアプローチ（図1）

●高次脳機能障害の患者さんでも，後遺症がほとんどなく，病棟生活も全く支障ないまでに回復したケー

スでは，復職も可能だと判断される場合があります．しかし，いざ復職すると，勤務時間が守れない，同じミスを繰り返す，周囲と協調できないなど，種々のトラブルが生じ，業務の遂行が困難となることがあります．ここで初めて高次脳機能障害の影響の大

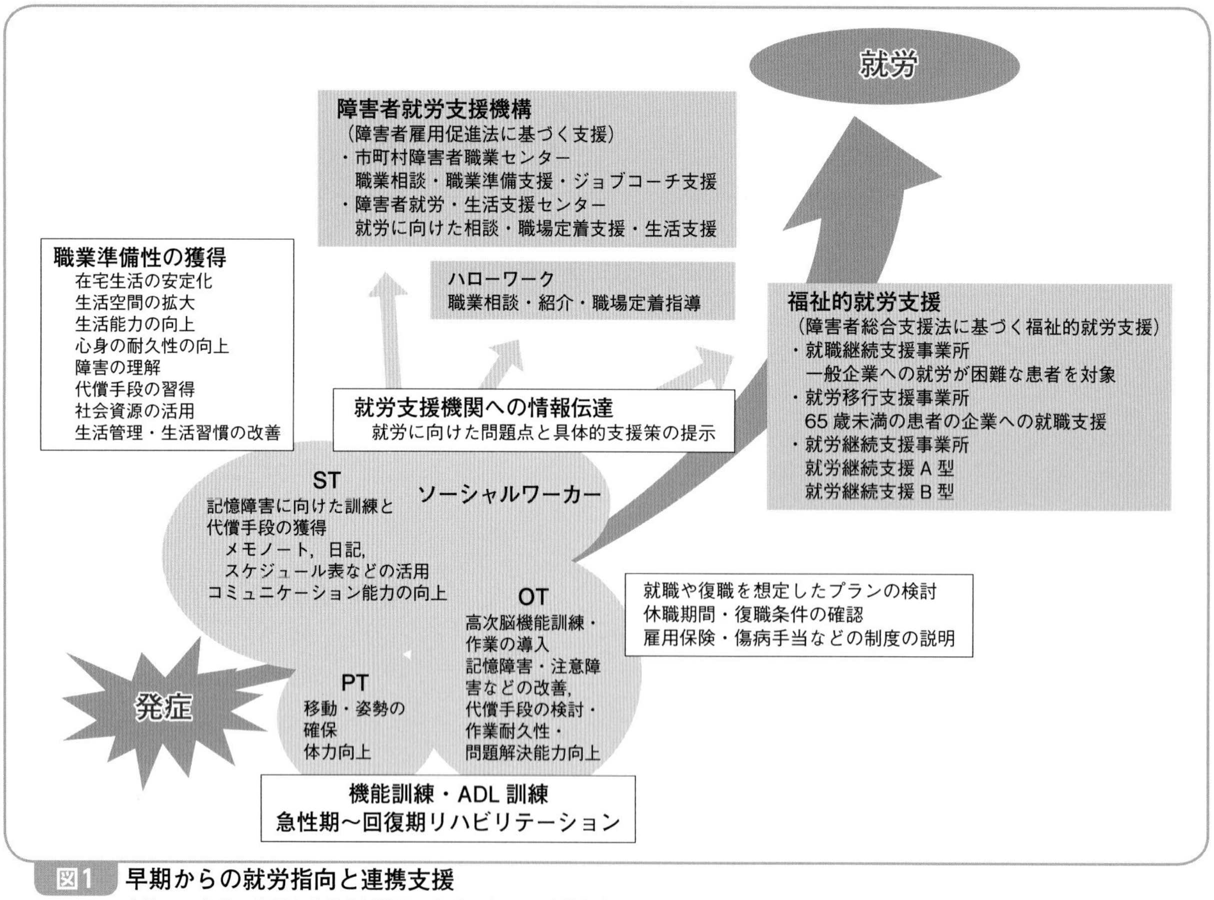

就労

障害者就労支援機構
（障害者雇用促進法に基づく支援）
・市町村障害者職業センター
　職業相談・職業準備支援・ジョブコーチ支援
・障害者就労・生活支援センター
　就労に向けた相談・職場定着支援・生活支援

ハローワーク
職業相談・紹介・職場定着指導

福祉的就労支援
（障害者総合支援法に基づく福祉的就労支援）
・就職継続支援事業所
　一般企業への就労が困難な患者を対象
・就労移行支援事業所
　65歳未満の患者の企業への就職支援
・就労継続支援事業所
　就労継続支援A型
　就労継続支援B型

職業準備性の獲得
在宅生活の安定化
生活空間の拡大
生活能力の向上
心身の耐久性の向上
障害の理解
代償手段の習得
社会資源の活用
生活管理・生活習慣の改善

就労支援機関への情報伝達
就労に向けた問題点と具体的支援策の提示

ST
記憶障害に向けた訓練と
代償手段の獲得
メモノート，日記，
スケジュール表などの活用
コミュニケーション能力の向上

ソーシャルワーカー

就職や復職を想定したプランの検討
休職期間・復職条件の確認
雇用保険・傷病手当などの制度の説明

OT
高次脳機能訓練・
作業の導入
記憶障害・注意障
害などの改善，
代償手段の検討・
作業耐久性・
問題解決能力向上

発症

PT
移動・姿勢の
確保
体力向上

機能訓練・ADL訓練
急性期〜回復期リハビリテーション

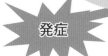

図1　早期からの就労指向と連携支援
病院での患者の情報を就労支援機関に伝達．相互の連携を密にしながら患者の就労を目指す．

きさに気づくことになります．このような状態にならないよう，入院時より注意深く患者さんの障害を評価し，早期より就労を目指した準備を進めていく必要があります．そのためにはセラピスト〔理学療法士（PT）・作業療法士（OT）・言語聴覚士（ST）〕間のアプローチの統一は欠かせません．

●PTでは就労に必要とされる移動能力の獲得や体力の増強など，社会参加に向けた基本的な能力の獲得．

●OTでは軽作業を通じて記憶障害や注意障害の改善，問題解決能力や作業耐久性の向上，疲労の回避能力などの獲得．

●STでは記憶障害や注意障害などに対する代償手段の検討や社会参加に向けたコミュニケーション能力の獲得などを目指します．

●PT，OT，STは復職に向けて患者さんの問題点を共有し必要なリハビリテーションを継続していきます．もちろん，これに加えて，日常生活にかかわる看護師の評価はとても重要です．ソーシャルワーカーのかかわりも欠かせません．

2　個々の患者さんに対して個別のアセスメントが必要

●高次脳機能障害の状態は患者さん一人ひとり異なるため，個々の患者さんに対して個別のアセスメントが重要となります．できないことに着目するのではなく，何ができるか，どうすればできるかなど，残存機能の活用や代償手段の応用が必要です．また，患者さんの病前の生活状況，仕事内容，勤務状態，家族関係など把握しておくことは患者さんへのアプローチを考えていくうえで大いに参考になります．

●病院のスタッフは，患者さんや家族に就労支援機関や就労支援制度があることや，実際に就職や復職を果たした高次脳機能障害者がいることを説明し，復職や就労を想定したプランをともに検討します．在職中の患者さんは可能な限り離職をしないように伝え，職場と定期的に連絡をとること，回復の状況を伝えることなどを助言します．また，休職期間や復職条件などについての確認，雇用保険，傷病手当，障害年金などの制度についての説明も行います．

3　復職と就労

●元の職場に配置転換などの配慮で復職できる場合はよいのですが，それが難しい場合は新たな就労を考

えていきます．

●高次脳機能障害の回復には年単位の長い期間を必要とすることが多く，病院でのアプローチだけでは復職や就労につながらないケースがほとんどです．退院後，患者さんが地域で孤立せず，無事に復職・就労につながるよう，私たちと支援機関との連携は重要です．私たちが得た患者さんの情報は関連の支援機関に伝達し，長期にわたる継続したフォローができるよう連携を深めていきましょう．

4　就労に向けた職業準備性の獲得

●就労を続けるためには，疾病と傷害の理解，日常生活の管理，職業生活の自律，業務の遂行などといった基本的能力が必要となります．これらを「職業準備性」といいます．職業準備性が整わず，生活基盤が安定していない状態では就労は難しくなります．職業準備性のピラミッドを図2に示しました．

●このピラミッドの構築には長期の期間が必要です．ケースによっては就労して，簡単な業務を援助されながら徐々にピラミッドが構築され，より高度な作業に移行できる場合もあります．患者さん本人の努力も重要ですが，医療と福祉，就労支援の各サービスが有機的に連携して患者さんにかかわることが必要です．

5　病院と就労支援機関との連携

●在宅生活が安定し，職業準備性がある程度クリアできるようになれば，患者さんに復職のための活動を促していきます．

●就労支援機関への相談を進めるにあたっては，先にも述べたように，病院のスタッフは患者さんの病態や障害，リハビリテーションの経緯などを具体的かつ詳細に伝達し，就労支援が円滑に運ぶように努めます．また，就労後のフォローも必要となるため，病院スタッフと就労支援者との長期的な連携は欠かせません．

6　主な就労支援機関

a) 障害者雇用促進法に基づく支援機関

①市町村障害者職業センター

●障害者職業センターは，公共職業安定所との密接な連携のもと，障害者に対する専門的な職業リハビリテーションを提供する施設として，全国47の都道府

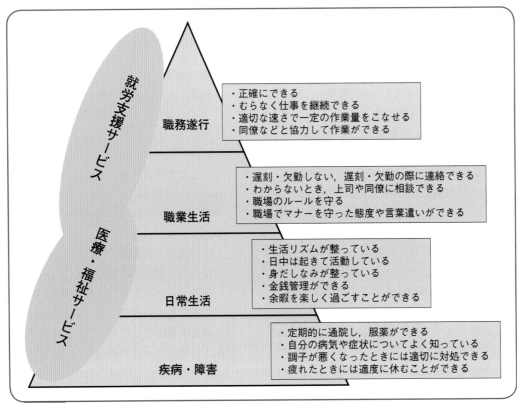

図2 職業準備性のピラミッド

職場で働き続けることができるためには、疾病と傷害の理解、日常生活の管理、職業生活場面での基本的な能力とその構築が必要.
〔東京都心身障害者福祉センター：高次脳機能障害地域支援ハンドブック（改訂第五版）．p37, 2021 より改変〕

県に設置されています.

●**主な業務内容**

- ・職業相談・職業評価：面接や職業能力適性などの評価を通じて就職や職場復帰，職場定着に向けた支援を行います.
- ・職業準備支援：センター内での作業や講座を通じて患者自身の特性についての理解を深め，職業人としてのルールやマナーの獲得や作業遂行能力の向上を支援し，企業への就職や復職を目指します.
- ・職場適応援助者（ジョブコーチ）支援：障害リハビリテーション計画および事業主支援計画に基づき，ジョブコーチが職場に出向いて職場適応や雇用管理面での改善に向けた支援を行います.

②**障害者就業・生活支援センター**

●障害者の雇用の促進と連携し，生活面から就労面に及ぶ支援を行います. 全国に設置されています.

●**主な業務内容**

- ・就労に向けた相談：就労に向けた相談，就業準備としてセンター内や協力事業所，関連施設などで

の基礎訓練と実習などを行います.

- ・職場定着支援：就職してからも安定した職業生活が送れるように，必要に応じて職場や家庭を訪問します.
- ・生活支援：働くうえで生活支援を必要とする患者さんに対して，生活支援機構と協力しながら必要なサービスを提供します.

b）**障害者総合支援法に基づく支援機関** ▬▬▬▬

①**就労移行支援事業所**

●就労を希望する65歳未満の障害者が対象です. 事業所内での作業訓練や職場体験などの機会を提供し，一般企業への就労に必要な知識・能力を養い，本人の適正に見合った職場への就労と定着を目指します.

●サービス利用料金は無料なことが多く（ただし，前年度の世帯収入によります），利用期間は原則2年です.

②**就業継続支援事業所**

●就労移行支援が一般企業への就労を目標とするのに対して，就労継続支援は一般企業への就労が困難な

186

障害者を対象とします．

●就労継続支援には雇用契約を結ぶA型と雇用契約を結ばないB型とがあります．A型は65歳未満の障害者を対象としていますが，B型では年齢制限はありません．A型もB型も就業移行支援と異なり利用期間の制限はありません（**表1**）．

●上記の施設は民間の会社や法人による設立です．行政（都道府県）の審査を受けて許可が下りれば国からの補助を受けて運用できることになります．定員規模，人員配置，平均就労時間，平均工賃月額，就業定着率などに応じて施設への基本報酬が支払われます．

●全国的にみると施設数は年々増加していますが，利用する障害者の作業能力や作業内容などから，就労継続支援B型の数が圧倒的に多いのが現状です．

c）公共職業安定所（ハローワーク）

●厚生労働省設置法第23条に基づき，国が「安定した雇用機会を確保するために」設置した行政機関です．障害者に対しては，就職を希望する方の求職登録を行い，専門職員や職業相談員がケースワーク方式により障害の種類・程度に応じた職業相談・職業紹介，雇用保険，効用対策，職場定着指導などを実施します．ハローワークは，民間の職業紹介事業などでは就職へ結びつけることが難しい就職困難者を中心に支援する最後のセーフティネットとしての役割を担っています．また，事業主に対しては障害者雇用義務や差別の禁止などといった法的規制や監視を行っています．

表1 就労移行支援と就労継続支援（A型・B型）

	就労移行支援	就労継続支援A型	就労継続支援B型
目　的	就職へのスキル獲得	働く場所を提供する	
対象者	企業への就職が目標	働く場を提供する	
雇用契約	なし	あり	なし
工賃（賃金）	基本なし	賃金あり	作業工賃あり
年齢制限	65歳未満		なし
利用期間	原則2年	なし	
平均月収	なし	あり：約7万円	あり：約1.5万円
利用料金	前年度の世帯収入による		

ワンポイント
アドバイス

病院スタッフは患者さんの障害の評価と就労に向けたリハビリテーションを早期より開始し，患者・家族を支援できる社会資源につなげていくことが重要です．

参 考 文 献

1）東京都心身障害者福祉センター：高次脳機能障害地域支援ハンドブック（改訂第五版）．2021

2）平成30-31年度厚生労働科学研究高次脳機能障害の障害特性に応じた支援マニュアルの開発のための研究班：障害福祉サービス等事業者向け高次脳機能障害支援マニュアル．2019

3）大阪府障がい者自立支援協議会：高次脳機能障害支援ハンドブック．2014

索 引

徹底ガイド！

高次脳機能障害　第2版
―ひと目でわかる基礎知識と患者対応―

| 2016 年 8 月 25 日発行 | 第 1 版第 1 刷 |
| 2022 年 7 月 25 日発行 | 第 2 版第 1 刷 Ⓒ |

監修者　稲川　利光
　　　　いながわ　としみつ

編集者　新貝　尚子
　　　　しんかい　たかこ

　　　　森田　将健
　　　　もりた　ゆきとし

発行者　渡 辺 嘉 之

発行所　株式会社　総合医学社

〒101-0061　東京都千代田区神田三崎町 1-1-4
電話 03-3219-2920　FAX 03-3219-0410
URL：https://www.sogo-igaku.co.jp

Printed in Japan　　　　　　　　　　　　シナノ印刷株式会社
ISBN978-4-88378-458-5